Dr.あさいの みんなの気道確保

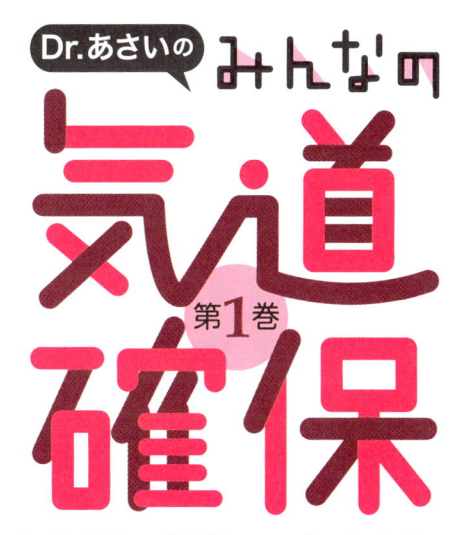

第1巻

マスク換気・気管挿管の基礎をマスターしよう！

● 著 ── 浅井　隆
獨協医科大学越谷病院麻酔科教授

中外医学社

はじめに

　気道確保は，心肺停止状態の人，集中治療室にいる人，そして全身麻酔を受けている人で最も重要な処置の1つで，医師のみならず，看護師，救急救命士，そして今では一般の人でもマスターすべきとされています．しかし，気道確保はしばしば困難となり，迅速かつ確実に行わないと，酸素を身体に送り込めず，致死的になってしまいます．

　近年の技術の進歩により，新しい機能をもつ器具が多く開発されてきました．気道確保法として，例えば以前にはフェイスマスクと気管挿管が主でしたが，近年になって第3の気道確保器具として声門上エアウェイも普及してきています．また気管切開は，以前には手術が必要でしたが，今では頸の皮膚を穿刺，小切開をすることによって行うこともできるようになっています．そのため，これらの技術の進歩により，より確実な気道確保が行えるようになってきたといえます．

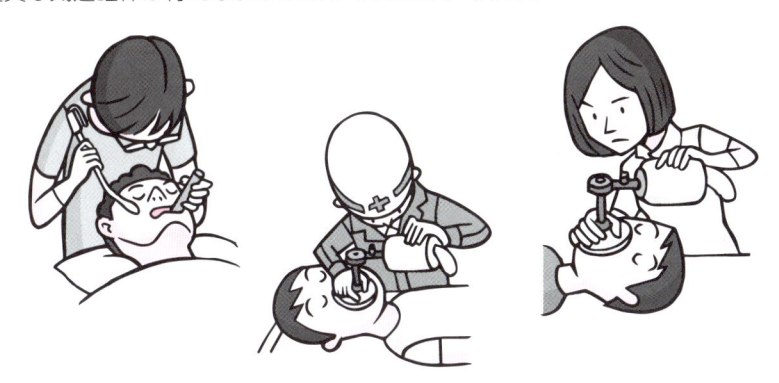

　さまざまな気道確保法と器具があっても，どの方法，どの器具を使ってもよいわけではありません．各症例において適切な方法を選択する必要があります．そして，各症例で適切な方法や器具を選択するには，これらについての利点と欠点，そして自分がその方法・器具を使用する資格や能力をもっているかどうかを知っておく必要があります．

　気道確保の方法や器具についての専門書がいくつか出版されています．特に，各器具や気道確保法についてのいわゆるハウツー本は人気があります．これらの本は実務的で，すぐにでも使えるよう，カラー写真やイラストなどが豊富に使用されているものもあります．

　しかし，これまで多くの研修医，看護師，救急救命士さんと話をしていると，気道確保法に関してもっと知りたいと思っていても，本のはじめにある解剖や生理の章を

はじめに

読んだだけで，最後まで読むことなく挫折してしまった，という話を聞くことがありました．また，気道確保に関する本を読んだ人でも，気道確保に関していろいろ疑問に思っていることも多いようです．例えば，研修医の「器具の種類が多すぎて，どれを選択すべきかわからない」，「手術を受ける人が気道確保困難と予測されている場合，どのような気道確保法を予定すればよいのだろうか？」，看護師さんの「なぜ，全身麻酔中の気道確保法が麻酔科医の違いにより，気管挿管だったり声門上エアウェイだったりするの？」，そして救急救命士さんの「どの症例で気管挿管をすべきなのか？」などです．また，気道確保に必要な解剖も丸暗記しているだけで，解剖の知識を臨床の現場で十分に活用できていない場合もあるようです．

　本書は，電車の中や休憩時間に気軽に読んでもらえるような内容にしました．そのため，従来までの気道確保に関する本のように，解剖，生理，病理などを順序よく並べる方法は取っていません．「なぜ気道確保が必要か？」から話を進め，それを理解するために必要な解剖や生理，そして病態について確認し，その上でどのような気道確保法と器具を選択したらよいかを決めることができるようにしています．そして各章は5〜10分で読めるようにしてありますので，忙しい仕事の合間にでも少しずつでも読み進めることができるようになっています．

　本書は2巻に分かれています．**第1巻**は"**基礎編**"として，麻酔科医のみならず，病棟や病院外で働く医師，看護師，救急救命士，消防士を主な対象としています．また，医療機関の事務職の人にも，医療従事者として知っておくべき対処法をマスターしてもらえると思います．**第2巻**は"**エキスパート編**"として，具体的な気道の評価法，気道確保が困難な場合の対処法や，有用な器具などについて確認していきます．

　第1巻は読み物風にしてあります．そして各章の最後に「この章のまとめ」として押さえておくべきポイントを並べてあるので，理解すべきことを確認してください．そして，**第1巻**の最後に練習問題を付けてあるので，気道確保についてどのくらい理解できたかを確認しましょう．**第2巻**では，引用文献を付け，また重要な論文では要約を示すことによって，エビデンスに基づく気道確保法を確認できるようにしています．

　まずは**第1巻**を気軽に読んでみてください．そして，「そういう理由でこの気道確保法を選択していたのか」とか，「こういう背景からこの器具や方法が開発されたんだ」など，楽しみながら理解できれば，**第2巻**もぜひチャレンジしてみてください．読み終えた時に，「気道確保についての"センス"が身についたかも！」，と思ってもらえると幸いです．

2016年9月

浅井　隆

第1部 気道確保の基礎

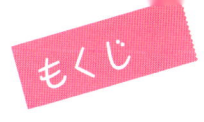

1 気道確保はいつ，なぜ必要？
気道閉塞だけが理由ではない！ ………………………………… 2
気道とは？／意識を失うと気道は閉塞する／意識を失うと誤嚥の危険性が増す／気道確保／気道確保の目的

2 気道の解剖 まずは関連する解剖を把握しよう ……………… 5
呼吸器・気道の解剖／上気道と下気道／上気道／下気道
コラム 声門と声帯の違いは？

3 上気道閉塞の原因は何？
舌根沈下だけだと思ったら大間違い！ ………………………… 11
意識消失時の閉塞は上気道が主な部位／舌根沈下で上気道が閉塞／舌根沈下は上気道閉塞のホンの一原因だ！／軟口蓋による閉塞／喉頭蓋による閉塞／頭頸部の前屈／下顎の落ち込み／気道の虚脱

4 上気道閉塞の解除法
普段，大きな息をどうしているかを解明すると，対処法もわかってくる ……… 15
大きな息をする時の変化／上気道閉塞の解除法
コラム スニッフィング位はあくびの体位！

5 スニッフィング位 まず適切な枕を用意しよう！ ………… 18
いつスニッフィング位が必要？／スニッフィング位にするには枕が必要
コラム ホテルの枕はなぜ山ほど置いてあるのか？

6 スニッフィング位の理論 なぜ気道が一直線に近づくのか？ …… 22
口腔軸と気管軸／スニッフィング位の定義
コラム 頭頸部の伸展・屈曲の覚え方

7 おとがい挙上 簡単な上気道閉塞解除法 ………………… 26
おとがいとは？／おとがい挙上の方法

8 下顎挙上 原理をしっかり理解しよう！ …………………… 28
下顎挙上の原理／トリプル・エアウェイ・マニューバ

9 口咽頭エアウェイ 舌根沈下の解除に有効！ ……………… 30
口咽頭エアウェイの原理

10 鼻咽頭エアウェイ もう1つのエアウェイ！ ……………… 32
鼻咽頭エアウェイの原理

11 上気道閉塞解除法はどう選択？
原則に従って選択しよう！ ……………………………………… 34
侵襲の低いものから選択

12 下気道閉塞 意識があっても気道は閉塞する …………… 36
下気道閉塞の種類／下気道閉塞の特徴

もくじ

13　下気道閉塞の対処法　原因により対処が大きく違う …………… 37
多様な原因への対処法／ハイムリッヒ法／乳幼児での対処法／その他の下気道閉塞の対処法

14　誤嚥はなぜ起こるのか？
息と食べ物の絶妙な仕分け機能が働いている！ ………………………… 41
空気が通る道と食べ物が通る道は交差している！／気道を食べ物からどう守っているか？／もし誤嚥したらどうなる？／意識を失うと…

　コラム　誤嚥を防ぐ多重の扉

15　誤嚥の危険性を判定する　誤嚥のリスクを見落とすな！ ……… 46
誤嚥の危険性

16　気道確保法には何がある？　3大カテゴリーを理解する！ …… 49
気道確保法の3大カテゴリー

17　3大気道確保法の利点と欠点
各器具の利点・欠点をしっかり把握しよう！ …………………………… 52
利点と欠点を把握する／フェイスマスク／気管挿管／声門上エアウェイ

18　気道確保法はどう選択する？　系統立てて考えよう！ ………… 56
利点と欠点などから判断する／全身麻酔中の気道確保／心肺蘇生中の気道確保

第2部　フェイスマスク換気

19　フェイスマスク換気　単純な器具だが技術を要する！ ………… 60
単純だが難しい！／上気道閉塞の解除がミソ

20　マスク換気のための理想的な頭頸位は？
スニッフィング位にするのが決め手！ …………………………………… 61
スニッフィング位が理想／高度肥満の人でのセッティング

21　下顎挙上法の秘訣は？　下顎挙上にはコツがある！ …………… 63
下顎挙上のコツは開口

22　フェイスマスクを密着させる方法
マスクを密着させるのが換気成功の鍵！ ………………………………… 66
フェイスマスクの種類と選択／適切なサイズ選択／フェイスマスクのカフ量調整／フェイスマスクの保持の仕方

23　エアウェイのサイズ選択　サイズ選択を誤ると逆効果！ ……… 71
エアウェイ挿入の適応／サイズ選択

24 エアウェイの挿入法
挿入法を誤ると気道閉塞を悪化させる！ ……………………………… 74
口咽頭エアウェイの挿入法／鼻咽頭エアウェイの挿入法

25 マスク換気の方法と設定　換気量の設定が重要！ ……………… 78
陽圧換気の方法／換気設定
コラム メープルソン呼吸回路区分

第3部　気管挿管

26 気管挿管の種類を知る　口からの挿管だけではない！ ………… 86
気管挿管の種類／気管挿管経路の選択
コラム 気管挿管か？　気管内挿管か？

27 喉頭の解剖を詳しく知る　気管挿管に必要な知識を得よう！ … 89
適切な気管挿管に必要な解剖の知識／喉頭の構造／喉頭蓋／甲状軟骨／輪状軟骨／披裂軟骨，小角軟骨，楔状軟骨
コラム 甲状軟骨——"のど仏"と"アダムの林檎"

28 声門はどこにある？　チューブの目指す場所はここだ！ ……………96
声門の位置／声門の見え方

29 喉頭・気管の寸法
気管チューブサイズを決めるためには解剖を知ろう！ ………………………99
声門から気管分岐部までの長さ／喉頭・気管の内径／喉頭，気管は円柱ではない！
コラム 気管（trachea）の語源——その昔，気管は動脈だった!?

30 気管チューブの種類は？
気管チューブはこんなに種類がある！ ………………………………… 103
気管チューブの種類と選択方法は？

31 気管チューブの構造を知る
単純なチューブにもさまざまな工夫がされている！ ………………… 110
チューブの構造／気管チューブ本体／チューブ先端／カフ／インフレーションチューブ／コネクタ／マーフィー孔
コラム フレンチサイズ

32 チューブサイズはどう決定？　適切なサイズを選ぼう！ ……… 117
チューブサイズの決め方／チューブは太め？ 細め？ ぴったり？／成人でのチューブサイズ／小児でのチューブサイズ
コラム 気管チューブの進化

もくじ

33 気管チューブのカフを理解する
カフの2大区分を理解しよう！ ………………………… 123
カフの種類／低容量高圧カフ／高容量低圧カフ／カフが組織に加える圧

34 カフありかカフなしか？
カフのあるなしの利点・欠点を知ろう！ ……………… 126
カフの利点と欠点／カフの利点／カフの欠点／カフありかカフなしか？
コラム カフ付き気管チューブは誤嚥を防ぐことが可能か？

35 気管挿管をする器具は何？
挿管器具はこんなにたくさんある！ …………………… 130
喉頭鏡とその他の器具
コラム 気管挿管器具の進化

36 マッキントッシュとミラー喉頭鏡 代表的な喉頭鏡を知る … 135
マッキントッシュとミラー喉頭鏡／喉頭鏡の構造／マッキントッシュ喉頭鏡かミラー喉頭鏡か？

37 気管挿管の準備 備えあれば憂いなし！ ………………… 137
準備はしっかりと！／気管チューブの準備／喉頭鏡の準備／挿管補助具の準備
コラム 気管チューブのコネクタはなぜ外れやすくなっているのか？

38 喉頭展開の仕方 理想的な喉頭展開をしよう！ …………… 144
喉頭展開／ブレード先端位置／喉頭鏡の持ち方／喉頭展開法／ベッドの高さ
コラム 理想的な頭頸位の変遷

39 経鼻挿管 経鼻挿管にはコツがいる！ ……………………… 152
経鼻挿管の問題点／チューブを鼻腔に通すコツ／チューブ先端を気管に挿入するコツ

40 挿管困難 その定義は意外とむずかしい！ ………………… 156
挿管困難／挿管困難の頻度／挿管困難の原因

41 コルマックとレハンヌ分類 代表的な声門の見え方分類 …… 157
声門の見え方分類／喉頭展開困難の頻度／コルマックとレハンヌ分類の解釈
コラム コルマックとレハンヌ分類作成の背景

42 その他の声門の見え方分類 適切な方法を使おう！ ……… 161
コルマックとレハンヌの改変分類／POGO

43 声門が確認しにくい時の対処
有効な方法を効率的に使おう！ ………………………… 163
ブレードサイズの変更／頭部後屈／下顎挙上／バープ（BURP）法

44 気管挿管の確認 複数の方法で確認しよう！ ……………… 165
　気管挿管をどう確認するか？

45 チューブ位置調整の理論 まずは理論を知っておこう！ …… 167
　なぜチューブ位置の調整が必要か？／適切なチューブ位置はどこ？

46 気管の中央はどこ？ 意外と知られていないかも!? …………… 170
　胸部レントゲン画像で確認／頸部気管と胸部気管

47 チューブ位置はどう調整？ 深さの"目安"を知っておこう！ … 173
　深さの"目安"／成人／小児／チューブ位置の変動

48 カフ量の調節 不適切なカフ量はトラブルの元！ ……………… 177
　カフの目的／カフ量調節が必要な理由／気管チューブのカフ量はどう調節？／パイロットバルーンによる確認

49 気管挿管中のカフ量調節
　挿管直後の調整のみでは不十分！ ……………………………………… 180
　気管挿管中のカフ量の変化／亜酸化窒素を使用する場合／亜酸化窒素を使用しない場合

50 チューブの固定 チューブは"命綱"，しっかり固定しよう！ ……… 182
　確実な方法で固定／絆創膏(粘着テープ)による固定／ひもによる固定／固定器具による固定

51 チューブ閉塞を防止する チューブが閉塞すると命取り！ …… 184
　チューブ閉塞は致死的！／バイトブロックの使用／気管チューブの切断／蛇管ホルダーの使用

52 気管挿管に伴う合併症
　致死的な場合もあるので注意しよう！ …………………………………… 186
　"聖域"へのチューブ挿入

53 食道誤挿入 気がつかないと死に至る！ ……………………………… 188
　誤判定が起こりえる！

54 チューブ位置異常 気管挿管ができても安心しない！ ………… 190
　気道チューブ位置異常の種類／事故抜管／気管支誤挿管／チューブの閉塞

55 気道損傷 起こさないように注意しよう！ ……………………… 193
　口唇損傷, 歯牙損傷／鼻出血, 鼻甲介損傷／声帯損傷／気道閉塞／披裂軟骨脱臼／反回神経麻痺／気道狭窄／食道損傷
　コラム 反回神経は神様の大失敗作!?

56 気道反射 気管挿管でどのような反射が起こる? ……………… 198
　気道反射の種類／咳, バッキングとファイティング／喉頭痙攣／気管支痙攣
　コラム 咳, バッキング, ファイティングは違うもの！

もくじ

第4部　声門上エアウェイを用いた換気

57　声門上エアウェイとは？　実ははっきりした定義はない！ …… 202
　　声門上エアウェイとは？／声門上エアウェイの区分／第1世代・第2世代声門上エアウェイ

58　声門上エアウェイの適応と禁忌
　　ここはしっかりと認識しておこう！ ……………………………… 206
　　声門上エアウェイの適応／声門上エアウェイの禁忌

59　ラリンジアルマスク　声門上エアウェイの代表！ ……………… 208
　　なぜラリンジアルマスクは普及したのか？／基本構造
　　コラム ラリンジアルマスク開発秘話—その1

60　ラリンジアルマスクファミリー
　　さまざまな種類で多様なニーズに対応！ ………………………… 212
　　ラリンジアルマスク・クラシック／ラリンジアルマスクファミリー
　　コラム ラリンジアルマスク開発秘話—その2

61　ラリンジアルマスク類似品　性能はピンからキリまである！ … 217
　　山ほどある類似品

62　ラリンジアルマスクの正常位置
　　意外と知られていない事実！ …………………………………… 219
　　下咽頭が最も大切

63　i-gel　ラリンジアルマスクと似て非なる器具！ ……………… 222
　　i-gelの特徴／基本構造
　　コラム i-gel開発の経緯

64　コンビチューブ　食道閉鎖式エアウェイの代表！ …………… 226
　　構造／挿入／呼吸回路の接続
　　コラム 食道閉鎖式エアウェイの発達

65　ラリンジアルチューブ　日本での心肺蘇生時のメイン器具 …… 232
　　心肺蘇生時によい適応／基本構造／ラリンジアルチューブ・サクション
　　コラム ラリンジアルチューブ開発秘話

66　サイズの選択　サイズの違いで成功率が変わる！ …………… 236
　　適切なサイズの選択／ラリンジアルマスク／i-gel／コンビチューブ／ラリンジアルチューブ

67　正しい挿入法　正しい挿入法をマスターしよう！ …………… 240
　　挿入はそれほど簡単でない！／挿入のコツ／下咽頭までしっかりと挿入しよう／エアウェイカフ形状の調整／ラリンジアルマスク・クラシック以外の器具の挿入／器具挿入の失敗？　それとも"息ごらえ"？

68　カフ量はどう調節？　適切なカフ量の調節も重要！ ………… 248
　　なぜカフ量の調節が必要？／ラリンジアルマスクの適切なカフ量／コンビチューブ／ラリンジアルチューブ

69　換気設定量　"少なめ"がちょうどいい！ …………………… 253
　　ガス漏れが1つの欠点／従量式陽圧換気／従圧式陽圧換気／呼吸回数
　　コラム 適切な換気量はどのくらい？

70　どの声門上エアウェイを選ぶか？
　　麻酔と蘇生で上手に使い分けを！ ……………………………… 256
　　麻酔と心肺蘇生／第1世代と第2世代

第5部　救急患者での気道確保

71　救命時気道確保の特殊性
　　手術室内とはさまざまな条件が違う！ ………………………… 260
　　救急患者での気道確保の特殊性／手術室内での気道確保／救命時の気道確保

72　救急現場でのマスク換気
　　バッグ・バルブ・マスクの使用が基本！ ……………………… 263
　　手術室内との方策の違い／咽頭エアウェイの使用

73　救急現場での声門上エアウェイ
　　ラリンジアルチューブが主役！ ………………………………… 265
　　声門上エアウェイ／ラリンジアルチューブ／ラリンジアルマスク／i-gel

74　救急現場での気管挿管　気管挿管の是非の判断が重要！ … 270
　　気管挿管の是非の判断／気管挿管後の注意点
　　コラム 気管挿管の未来

練習問題および解答 ……………………………………………… 275

さくいん …………………………………………………………… 291

第2巻 ● 気道確保のエキスパートになろう！　内容構成

第6部　気道の術前評価と準備
- 75　術前の気道評価
- 76　挿管困難の予測法
- 77　換気困難の予測法
- 78　観血的気管挿管困難の予測法
- 79　易低酸素血症の予測法
- 80　誤嚥の危険性の予測法
- 81　誤嚥を防ぐ術前の処置

第7部　全身麻酔中・集中治療室での気道確保法
- 82　気道確保法の選択
- 83　気管挿管による気道確保
- 84　気管チューブの抜去
- 85　声門上エアウェイによる気道確保

第8部　気道確保が困難な症例での対処法
- 86　気道確保困難の問題点
- 87　気管チューブの選択
- 88　マッキントッシュ喉頭鏡
- 89　スタイレット
- 90　ブジー
- 91　先端光付きスタイレット
- 92　マッコイ喉頭鏡
- 93　ビデオ喉頭鏡
- 94　ビデオ喉頭鏡の区分
- 95　第1世代ビデオ喉頭鏡
- 96　第2世代ビデオ喉頭鏡
- 97　第3世代ビデオ喉頭鏡
- 98　ビデオ喉頭鏡の選択と使用のコツ
- 99　気管支ファイバースコープ
- 100　ファイバースコープの気管への挿入
- 101　ファイバースコープ越しのチューブの挿入
- 102　気管支ファイバースコープ挿管の盲点
- 103　硬性ファイバースコープ
- 104　声門上エアウェイ
- 105　気管挿管のための声門上エアウェイ①
- 106　気管挿管のための声門上エアウェイ②
- 107　気管挿管中の換気器具としての声門上エアウェイ
- 108　逆行性気管挿管
- 109　盲目的気管挿管
- 110　観血的気管挿管
- 111　輪状甲状間膜穿刺・切開
- 112　気管切開・穿刺
- 113　気道確保困難が予測されている場合の対策
- 114　麻酔導入後の気道確保困難の対策
- 115　気道確保困難症例での抜管
- 116　気道確保困難症例のアフターケア

第9部　迅速導入時の気道確保法
- 117　迅速導入の流れを理解する
- 118　麻酔導入前の酸素投与
- 119　迅速導入で使用する麻酔薬
- 120　輪状軟骨部圧迫：目的と原理
- 121　輪状軟骨部圧迫：適切な圧とタイミング
- 122　輪状軟骨部圧迫：正しい圧迫法
- 123　輪状軟骨部圧迫：禁忌
- 124　迅速導入時の気管挿管法

第10部　覚醒下・鎮静下気管挿管法
- 125　覚醒下・鎮静下気管挿管
- 126　覚醒下気管挿管：局所麻酔法
- 127　覚醒下気管挿管：鎮静法
- 128　覚醒下・鎮静下挿管のコツ
- 129　覚醒下挿管の"落とし穴"

第11部　各手術時の気道確保法
- 130　分離肺換気、一側性肺換気
- 131　ダブルルーメン（二腔）チューブ
- 132　気管支ブロッカー
- 133　眼科・耳鼻咽喉科手術
- 134　頸椎可動域制限
- 135　縦隔腫瘍

第12部　喉頭痙攣・気管支痙攣の気道確保法
- 136　喉頭痙攣
- 137　喉頭痙攣の治療法
- 138　気管支痙攣
- 139　気管支痙攣症例への麻酔法
- 140　気管支痙攣の治療法

第1部
気道確保の基礎

第1部 ● 気道確保の基礎

1 気道確保はいつ，なぜ必要？
気道閉塞だけが理由ではない！

▶ 気道とは？

　私たちは酸素がないと生きていけません．そのため，常に息をして，酸素を含んだ空気を体に送り込む必要があります．

　私たちは口や鼻から息を吸い込んだり吐いたりしています．吸い込んだ息，すなわち**吸気（inhalation, inspiration）**は肺にまで届き，そこで酸素が取り込まれます．そして酸素が消費されてつくられた二酸化炭素を含んだ息が**呼気（exhalation, expiration）**として，来た道を戻って吐き出されます．この空気（"air"）の通る道（"way"）が**気道（airway）**です．

▶ 意識を失うと気道は閉塞する

　人は意識を失うと息が通らなくなってしまうことがあります．例えば，睡眠中のいびきは息が詰まった状態です．いびきは普通，周りの人にとってうるさく迷惑なだけですが，場合によっては息がまったく通らなくなってしまう，すなわち気道が閉塞することがあります．テレビで，"いびきがうるさい"お父さんが寝ているところを赤外線カメラで撮影していると，大きないびきの後に突然にいびきをしなくなって，しばらくして突然また"がっ，がが〜っ"と，大きないびきをするのを見たことがありますよね？（図1.1）このいびきをしていない間は気道が閉塞してしまっています．そして，その間に酸素欠乏状態になってしまっています．このように睡眠時に息が詰まってしまう状態を**睡眠時無呼吸症候群（sleep apnea syndrome）**と呼びます*．

　ただ，睡眠中に息が詰まっても，普通は寝返りをしたりするので，息が詰まり続けて死んでしまうことはまずありません．一方，全身麻酔薬が投与されたり，心肺停止状態になっていたりすると，息が詰まり続けて生命の危機状態になってしまいます．そのため，麻酔中あるいは心肺蘇生中に息が詰まらないようにする必要があるわけです．

---

*のどが詰まって無呼吸になる以外にも，脳（呼吸中枢）が原因で無呼吸になる人もいます．

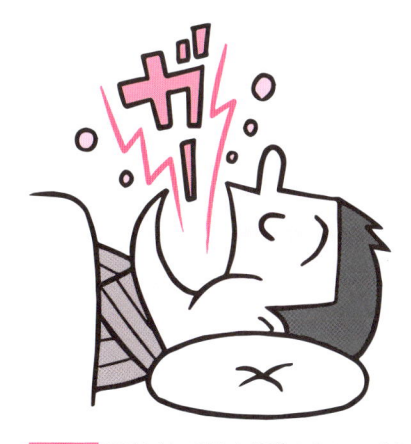

図 1.1 睡眠時無呼吸症候群の人のいびき

● 意識を失うと誤嚥の危険性が増す

意識がない時には，呼吸に関してもう1つ問題となることがあります．それは誤嚥（pulmonary aspiration）です．

意識がない時に，もしも胃の中の食べ物が口の中に逆流してくると，誤って気管を通って肺に入ってしまう，すなわち誤嚥をしてしまう危険性があります．誤嚥が起こると大変です．肺に食べ物が入ってしまうと，肺炎（誤嚥性肺炎）を起こしてしまいます．また，大量に誤嚥をすると，窒息して息ができなくなるため，死ぬ危険性があります．そのため，意識のない人では，誤嚥させないようにする操作が必要となります．

● 気道確保

このように，人は意識を失うと，気道が閉塞して息ができなくなってしまうのみならず，誤嚥をしてしまう危険性も高くなってしまいます．これらを防いで，空気が出入りする道を確保することを気道確保（airway management, securing the airway）と呼んでいます．

また心肺停止状態の時や，全身麻酔を導入して呼吸停止状態になった場合には，人工呼吸をする必要があります．それを可能にするためには肺内に十分な酸素を送り込むだけの気密性の高い換気器具が必要となってくるわけです．

第 1 部 ● 気道確保の基礎

▶ 気道確保の目的

気道確保の目的をまとめると，次のようになります．

> **ここがポイント**
> **気道確保の目的**
>   ①気道の開通
>   ②誤嚥の防止
>   ③肺への十分な酸素の投与
>   ④人工呼吸を可能とする

気道確保をするには，さまざまな方法や器具があり，それらを使い分ける必要があります．次章から，その使い分けの方法を順番に見ていきましょう．

この章のまとめ

- ☐ 気道とは，息を吸ったり吐いたりする空気の通り道のことである．
- ☐ 人は意識を失うと気道が閉塞することがある．
- ☐ 睡眠時無呼吸症候群は，睡眠時に気道が閉塞して酸素欠乏状態になるのが 1 つの原因である．
- ☐ 全身麻酔あるいは心肺停止状態で意識レベルが低下すると，持続的に気道が閉塞することが多い．
- ☐ 全身麻酔あるいは心肺停止状態で意識レベルが低下すると，誤嚥の危険性がある．
- ☐ 気道確保とは，気道が閉塞したり誤嚥を起こしたりしないようにして，空気が通る道を確保することである．
- ☐ 気道確保の主な目的は，①気道の開通，②誤嚥の防止，③肺への十分な酸素の投与，④人工呼吸を可能とする，である．

第 1 部 ● 気道確保の基礎

2 気道の解剖
まずは関連する解剖を把握しよう

● 呼吸器・気道の解剖

呼吸，すなわち体の外から酸素を取り込み，二酸化炭素を吐き出す器官を**呼吸器**（respiratory system）と呼び，空気が通る道が気道になります．この気道を適切に確保できるようになるために，まずは気道の解剖について大まかに把握しておきましょう．

● 上気道と下気道

気道は空気が自由に出入りできる複雑なパイプ構造になっていますが，その中で唯一の"関門"として，空気の出入りを阻止したり，許したりする場所があります．それが**声門**（glottis）です．そして気道はこの関門である声門の手前（頭側）か向こう（尾側）かによって**上気道**（upper airway, upper respiratory tract）と**下気道**（lower airway, lower respiratory tract）に区分されます（図 2.1）*．すなわち…

- **上気道**：口や鼻から声門まで
- **下気道**：声門から肺まで

で，それぞれ含まれる組織は次の通りになります．

- **上気道**：鼻，口，咽頭，声門までの喉頭
- **下気道**：声門以遠の喉頭，気管，気管支，細気管支，肺

*声門を含めた喉頭も上気道とする定義もあります．

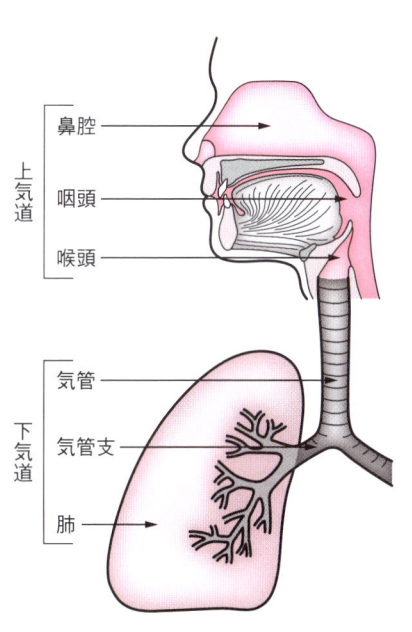

図 2.1 上気道と下気道

第1部 ● 気道確保の基礎

上気道

上気道は，鼻腔，口腔，咽頭そして喉頭の上部になります．

鼻腔

鼻腔（nasal cavity）（図 2.2）は，顔の中心で盛り上がった**鼻**（nose）から始まる空間（腔）で，入り口は左右 1 対のいわゆる"鼻の穴"になります．鼻の穴は正式には**外鼻孔**（nares, nostrils）と呼ばれています．そして鼻の入り口から入った"前庭"的な部位は**鼻前庭**（nasal vestible）と呼ばれ，鼻毛の生えている部位です．その奥に広い部屋，鼻腔があります．

口腔

口腔（oral cavity）（図 2.3）は，口を開けた時に見える腔で，その入り口が**口**（mouth）です．口腔の天井はドーム状になっていて，**口蓋**（palate）と呼ばれます．

では，お風呂などで，指で一度そっと上の歯の後ろを触ってみてください．薄い粘膜の下に骨があるので，硬いですよね？　そのためこの部位は**硬口蓋**（hard palate）と呼ばれます．

実は口蓋の奥の方の 1/3 の部分は骨がなく柔らかくなっています．そのため，この部位は**軟口蓋**（soft palate）と呼ばれます．軟口蓋のいちばん奥は中央で垂れ下がり，**口蓋垂**（uvula）になります．鏡の前で口を大きく開けて，「あ～」と言った時に見える"あの"ぶらぶらと垂れ下がっている部位が口蓋垂です．

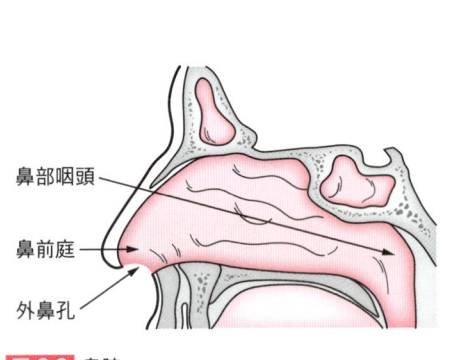

図 2.2 鼻腔

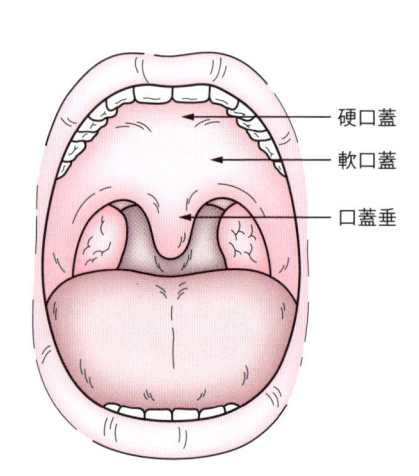

図 2.3 口腔

図2.4 舌根部

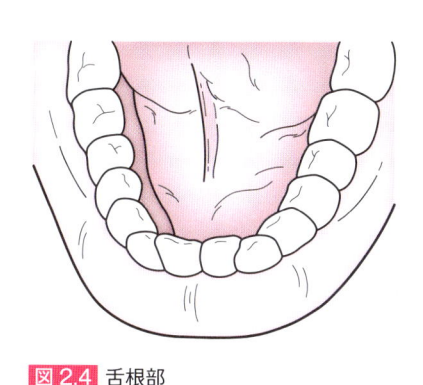

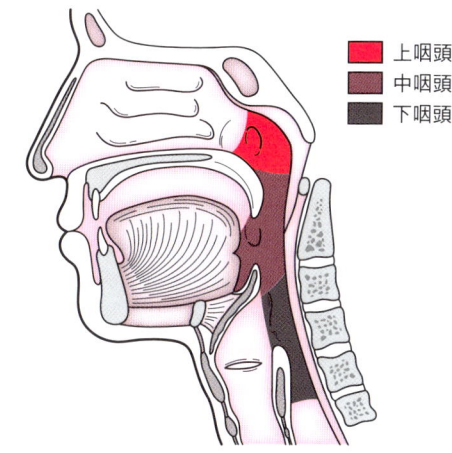

図2.5 咽頭

　軟口蓋のさらに向こう（背側）*では，のどの奥（咽頭後壁）との間に狭い隙間があり，鼻からの息が口から出入りできるようになっています．
　口腔内には**舌（tongue）**があります．舌は下顎の内側いっぱいに敷かれた布団のように存在していて，口の外に突き出したり戻したりできるようになっています．
　では舌の根（**舌根，base of the tongue**）はどこにあるか，舌を動かして確かめてみてください．そうです，舌は下顎の奥の方に付着しています（図2.4）．のどの奥に付着しているわけではないことをここでしっかり覚えておきましょう．

▶ **咽頭**

　咽頭（pharynx）（図2.5）は鼻腔・口腔の奥（背側）に存在する管腔臓器で，上咽頭，中咽頭，下咽頭に区分されます．

- **上咽頭（epipharynx）**
　上咽頭は**鼻部咽頭（nasopharynx）**とも呼ばれ，鼻腔から口蓋垂までの咽頭です．
- **中咽頭（mesopharynx）**
　中咽頭は**口部咽頭（oropharynx）**とも呼ばれ，口蓋垂から喉頭上端レベルまでです．
- **下咽頭（hypopharynx）**
　下咽頭は**喉頭部咽頭（laryngopharynx）**とも呼ばれ，喉頭の背側部分です．

---

*解剖学で位置関係を示す時には，ヒトがこちらを向いて立っている時に，天井側，床側，こちら側，向こう側のことを，頭側，尾側，腹側，背側と表現します．

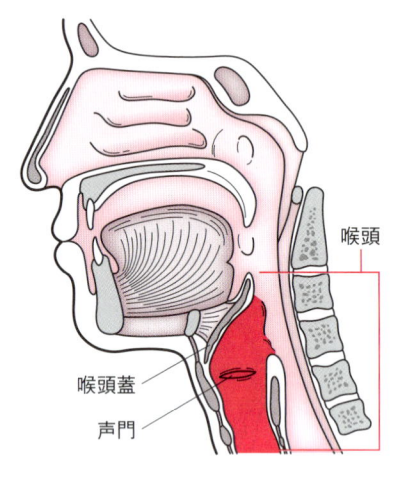

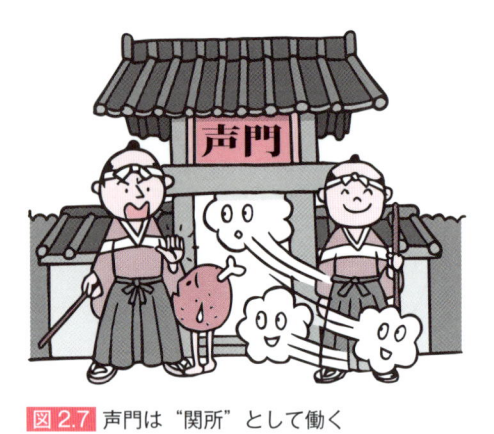

図 2.6 喉頭

図 2.7 声門は"関所"として働く

中咽頭および下咽頭は食べ物の通過する道で，下咽頭は食道に移行していく部位になります．そのため，下咽頭は**食道入口部（esophageal inlet）**とも呼ばれています．図 2.5 を見ると，食べ物が通る咽頭・食道が，のどの空間のいちばん後ろ（背側部）にあるのがわかりますね？

▶喉頭

喉頭（larynx）（図 2.6）は息のみが通ることのできる呼吸器官の入り口です．喉頭は下咽頭の前（腹側）に存在しています．

喉頭には**声門（glottis）**が存在し，これが"関所"となって，息のみを通過させる役割をしています．この関所のおかげで，食べ物はすべて下咽頭に移動させられるようになっています（図 2.7）．

声門には**声帯（vocal cords）**が存在し，私たちはこれを使って声を出しています（COLUMN 参照）．

また声門の上方（頭側）には**喉頭蓋（epiglottis）**があり，物を食べる時にこれが倒れ込み，文字通り声門に蓋をすることによって誤嚥を防止しています．

● 下気道

下気道は，気管，気管支，細気管支，肺に区分されます（図 2.8）．

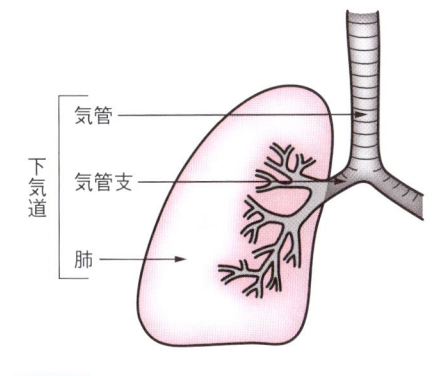

図2.8 下気道

▶ 気管

気管（trachea）は喉頭に続く"空気の管"で，この管を通して肺に空気が出たり入ったりするのを可能にしています．気管は**気管分岐部（tracheal carina）**で終了し，左右の2本の管に分岐します．

▶ 気管支

気管分岐部から左右2本に分岐した管を，**左主気管支（left bronchus）**と**右主気管支（left bronchus）**と呼びます．

これらの気管支は次々と分岐していきます．そして，第5分岐までを**気管支（bronchus，複数形 bronchi）**と呼んでいます．

▶ 細気管支

第5分岐部以遠も分岐は続きますが，これらの部位は**細気管支（bronchiole）**と呼ばれます．

▶ 肺

無数に分岐した細気管支の先端は，野菜のブロッコリのように，丸い空間に分かれた空間になっています．その各々の空間を**肺胞（alveolus，複数形 alveoli）**と呼び，成人で5〜6億個存在しているといわれています．この無数の肺胞で酸素の取り込みや二酸化炭素の排出が行われます．これらの肺胞は気管支とともに膜で包まれ，風船のようになっています．そして，その全体を**肺（lung）**と呼んでいます．

COLUMN

声門と声帯の違いは？

　気管挿管をする場合,「喉頭鏡で声門を確認して,チューブを気管に挿入する」などと表現します.また研修生が喉頭鏡を挿入して一生懸命気管挿管をしようとしている時に,横にいる指導者が,「声帯はちゃんと見えているのか？」と言っているのを聞いたこともあるはずです.さて,声門と声帯,名前が違うのですから,意味も違うはずです.どう違うのでしょうか？

　唐突ですが,西洋のお城の門を思い浮かべてください.そして,その門には左右に開く2枚の扉があります.さて,これでピンと来ましたか？　そうです,声門と声帯の違いは門と扉の関係になります.ですから気管挿管の場合,喉頭鏡を挿入して,気管というお城の門（声門）を確認し,チューブを門にある開いた扉（声帯）の間を通して気管に挿入することになります.

　これで声門と声帯の違いはバッチリ理解できましたね！

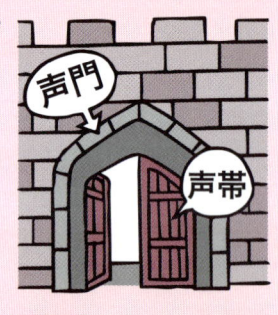

図2.9　声門と声帯

この章のまとめ

- ☐ 気道は声門を境に上気道と下気道に区分される.
- ☐ 舌は下顎の奥に付着している.
- ☐ 咽頭は上咽頭,中咽頭,下咽頭に区分される.
- ☐ 喉頭は下咽頭の腹側に存在する.
- ☐ 声門は喉頭に存在する.
- ☐ 声門には声帯がある.
- ☐ 喉頭蓋は声門の頭側にあり,飲み込む時に声門の蓋として機能する.

第1部 ● 気道確保の基礎

3 上気道閉塞の原因は何?
舌根沈下だけだと思ったら大間違い！

● 意識消失時の閉塞は上気道が主な部位

　意識を失った人では，しばしば息が詰まってしまいます．そして息が詰まるのはほとんどの場合，口や鼻から声門まで，すなわち上気道で起こります．そして，この上気道で息が詰まった状態を上気道閉塞（upper airway obstruction）と呼びます．

● 舌根沈下で上気道が閉塞

　人が意識を失って息が詰まる原因が舌根沈下（depression of the tongue）だということは知っていますね？　これは，意識のない人が仰向きになっていると，舌が重力に従って地面側に落ち込む，すなわち"沈下"してしまい，舌の奥（舌根と咽頭後壁の隙間）を閉塞してしまうためです（図3.1）．

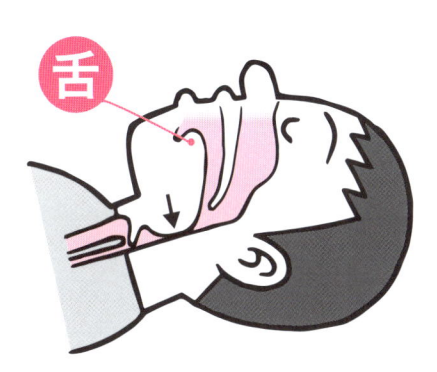

図3.1 舌根沈下

● 舌根沈下は上気道閉塞のホンの一原因だ！

　舌根沈下で上気道閉塞が起こり得るのは間違いありませんが，舌根沈下が上気道閉塞の原因となるのは実は約30％程度にすぎないことが判明しています．実際には，いくつかの他の原因とともに複合的に上気道を閉塞してしまいます．では，他にどの

ような原因があるかを順番に確認していきましょう．

▶ 軟口蓋による閉塞

　舌根沈下以外の原因の1つが軟口蓋による閉塞です．意識のない人が仰向きになっていると，口蓋垂を含む軟口蓋が咽頭後壁に垂れ下がってしまいます．これにより，上咽頭から中咽頭への通行を遮断し，鼻からの息を閉塞させてしまいます（図3.2）．軟口蓋による上気道閉塞は，舌根沈下による閉塞と同頻度の，約30％とされています．

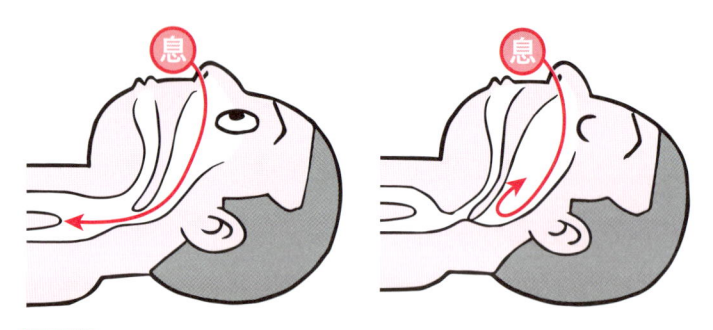

図3.2 軟口蓋による上気道閉塞（左：覚醒時，右：睡眠時）

　「軟口蓋によってホントに気道が閉塞するの？」と疑問に思うかもしれません．なぜなら私たちは，風邪などで鼻が詰まった状態でも，口で息をすることができるからです．しかし，この軟口蓋による鼻からの息が塞がると，息ができなくなってしまう人が結構多いことがわかっています．

　例えば，いびきの強い睡眠時無呼吸症候群の人*です．この人たちがする大きないびきは，鼻からの息が，咽頭後壁に垂れ下がっている軟口蓋を押しのけて通る時の音です．そして，軟口蓋により，鼻からの息が通過するのを阻止されると，息が詰まって無呼吸になってしまいます．

　軟口蓋が原因で睡眠時無呼吸を起こす人に対して，無呼吸を治療するために，手術で口蓋垂を含む軟口蓋を切除してしまうことがあります（図3.3）．この手術により無呼吸が軽快することがある，という事実を知れば，軟口蓋が上気道閉塞の原因となり得ることが理解できますね．

▶ 喉頭蓋による閉塞

　意識を消失して筋の緊張が低下すると，喉頭蓋が倒れて，声門の"蓋"をし続けて

---

*呼吸中枢の異常による無呼吸症候群の人でない場合の話です．

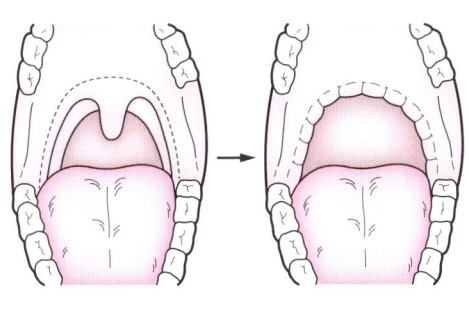

図3.3 睡眠時無呼吸症候群に対しての手術的な軟口蓋切除術

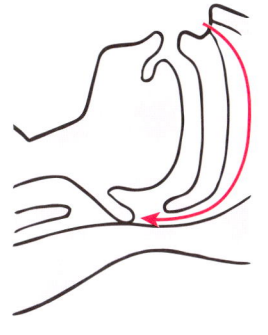

図3.4 喉頭蓋による上気道閉塞

しまいます．当然ながらそうなると，気道は閉塞し，息が通らなくなってしまいます（図 3.4）．この喉頭蓋による閉塞が，上気道閉塞の第 3 の原因だと覚えておきましょう．

▶ 頭頸部の前屈

　上気道閉塞の 3 つの主原因は，舌根沈下，軟口蓋による閉塞，そして喉頭蓋による閉塞ですが，その他の原因によっても上気道が狭くなってしまうことが知られています．その 1 つが頭頸部の前屈です．

　口や鼻から声門までの上気道は一直線ではなく，口や鼻から入った空気は咽頭後壁部でほぼ直角に曲がって声門，気管へと向かいます．人が意識を失うと，頭は項垂れる状態，すなわち前屈状態になってしまいます．そうなると，空気の通り道にはさらに強いカーブができて狭くなってしまい，空気が通りにくくなってしまいます（図 3.5）．

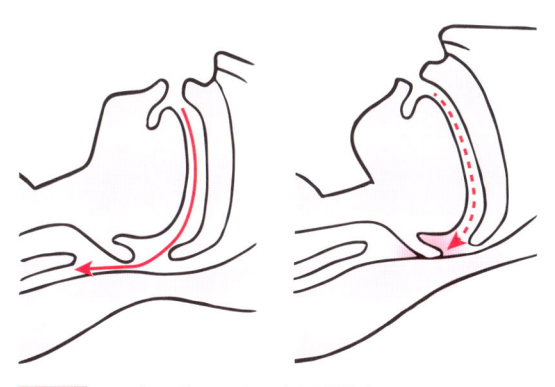

図3.5 頭頸部の前屈による上気道狭窄

▶ 下顎の落ち込み

　人が意識を失うと，顎（すなわち下顎）の力が抜けて，重力に従って地面に向かって落ち込んでしまいます．そして下顎が落ち込むと，舌と咽頭後壁との空間が狭くなり，気道が狭くなってしまいます．

▶ 気道の虚脱

　意識の消失により，咽頭自体の筋力も低下して，咽頭の空間が狭くなり，さらに気道を閉塞させてしまいます．また，気道の虚脱は声門でも起こり，意識を失うと声門自体も狭くなります．

　このようにさまざまな理由で上気道閉塞が起こってしまいます．ここで上気道閉塞の主な原因をもう一度確認しておきましょう．

ここがポイント

上気道閉塞の主な原因
- 舌根沈下
- 軟口蓋による閉塞
- 喉頭蓋による閉塞
- 頭頸部の前屈
- 下顎の落ち込み
- 気道の虚脱

この章のまとめ

- ☐ 意識消失時の気道閉塞は上気道の部位が主である．
- ☐ 上気道閉塞の主原因は，舌根沈下，軟口蓋による閉塞，喉頭蓋による閉塞である．
- ☐ 頭頸部の前屈，下顎の落ち込み，そして気道の虚脱も上気道閉塞の原因となる．

第 1 部 ● 気道確保の基礎

4 上気道閉塞の解除法

普段，大きな息をどうしているかを解明すると，対処法もわかってくる

● 大きな息をする時の変化

　私たちが大きく息をする時には，口から（そして鼻からも）気管の入り口までができるだけ一直線になっている方が，くねくねと曲がっているよりも，効率的に空気の出し入れができるはずです．そして，私たちが大きな息をする時には，無意識に口から気管の入り口までを一直線に近づけています．ですから，上気道閉塞を解除するのに適切な方法は，この普段の生活で大きな息をしている状況を再現させればよいことになります．

　ではまず，大きな息を吸ったり吐いたりするのはどんな時か考えてみましょう．例えば深呼吸がそうですね？　では，学生の時に，山で夏合宿をしていると想像してください．早朝に湖のほとりにみんなが集まって，清々しい空気を胸いっぱいに吸い込んでいる情景を思い浮かべてみてください（図 4.1）．みんなはどんな格好で深呼吸をしていますか？　そうです．湖の向こうの青々とした木々を見ながら，両腕を広げて，胸を大きく前に開いていますよね？　これで胸にいっぱい息を吸い込むことができるはずです．

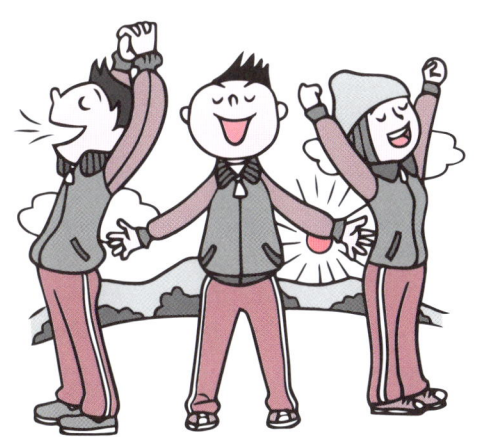

図 4.1 清々しい朝の空気を吸い込んでいる情景

さて，この清々しい朝の空気を吸い込んでいる時のみんなの顔や頭はどうなっていますか？　みんな，なんとも"おめでたい"顔をしながら，空気を吸い込んでいるのではないですか？　その時，顎を少し上げて，頭が少し後ろに傾いた状態になっているはずです．そして，この格好が最も効率的に空気を吸い込むことができる，すなわち口から気管の入り口までが一直線に最も近づいていることになります．

このように，効率的に口から気管までができるだけ一直線にできる頭頸部の位置を**スニッフィング位（スニッフィングポジション，sniffing position）**と呼び，気道確保の基本的なポジションとなります．英語のスニッフィング（sniffing）は，"空気を吸い込む"という意味です．ですから，スニッフィング位と聞けば，朝の清々しい空気を吸い込む時の格好，と思いましょう！

▶ 上気道閉塞の解除法

気道確保をする上で，上気道閉塞を解除するためには，清々しい朝の空気を吸う時，あるいはあくびの様子（COLUMN 参照）を再現するとよいわけですが，その具体的な解除法とそれらの主な原理は，表 4.1 の通りになります．

次章からは，これらについて順番に見ていきましょう．

表 4.1 主な上気道閉塞の解除法とその意義

スニッフィング位	→ 上気道をより直線的にする
おとがい挙上	→ 頭頸部前屈の是正
下顎挙上	→ 舌根沈下の解除，咽頭腔の拡大
口腔エアウェイ	→ 舌根沈下の解除
鼻腔エアウェイ	→ 軟口蓋部閉塞の解除

COLUMN

スニッフィング位はあくびの体位！

普段の生活で大量の空気を出し入れするのは，清々しい朝の空気を吸う時だけではありません．もう1つの例があくびです．あくびをしている時も，顎を上げながら口を開け，頭を少し後ろに傾けるので，効率的に大量の空気が吸えるようになっています（図4.2）．

私は大阪出身ですが，小さい時に，大阪のおっちゃんがあくびをする時に「ふぁ～，あ～，あ～」って感じの大きな声を出しているのをよく見ました．私はなんでも疑問に思う性格なので，なぜあんなに声を出しながらあくびをするのだろう，といつも思っていました．まぁ，大阪人はなんでも声を出す癖がある人が多いのは確

かです．しかし，大阪人以外の人も声を出しながらあくびをしているようだったので，何か他に理由があるのではないか，と思っていました．

そしてある日，「実は上気道を開いているのだ！」と気づきました．試しに，声を出しながらと出さずにあくびをしてみてください．ほら，声を出した方が咽頭，特に軟口蓋のあたりが上方に引き上がって，咽頭が広くなっているのが実感できますよね？

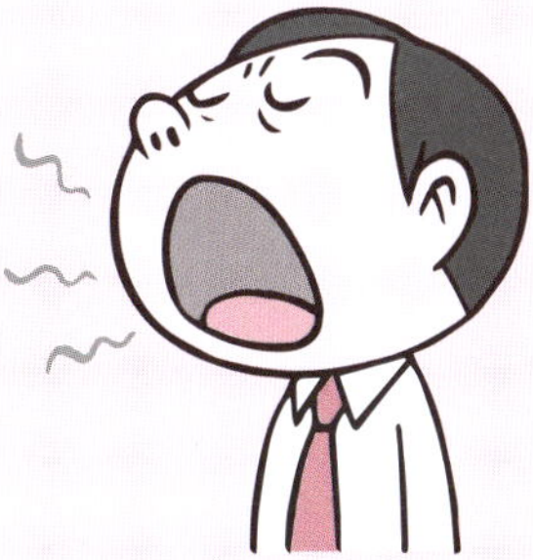

あくびにはさらに"巧妙な仕掛け"があります．

図4.2 大きなあくび

おっちゃんのあくびでさらに疑問だったのは，なぜ「ふぁ〜，あ〜，あ〜」というあくびの最後，口を閉じる時に，目をしばしばしながら「ふぁ，ふぁ，ふぁふぁ」と言うのか，ということでした．今考えると，あれは下顎が前に突き出した状態，すなわち"下顎挙上状態"から顎を元の位置に戻していたのだ，と思います．試しにいちばん大きなあくびをしてみてください．そして，あくびの最後に下顎がどうなっているかを注意深く確かめてみてください．どうですか？　口を閉める時に，下の歯が上の歯の前になっていて，簡単には口が閉まらないのではないですか？そのため，前に突き出した下顎を元に戻すために，「ふぁ，ふぁ，ふぁふぁ」と言いながら，前に突き出た下顎を何度かに分けて元の位置に戻していることがわかりますね？

この章のまとめ

- [ ] 上気道を開通させるのに有効な方法は，口（鼻）から気管の入り口までをできるかぎり一直線にすることである．
- [ ] 朝の清々しい空気を胸いっぱいに吸い込む時やあくびをする時には無意識に口から気管の入り口までが一直線に近づいている．
- [ ] 大きな息を吸い込んでいる時，頭頸部はスニッフィング位になっている．
- [ ] スニッフィングとは，空気などのガスを"吸い込む"という意味である．

第1部 ● 気道確保の基礎

5 スニッフィング位
まず適切な枕を用意しよう！

▶ いつスニッフィング位が必要？

　前章で，大きな息をする時にスニッフィング位になるのは，その頭頸位になると口から声門までが一直線に近づき，空気の出し入れを最も効率よくできるから，というのを確認しました．

　気道確保に関しては，フェイスマスクを用いた換気，ラリンジアルマスクの挿入，そして気管挿管をする時も，口から声門までを一直線に近づかせるのが合目的なことが多いので，スニッフィング位にすることが原則となります．

▶ スニッフィング位にするには枕が必要

　仰臥位（すなわち仰向き）で頭頸部をスニッフィング位にするためには，まず頭の下に枕を置く必要があります．最適な枕の高さには個人差がありますが，研究によると次のことが判明しています．

> **ここがポイント**
> スニッフィング位にする時に適切な枕の高さは 7〜8 cm である．

　では，なぜ枕が必要なのかを，ここでしっかり確認しておきましょう．その理由は，枕なしで頭を直接ベッド上に置くと，頭頸部は"自然な状態"に比べて後ろに移動しすぎているからです．

　これを実感してもらうために，試しに誰かに自然な格好で立ってもらいましょう．そして下敷きを用意して，その人の背中に当ててみてください（図 5.1）．

　どうですか？　後頭部は下敷きから離れているはずです．では次に，自然に立った状態から，今度は下敷きに向かって後頭部を接触させてみてください（図 5.2）．これがベッドに直接に頭を乗せた状態です．どうですか？　後頭部を下敷きに接触させようとすると，顎を引く必要がありますね．

　さて，先ほどの自然な体位の場合と，顎を引いて後頭部を下敷きに接触させている

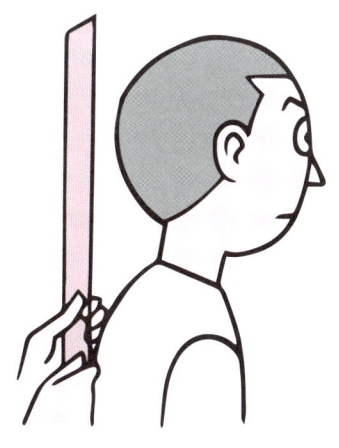

図 5.1 自然に立った時の姿勢

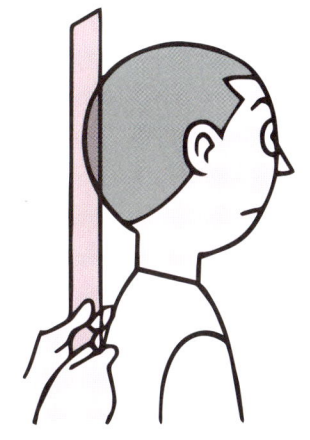

図 5.2 後頭部を背中に当てた下敷きに接触させた時の頭頸位

場合とで，どちらの方が息をしやすいかを確認してみてください．そうです．自然な体位で，頭が少し下敷きから離れている場合の方が息をしやすいですよね？　これで，枕なしで後頭部をベッドに直接乗せると下顎を引いた状態で咽頭腔が狭くなるため，息がしにくくなってしまうことが理解できたはずです．

　さて，適切な枕の高さは，自然な格好をした状態での後頭部と下敷きの間の距離になります（図 5.3）．

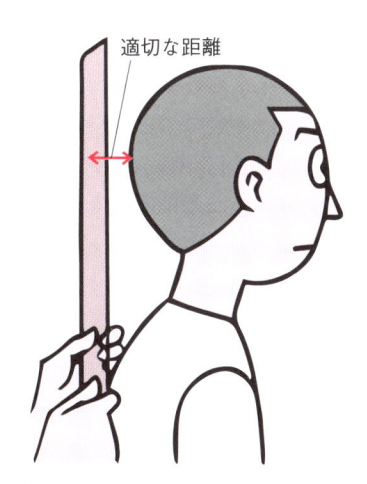

図 5.3 適切な枕の高さの目安距離

第1部 ● 気道確保の基礎

　理想的な枕の高さに個人差があるのは，この後頭部と下敷きとの距離の違いによります．その最大の理由は上半身の縦幅の違いです．一般的に上半身の縦幅の長い人の方が，短い人に比べて，より高い枕が必要となります（COLUMN 参照）．

COLUMN

ホテルの枕はなぜ山ほど置いてあるのか？

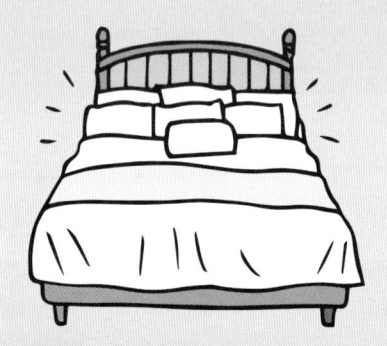

図 5.4　ホテルの枕はなぜこんなに多い？

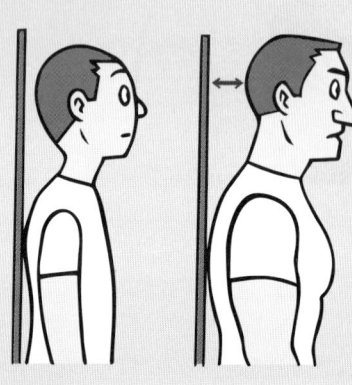

図 5.5　枕の高さ決定の目安

　ホテルに泊まった時に疑問に思ったことはないですか？　なぜこんなに大きな枕が2つも3つも積み上げられているんだろうか，と（図 5.4）．私は，これはベッドをカッコよく見せるためにそうしているのだと思って，いつも枕1個を残して，他の枕をソファーに投げ捨ててから寝ていました．しかし後になって，実はこれらの枕を全部使っている人もいることを知りました．

　ここで大きな体格の西洋人男性が仰向きで寝転がっているところを思い浮かべてみてください（図 5.5）．こういう人たちは鳩胸，すなわち上半身の縦幅が長いので，仰臥位になると，後頭部とベッドに大きな隙間ができてしまいます．そのため，その大きな隙間を埋めるためには枕1つでは足りず，2つあるいはそれ以上の枕が必要となってくるわけです．

　枕が複数あるもう1つの理由は，大きな体格の西洋人は歳を取ると，日本人に比べて，慢性閉塞性肺疾患になってしまう確率が高くなります．こういう人たちは，仰臥位では十分に息ができないため，起座呼吸，すなわち半分座った状態で寝ないと息が苦しくなってしまいます．大きな枕がいくつもあるのは，こういう人たちのためだったんですね．

この章のまとめ

- [ ] 気道確保時の頭頸位の基本は，スニッフィング位にすることである．
- [ ] 仰臥位で頭をベッドの上に直接置くと，頭頸位は"自然な"状態より後ろに移動し過ぎてしまう．
- [ ] 立位の自然な頭頸位と同じ状態になるように，頭の下に枕を入れる必要がある．
- [ ] 枕の高さは通常 7〜8 cm が適切である．

第 1 部　● 気道確保の基礎

6 スニッフィング位の理論
なぜ気道が一直線に近づくのか？

▶ 口腔軸と気管軸

　前章で，スニッフィング位にするには，適切な高さの枕を置く必要があることを確認しました．この章では，スニッフィング位の仕方と，なぜこの頭頸位にすると気道が一直線に近づくかを確認していきましょう．

　まずベッドの上に直接に頭を乗せた状態での空気の通る通路を確認しましょう．ここでは口からの息のみについて確認していきますが，鼻からの息に関してもほぼ同じになります．

　口から気管までの息の通路は図 6.1 のように，口腔軸と気管軸の 2 本線で表せます．

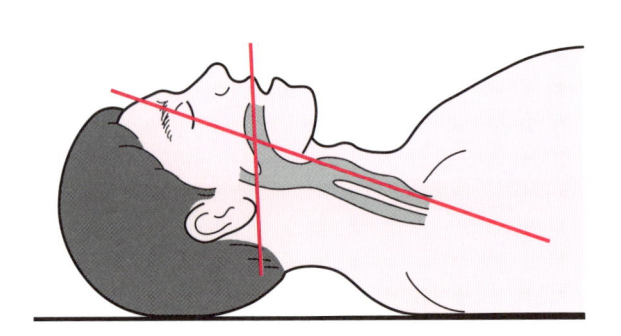

図 6.1 頭をベッドの上に直接乗せた時の息の通路

　これを見ると，口腔軸はベッドにほぼ直角で，気管軸はベッドにほぼ平行になっていて，口腔軸と気管軸の交点の角度は直角に近いことがわかりますね．

　では次に，頭の下に枕を置いてみましょう（図 6.2）．

　どうですか？　気管軸が少し"立ち上がり"，口腔軸との交点の角度が少し直線に，つまり 180°に近づきましたね．

　次に，頭部後屈を追加してみましょう（図 6.3）．

　今度は，ベッドにほぼ直角であった口腔軸の角度が鈍化し，口腔軸と気管軸の交点

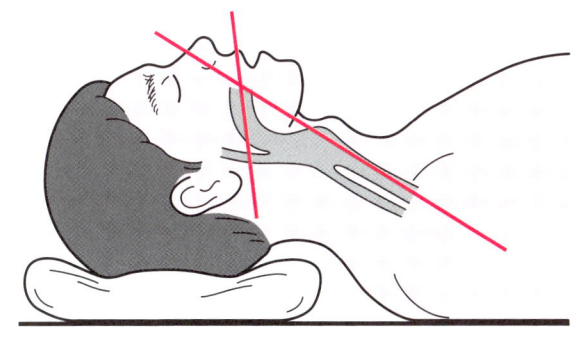

図6.2 頭の下に枕を置いた時の息の通路

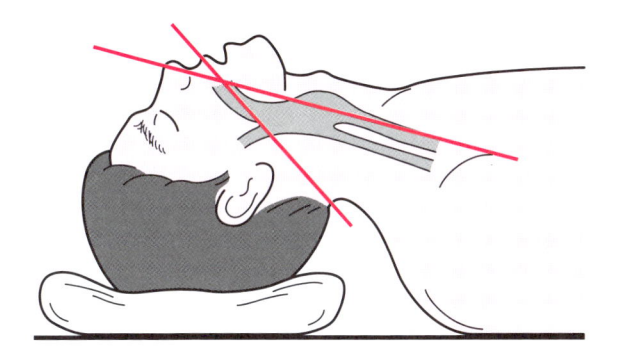

図6.3 頭の下に枕を置き，頭部後屈した時の息の通路

の角度がさらに180°に近づきました．このように，頭を枕の上に乗せて，頭部を後屈することにより，口から気管の入り口までが最も一直線に近づかせることが可能なことが確認できました．

　さて，首には7つの骨（頸椎）があります．頭を枕に乗せた状態で頭を後屈させると，頸椎の上部（頭側）もそれに引っ張られて後屈します．一方，頸椎の下部（尾側）は重力に従って前屈します．そのため，頸椎は緩やかなS字状になるのが理想的です．

　もし頭部後屈を強くすると，頸椎全体が後屈し，それが起こると気道は閉塞しやすくなります．試しに，うがいをする時のように天井を見上げるくらい，頭をギュッと後屈させてみてください．どうですか？　頸椎全体が後屈して，喉頭が頸椎前面で圧迫されてしまうのを感じるはずです．このように頸椎全体を後屈させると，喉頭や気

第 1 部 ● 気道確保の基礎

管の上部が後ろから圧迫されて気道が狭くなってしまいます．これらのことから，頸椎全体を後屈させないようにしましょう．

▶ スニッフィング位の定義

これらの原理を理解した上で，実際のスニッフィング位を見てみましょう（図6.4）．頭を枕の上に乗せ，頭部を軽く後屈させています．確かに，清々しい朝の空気を吸い込んでいる時の格好と同じになっていますね．

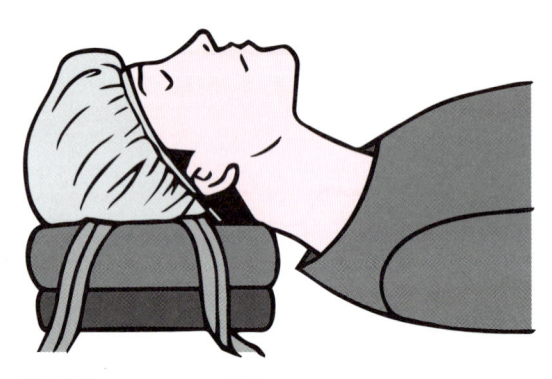

図6.4 スニッフィング位

ではここで，スニッフィング位を定義しておきましょう．

> **ここがポイント**
>
> **スニッフィング位の定義**
> 頭を枕の上に置いて，頭部を伸展させた状態（図6.4）
> ①頭部伸展
> ②頸椎の上部は頭部の伸展により伸展
> ③頸椎の下部は重力に従って屈曲

さて，この定義で"伸展"とか"屈曲"と書いてありますが，これは正式な呼び方で，後屈あるいは前屈の意味です（COLUMN 参照）．

COLUMN

頭頸部の伸展・屈曲の覚え方

普段の生活では，頭や首を前に曲げる（前屈）や，後ろに曲げる（後屈），という言い方をしますが，整形外科領域では頭部や頸椎の伸展・屈曲という表現をします．特に伸展という表現がしっくり来ないかもしれないので，これらの表現法をここでしっかりと整理しておきましょう．

まずは一般的な呼び方と整形外科的な呼び方の対応を表6.1に示します．これらの中で，"頭部の伸展"，すなわち"頭を伸ばす"という表現はピンと来ないかもしれません．それもそのはず，わかりにくいのは表現が略されているからです．正式には，"頭部を頸椎に対して伸展（後屈）"となります．これで意味が理解できますね？

次に覚え方ですが，頭頸部を前屈させている状態（図6.5）の呼び方を覚えるのが最も忘れにくいはずです．この頭頸部前屈状態は頭部が屈曲（すなわち頭部を頸椎に対して屈曲），そして頸部も屈曲状態となっています．そして，この逆方向が伸展状態になります．これでもう迷いませんよね？

表6.1

一般的な呼び方	整形外科的な呼び方
頭の前屈 頭の後屈	頭部の屈曲 頭部の伸展
首の前屈 首の後屈	頸部の屈曲 頸部の伸展

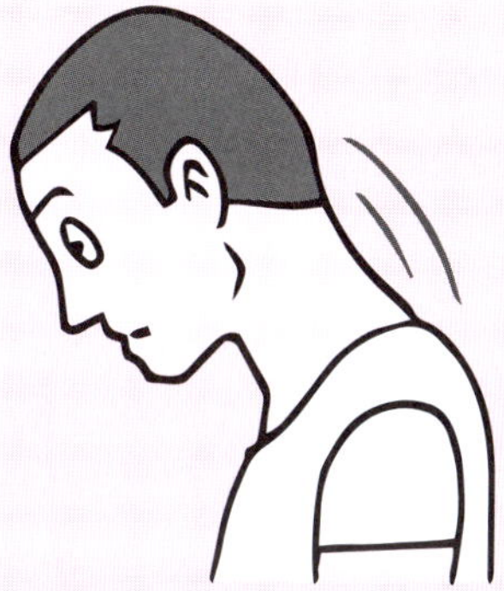

図6.5 頭部屈曲・頸部屈曲状態

この章のまとめ

- [ ] スニッフィング位にするには，頭を枕の上に置き，頭部を伸展（後屈）させる必要がある．
- [ ] スニッフィング位により，頭部は伸展，頸部上部は伸展，そして頸部下部は屈曲した状態となる．

7 おとがい挙上
第 1 部 ● 気道確保の基礎
簡単な上気道閉塞解除法

▶ おとがいとは？

　心肺停止状態などで意識のない人の上気道閉塞を解除するには，まずおとがい挙上をするのがよい，とされています．
　まず，"おとがい"とは何かを確かめておきましょう．おとがいは漢字では「頤」と書き，部位は次の通りです．

> **ここがポイント**
> おとがいとは，下顎の中央部のこと（図 7.1）．

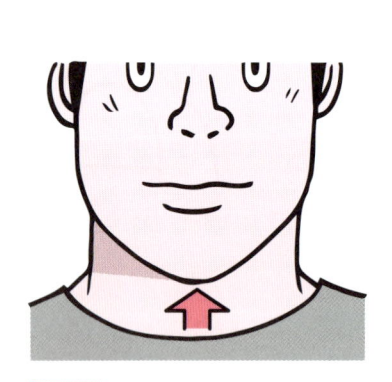

図 7.1 おとがい

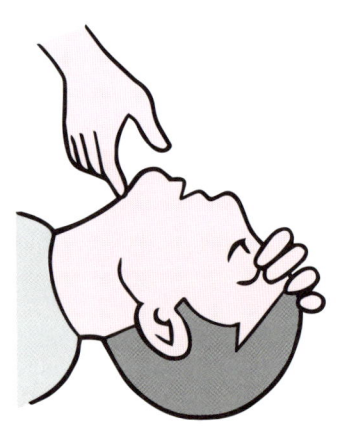

図 7.2 おとがい挙上

　このおとがいに指を当てて挙上する行為を**おとがい挙上**あるいは**あご先挙上**（chin lift）と呼んでいます（図 7.2）．

▶ おとがい挙上の方法

　おとがい挙上をするには，一方の手を額(ひたい)に置き，もう一方の手の指をおとがいに添えてそっと挙上します（図7.2）．これにより，頭部は後屈状態となるため上気道閉塞を減らすことが可能となる，というのがおとがい挙上の原理です（図7.3）．

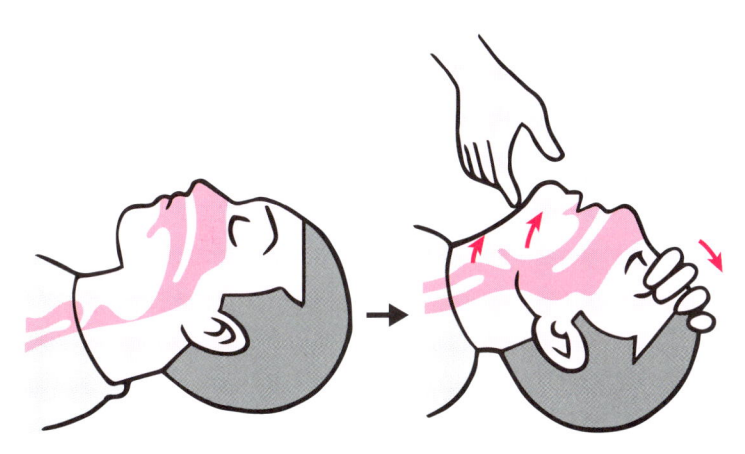

図7.3 おとがい挙上による上気道閉塞の解除

　おとがい挙上をすると，頭部の伸展とともに，頸椎上部も伸展します．そのため，頸椎損傷の可能性のある人ではおとがい挙上を施行しない方がよいと覚えておきましょう．

この章のまとめ

- □ おとがいは下顎の中央部である．
- □ おとがい挙上は上気道閉塞を軽減させる目的で行う．
- □ おとがい挙上により頸椎が伸展するため，頸椎損傷の可能性がある人ではすべきでない．

第1部 気道確保の基礎

8 下顎挙上
原理をしっかり理解しよう！

▶ 下顎挙上の原理

　下顎挙上は，上気道閉塞を軽減・解除するのに有用な方法の1つです．ではその原理を確認していきましょう．

　第2章で，舌は咽頭後壁に付着しているのではなく，下顎の奥の方に付着していることを確認しました．そのため下顎を天井に向かって挙上すると，下顎内部に付着している舌根も天井に向かって引き上げられます．そうすると，沈下していた舌根（図8.1 左）が咽頭後壁から離れて気道が開通する（図8.1 右），というのが原理です．

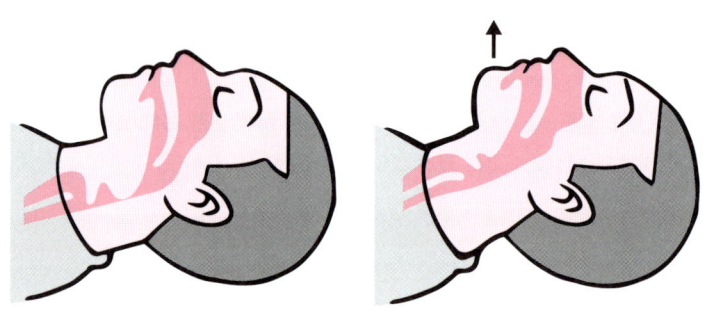

図8.1 左：舌根沈下状態，右：下顎挙上により舌根沈下が解除されている

　さて，下顎挙上は舌根沈下の解除のみならず，喉頭蓋による上気道閉塞もある程度解除することが判明しています．

　まず，喉頭蓋は喉頭の入り口の"蓋"で，人が意識を失うと，上気道閉塞を起こしてしまうことがあることを，第3章で確認しました．ここで，喉頭蓋の位置を見てみましょう．

　図8.1を見ると，喉頭蓋は舌のいちばん奥のすぐ後ろ（背側）にあることがわかります．喉頭蓋の付け根は舌根につながっています．そのため，下顎挙上により舌根が天井に向って引き上げられると，声門に向かって倒れている喉頭蓋も引き上げられ，喉頭蓋による上気道閉塞もある程度解除されることになります．

▶ トリプル・エアウェイ・マニューバ

　下顎挙上の進化した方法として，**トリプル・エアウェイ・マニューバ（triple airway maneuver）** があります．この英語は，"3 つの気道確保手技" という意味で，フェイスマスクの使用時に最も有効に換気ができる方法とされています．その 3 つの手技とは次の通りです．

> **ここがポイント**
> トリプル・エアウェイ・マニューバは
> 　①下顎挙上
> 　②頭部後屈
> 　③開口
> の 3 つの "操作" をして上気道閉塞を解除する方法

　上気道閉塞の解除に，下顎挙上と頭部後屈が有効なことを確認しました．しかし，マスク換気時に頭部後屈や下顎挙上をしていても，もし口が閉じてしまっていると，口からの換気が不十分になってしまいます．そのため，口も開けた状態で換気をするのが最適な換気法だと覚えておきましょう（具体的な方法については第 19〜25 章を参照）．

この章のまとめ

- [ ] 下顎挙上は上気道閉塞を軽減させる目的で行う．
- [ ] 舌は下顎に付着しているため，下顎を挙上すると舌根も挙上され，舌根部での上気道閉塞が解除される．
- [ ] 下顎挙上により，喉頭蓋による上気道閉塞も軽減できる．
- [ ] トリプル・エアウェイ・マニューバは下顎挙上，頭部後屈，開口をする方法である．

第1部 ● 気道確保の基礎

9 口咽頭エアウェイ
舌根沈下の解除に有効！

● 口咽頭エアウェイの原理

　上気道閉塞を防ぐために，口腔内にプラスティック製の器具を挿入する方法があります．この器具のことを**口咽頭エアウェイ**＊（oral airway）（図 9.1）と呼びます．この器具は，発明者であるグーデル（Guedel）医師の名前を冠して**グーデル（あるいはゲデル）エアウェイ**と呼ばれることもあります．また，バーマン（Berman）が開発した**バーマン口咽頭エアウェイ（Berman oral airway）**なども存在しています．

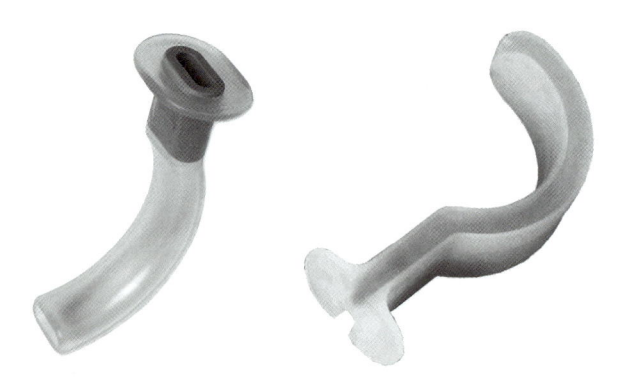

図 9.1　口咽頭エアウェイ（左：グーデル型，右：バーマン型）

　口咽頭エアウェイの主な目的は，舌根沈下を解除することです．器具の本体部は口蓋の彎曲に沿った形をしています（図 9.1）．そして，エアウェイの近位端には"鍔"がついており，これにより，歯や歯肉より深く入ってしまわないようになっています．
　口咽頭エアウェイの目的は次の通りです．

＊口腔内エアウェイと呼ばれることもあります．

> **ここがポイント**
> 口咽頭エアウェイの目的は…
> 舌根沈下部を物理的にバイパスすること

挿入すると，エアウェイが舌根の背面に位置するので，舌根沈下を物理的にバイパスするというのが原理です（図9.2）．

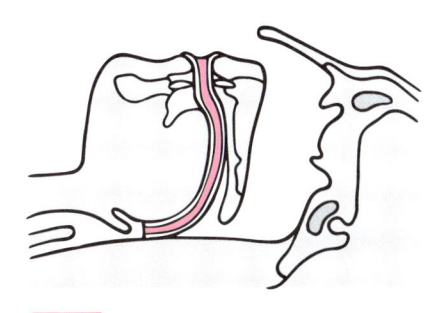

図9.2 口咽頭エアウェイ挿入時位置

グーデルエアウェイは中がチューブ状になっているため，エアウェイ内を送気ガスが通過できるようになっています．またエアウェイの挿入により舌根部が押し上げられれば，器具周囲からも送気ガスが通過できるようになります．バーマンエアウェイでは両側に溝がある構造で，送気ガスはこの溝を通過します．

この章のまとめ

- ☐ 口咽頭エアウェイは上気道閉塞を解除する器具である．
- ☐ 口咽頭エアウェイにはグーデルエアウェイやバーマンエアウェイなどがある．
- ☐ 口咽頭エアウェイの目的は，舌根沈下部を物理的にバイパスすることである．

10 鼻咽頭エアウェイ

第 1 部 ● 気道確保の基礎

もう 1 つのエアウェイ！

▶ 鼻咽頭エアウェイの原理

　上気道閉塞を防ぐ器具として，口腔エアウェイ以外のものとして，鼻に挿入する器具もあります．これは**鼻咽頭エアウェイ（nasal airway）**（図 10.1）と呼ばれます．

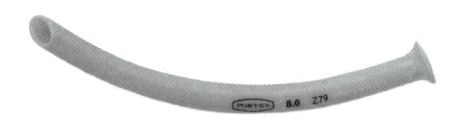

図 10.1 鼻咽頭エアウェイ

　鼻咽頭エアウェイの主な目的は，次の通りです．

> **ここがポイント**
> 鼻咽頭エアウェイの主な目的は…
> 　鼻腔および軟口蓋による上気道閉塞を解除すること

　器具は，なだらかな彎曲をもったチューブで，鼻腔気道の自然な彎曲に沿って入るようになっています（図 10.1）．挿入すると，鼻腔および軟口蓋の閉塞をバイパスします（図 10.2）．また，器具の挿入により，舌根沈下もある程度バイパスすることが可能です．
　鼻腔エアウェイの遠位端は斜めに切られた状態になっています．これにより，鼻腔に円滑に挿入ができるようになっています．
　エアウェイの近位端は，普通トランペット状に広がっています（図 10.1）．これにより，誤ってチューブ全体が鼻腔内に入ってしまわないようになっています（図 10.2）．

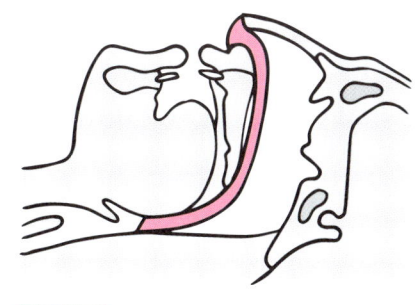

図 10.2 鼻咽頭エアウェイ挿入時位置

この章のまとめ

- ☐ 鼻咽頭エアウェイは上気道閉塞を解除する器具である．
- ☐ 鼻咽頭エアウェイの主な目的は，鼻腔および軟口蓋による上気道閉塞を解除することである．
- ☐ 鼻咽頭エアウェイの近位端はトランペット状に広がって設計されており，誤ってエアウェイ全体が鼻腔に入り込まないようになっている．

第 1 部 ● 気道確保の基礎

11 上気道閉塞解除法はどう選択?
原則に従って選択しよう!

▶ 侵襲の低いものから選択

　これまで，上気道閉塞の解除法のいくつかを確認してきましたが，それらのうちどの方法を選択すればよいのでしょうか？　答えから言うと，各症例により違ってきます．しかし，原則があります．その原則は，「侵襲の小さいものから選択する」（図11.1）です．すなわち，おとがい挙上，下顎挙上，口咽頭エアウェイ，そして鼻咽頭エアウェイの順です．

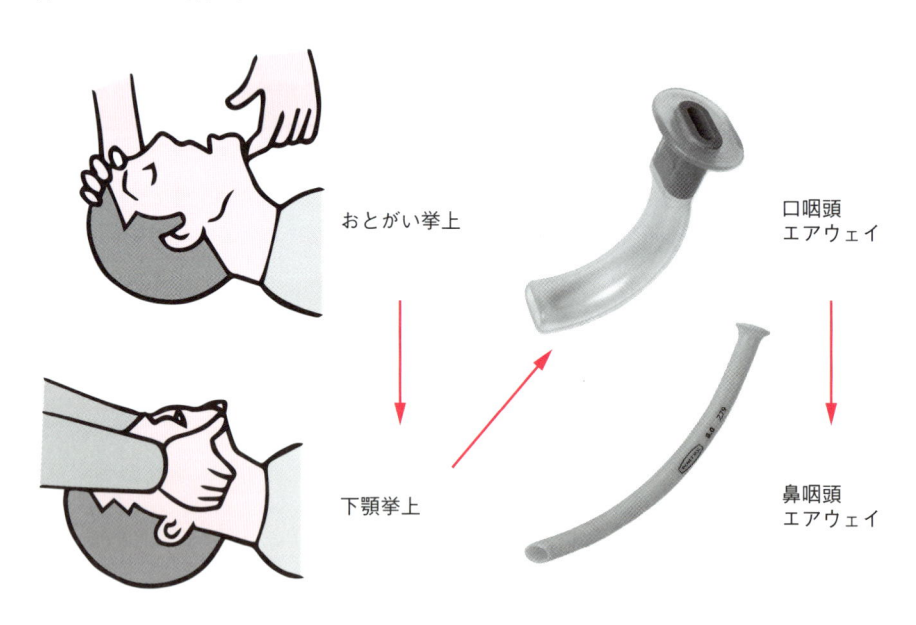

図 11.1　上気道閉塞解除法の選択順位

これらの原則の上で，各症例での順番を決めていきます．例えば…

- 頸部損傷の可能性がある場合 → おとがい挙上は選択しない

- 麻酔の導入時にフェイスマスクを用いた換気が困難な場合 → 下顎挙上，あるいは侵襲の小さい口咽頭エアウェイの挿入

- 病棟で上気道閉塞 → おとがい挙上，下顎挙上 固定性のよい鼻咽頭エアウェイの挿入

などです．

また，これらの対処法のどれか1つのみを選択するのではなく，2つ，あるいはそれ以上が必要となる場合があります．その理由は簡単で，おとがい挙上や下顎挙上では軟口蓋による閉塞を解除できず，口咽頭エアウェイでは軟口蓋による閉塞と喉頭蓋による閉塞を，そして鼻咽頭エアウェイでは舌根沈下や喉頭蓋による閉塞を解除できない可能性があるからです．

さらに，より確実に上気道閉塞を防ぐには，気管挿管などの"本格的"な気道確保法が必要となります（第16，17章参照）．

この章のまとめ

- ☐ 上気道閉塞の解除法はいくつかあるが，一般的に侵襲の小さな方法から選択する．
- ☐ 一般的に，おとがい挙上，下顎挙上，口咽頭エアウェイ，鼻咽頭エアウェイの順で侵襲が小さいと考える．
- ☐ 一方法のみで上気道閉塞を解除できない場合には，複数の方法を同時に用いる．

12 下気道閉塞

第1部 ● 気道確保の基礎

意識があっても気道は閉塞する

▶ 下気道閉塞の種類

これまで上気道閉塞について確認してきましたが、下気道も閉塞することがあります。下気道は、声門以遠の喉頭、気管、気管支、肺ですが、これらのどの部位でも閉塞が起こります。下気道閉塞の原因として主なものを表12.1に挙げます。

表12.1 下気道閉塞の原因

- 痰
- 喉頭痙攣
- 奇異性喉頭運動（paradoxical vocal cord movement）
- 誤嚥した食べ物・異物
- 溺水
- 下気道の腫瘍（縦隔腫瘍など）
- 喘息発作（気管支収縮）
- 喉頭軟化症、気管軟化症

▶ 下気道閉塞の特徴

表12.1でわかるように、上気道閉塞と違い、下気道閉塞は、意識を失うと起こるというよりは、痰や吐物で下気道が詰まったり、腫瘍で下気道が圧迫されているなど、物理的な閉塞が主な原因となります。そのため、下気道閉塞の原因は、上気道閉塞の原因に比べて多種多様であるといえます。

ただ、喉頭や気管の軟化している病気（喉頭軟化症、気管軟化症）の場合などでは、意識を失うと下気道が閉塞することもあります。

下気道閉塞は一過性の場合もあれば、長期に閉塞する場合もあります。例えば、喉頭痙攣や喘息発作は一過性のことが多いですが、腫瘍や異物が物理的に下気道を占拠する、あるいは外から圧迫する場合には長期に閉塞してしまうことがあります。

この章のまとめ

- □ 気道閉塞は下気道で起こることもある。
- □ 下気道閉塞の原因は多種多様である。
- □ 下気道閉塞は意識があっても起こることがある。

第1部 気道確保の基礎

13 下気道閉塞の対処法
原因により対処が大きく違う

● 多様な原因への対処法

　下気道閉塞の原因は上気道閉塞の原因に比べ多様のため，その対処法も違います．上気道閉塞の多くは下顎挙上や上気道へのエアウェイの挿入などにより対処できることが多いですが，下気道閉塞の場合は，気管挿管などの確実な気道確保法を選択する必要があります．

　ただ，下気道閉塞でも，器具を用いなくても対処できる場合があります．それは食べ物による窒息の場合です．

● ハイムリッヒ法

　食べている時に，食べ物がのどに詰まって急に息ができなくなる場合があります．これは食べ物が喉頭，気管に詰まって気道を閉塞するのが原因です．他人と一緒に食事をしている場合には，その人が食べた物をのどに詰まらせた，と比較的簡単に判断できます．多くの場合，食べながら会話に夢中になっている時に，急に窒息状態となって，声が出なくなってしまいます．窒息した本人は自分の首の前に手を当てて，"のどが詰まって苦しい！"というような動作をするのが特徴です（図13.1）．

　食べ物はほとんどの場合，下気道の入り口，すなわち喉頭部で詰まっています．目

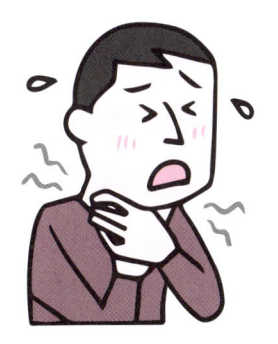

図13.1 食べ物による窒息状態

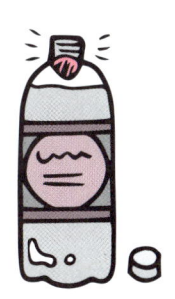

図13.2 ペットボトルの入り口に詰まった物をどう取り出す？

第 1 部 ● 気道確保の基礎

の前で食べ物で窒息状態になった人に対しては，**ハイムリッヒ法（Heimlich maneuver）** で対処します．ハイムリッヒ法の原理は単純です．図 13.2 を見てください．

　ペットボトルの入り口に何か物が詰まっています．この詰まった物を取り出すにはどうしたらよいでしょうか？　1 つ目の方法としては，ボトルを下に向け，底をトントンと叩けば，物が出てきそうです．もう 1 つは，ペットボトルの口を上に向けたまま，ボトルをギュッと勢いよく握りしめることにより，内部の空気圧を急激に高めて，入り口に詰まった物を空気とともに追い出す方法です．

　乳幼児でのハイムリッヒ法は前者の原理を，そして成人や小児での対処は後者の原理を使用します．

　成人や小児に対するハイムリッヒ法は，上腹部を圧迫して，のどに詰まったものを吐き出させる方法で，次のように行います（図 13.3）．

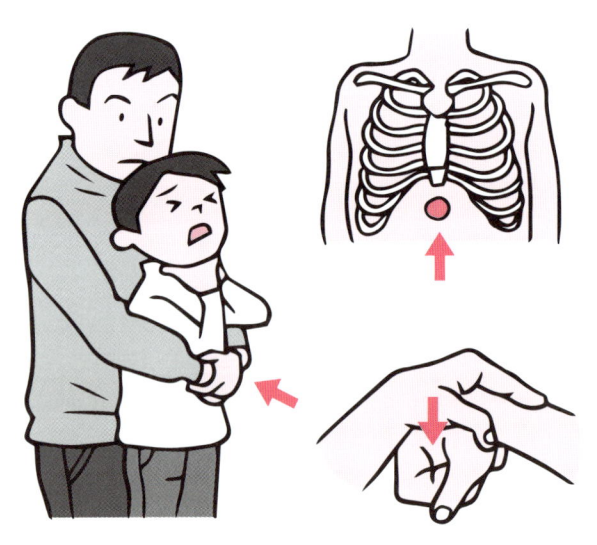

図 13.3 成人・小児に対するハイムリッヒ法

① 可能であれば喉を詰まらせた人を立たせ，その背後に立って，腹部に両腕を回す．
② 片手で拳をつくり，患者のみぞおちに置く．（みぞおちは季肋部とも呼ばれ，図 13.2 の ● の部位です．）
③ みぞおちに置いた拳の上に，もう一方の手を広げて置き，しっかりとつかむ．
④ 両腕で患者を自分に向かって斜め上に勢いよく引き上げ，上腹部を圧迫する．詰まった物が出てくるまで，強く引き締めて圧迫を繰り返す．小児の場合には，力を弱めに掛ける．

ただし，ハイムリッヒ法は意識を失ったらすぐにやめるべきだ，とされています．意識がない場合は，気道を確保して人工呼吸を行う必要があります．胸が上下に動いていない場合は気道が塞がっています．ただちに救急車を依頼しながら，救助者は気道を確認し，詰まっているものが見えれば取り除きます．詰まっているものが見えない時は，口から指を入れて調べ，何かあれば取り除きます．その後，可能であれば人工呼吸をします．

▶ 乳幼児での対処法

　乳児の場合は成人や小児に行うハイムリッヒ法を行わず，2段階の対処をします．

▶ 乳幼児での対処1 （図13.4）
①乳幼児をうつぶせにして，救助者の腕の上に胸が乗るようにする．
②手で乳幼児の首と顎を支え，頭が体より少し下がった状態にする．
③手のひらの付け根で，肩甲骨の間の背部を，けがをさせない程度に強く5回叩く（背部叩打）．
④口の中を確認し，詰まっている物が見えたらそれを取り除く．

▶ 乳幼児での対処2 （図13.5）
　背部叩打をしても気道が閉塞したままの場合は，第2段階の対処をします．
①乳幼児を仰向きにして，頭が低い位置にする．
②第2指と第3指を用いて，胸骨を5回叩く（胸部圧迫）．

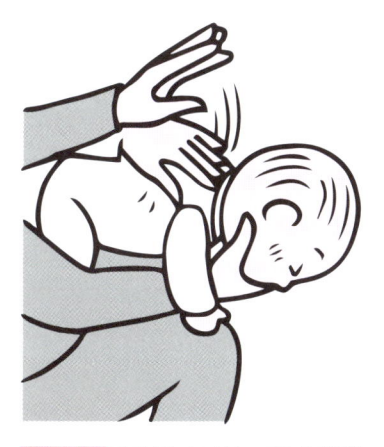

図13.4 乳幼児での対処（第1段階）　　図13.5 乳幼児での対処（第2段階）

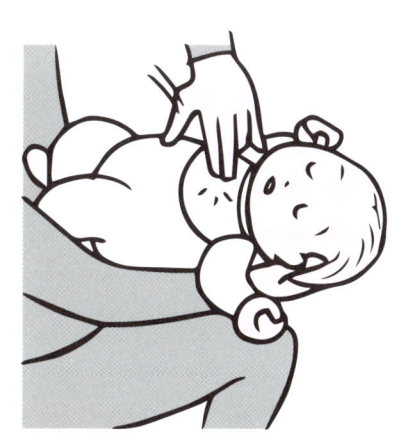

③口の中を確認し，詰まっている物が見えたらそれを取り除く．

● その他の下気道閉塞の対処法

　目の前でのどに詰まる以外の下気道閉塞への気道確保法は，その原因によりずいぶん違ってきます．

　第11章までで見てきた上気道閉塞の解除法は直接的には役に立ちません．下気道の閉塞を解除する主な方法は**気管挿管**（tracheal intubation）です．そして，気管挿管により下気道の閉塞が解除できない場合にはさらに他の対処が必要で，場合によっては薬物の投与が第一選択になる場合もあると覚えておきましょう．

この章のまとめ

- □ 下気道閉塞の原因は多種多様であるため，適切な対処法を選択する必要がある．
- □ ハイムリッヒ法は，食べ物による窒息を起こした人に対する処置法である．
- □ ハイムリッヒ法は，上腹部を圧迫して，のどに詰まった物を吐き出させるのが目的である．
- □ ハイムリッヒ法は，意識がある人でのみ使用すべき方法である．
- □ 意識のない人での下気道閉塞の場合，気管挿管が第一選択となる．

第1部 ● 気道確保の基礎

14 誤嚥はなぜ起こるのか？
息と食べ物の絶妙な仕分け機能が働いている！

● 空気が通る道と食べ物が通る道は交差している！

　私たちが食べたり飲んだりする時には，口に入れた物をのどを通過させて食道へと飲み込んでいます．一方，口と鼻からは息もしています．

　さて，図 14.1 で，食べ物の通る道（消化管）と息の通る道（呼吸器）の解剖を再確認しておきましょう．

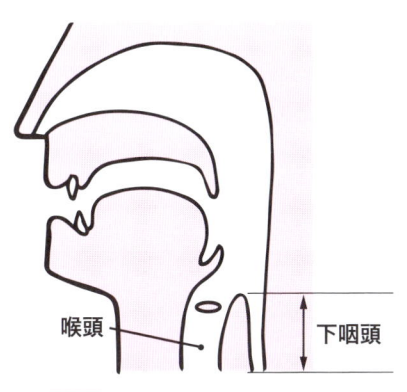

図 14.1 喉頭と食道入口部の関係

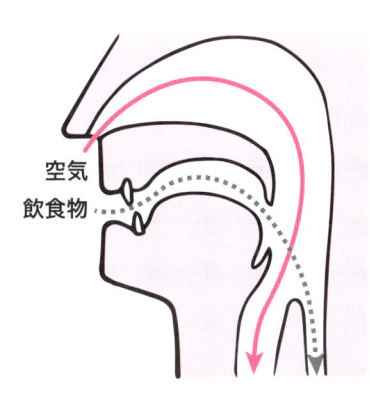

図 14.2 食べ物の通路と息の通路は交差している

　図 14.1 を見ると，口に入れた食べ物が入っていくべき食道の入り口である下咽頭（食道入口部）は，息が入る喉頭の後ろ（背側）に存在しているのがわかります．そして図 14.2 を見ると，鼻から吸い込んだり吐いたりする息が気管に出入りする通路は，口から食べ物が食道に入って行く通路と交差していることがわかるはずです．

　このように，食べ物の通路と息の通路が交差しているにもかかわらず，食べ物が気管や肺に入ることはありません．これを可能にしているのは，信号や遮断機のような交通整理をする仕組みがしっかりと働いているからです．では，息と食べ物がどのように交通整理されているのかを確認していきましょう．

気道を食べ物からどう守っているか？

　喉頭および気管は，食べ物（固形物）や飲み物（液体）の流入を阻止し，気体だけが通過できる"聖域"になっています．その聖域を守るため，いろいろな仕組みがあります．まず，口に入れた食べ物を食道の入り口の方に誘導し，その前方（腹側）にある喉頭・気管にできるだけ向かわせないような仕組みがあります．これは**嚥下反射（swallowing reflex）**により行われます．

　食べ物が口腔内に入ると，誤嚥されないように咽頭後壁に圧迫されながら食道へと移送されます．まず，舌が硬口蓋に近づき食べ物を咽頭後壁へと押し込みます．食道が咽頭後壁に到達すると，"ごっくん"と嚥下します．これにより，下咽頭の食べ物を一気に食道に押し込みます．

　もし食べ物が間違って腹側の舌根部や喉頭蓋に移動すると，ただちに"オエッ"となり（嘔吐反射），また"むせ込んで"食べ物を追い出そうとする反射が誘発されて誤嚥を防ごうとします．

　さて，嚥下している時には，息をしていないことに気がついていますか？　一度，"ごっくん"とつばを飲み込んでみながら，息をしているかどうかを確かめてみてください．していないですね？　その時，どのようなことが起こっているかを確認してみましょう．

　食べ物をごっくんと飲み込む時に息を吸うと，喉頭の中に食べ物が吸い込まれてしまう危険性が高くなります．そのため，この時には息は反射的に止まるようになっています．さらにこの時，気道の"関門"である声門が閉まるのみならず，声門の手前（頭側）の空間もギュッと閉鎖され，食べ物が決して下気道に入らない仕組みになっています（COLUMN参照）．

食べ物が咽頭後壁に到達すると，次のようなことが連続的に起こります．

上咽頭の閉鎖
- 軟口蓋が持ち上がり，上咽頭が閉鎖します．
- 同時に物を噛むこともできなくなります．

声門の閉鎖
- 左右の声帯が中央に向かって閉じ，声門が閉鎖します．
- また，**仮声帯（false vocal cord, ventricular fold, vestibular fold）**という声帯の手前（頭側）にある部位（COLUMN参照）も閉塞します．

喉頭蓋による閉鎖

　　　｜　　喉頭の蓋が閉まります．
　　　｜　　同時に喉頭は頭側にすばやく移動します．これは重力に従って尾側に移動
　　　↓　　していく食べ物が喉頭内に入りにくくするためです．

　嚥下が終わると，喉頭蓋が立ち上がり，声門も開くため，息ができるようになります．

　食道に入った食べ物は食道の入り口にある**上部食道括約筋（upper esophageal sphincter）**により，また胃内に入った食べ物は食道と胃の接合部にある**下部食道括約筋（lower esophageal sphincter）**により，逆流しないような仕組みが働きます．これにより，胃が収縮して胃内圧が上昇しても，簡単には食道・口腔内に食べ物が逆流しないようになっています．

● もし誤嚥したらどうなる？

　このように，下気道には気体以外は入らないようになっています．しかし，まれに誤って液体や固体が入ってしまうことがあります．その場合の対応もしっかりと用意されています．

　例えば，泳いでいる時や飲んでいる時に誤ってほんの少しの水が声門を越えて気管に入ってしまった時にどうなったかを思い出してみてください．そう，激しく咳き込んだはずです．これは，液体や個体の"異物"を下気道から追い出そうとしていることが明らかです．こういう反射を**咳反射（coughing reflex）**，**気道反射（respiratory reflex）**と呼びます．

　また鼻からも食べたり飲んだりすることはありません．ですから，誤って鼻から水がちょっとでも入ると，あの独特のツンとする痛みを感じて，それ以上鼻に液体が入って鼻腔の気道が妨げられないような仕組みになっています．ですから，苦しいけど，これらの反射のおかげで息の通る気道を確保できていると言えます．

● 意識を失うと…

　人が意識を失うと，誤嚥を防ぐさまざまな仕組みが働かなくなってしまいます．例えば，嚥下運動はなくなり，喉頭蓋も喉頭の入り口をピタッと閉めることができなくなってしまいます．また，食道活躍筋も弛緩し，胃内容物もだらだらと食道や口腔内に逆戻りしてしまうことがあります．さらに，鼻や下気道に固体や液体が誤って入ってきても咳き込んだりすることもできなくなります．そうなると，気管という"聖域"に食べ物が入ってしまう，すなわち誤嚥を起こす危険性が高くなってしまいます．

第 1 部 ● 気道確保の基礎

COLUMN

誤嚥を防ぐ多重の扉

　声門に声帯があり，これが関門となって，嚥下中に息や食べ物が下気道に入らないようにするのを確認しました．

　しかし，声帯は声を出す器官で，薄い膜状の構造です．そのため，この薄い声帯が左右から閉まるだけでは，大量の食べ物が誤って声門に入り込んでくると阻止することができません．また，声帯に食べ物が直接当たって声帯に付着すると，それを誤嚥したり，声が出しにくくなったりしてしまいます．

　そのため声門部には多重の防御扉が存在し，これらがすべて閉まることにより，確実に誤嚥を防ぐことができるようになっています．

　まず，声帯の手前（頭側）には**仮声帯（false cord）**があります．仮声帯は声門の左右にある少し出っ張った組織です．息をしている時は左右の仮声帯の間は十分に隙間がありますが，食べ物を飲み込む時は，これらの組織がギューと中央に寄ってきて，完全に通路を閉塞させてしまいます．比喩でいうと，声帯という内扉の外に仮声帯という大きな丸い石が左右にあると思ってください（図 14.3）．そして，息をしている間は，これらの石はほんの少しだけ扉の前に出ています．一方，食べ物を飲み込む時には，これらの丸い石が中央に寄ってきて声帯という内扉の前をがっちり閉じてしまいます（図 14.3）．

　これらの 2 重の扉の外（頭側）にはさらに扉があります．それが喉頭蓋です．喉頭蓋は，平安時代の蔀（しとみ）（図 14.4）のようになっていて，声帯と仮声帯の 2 重の扉の外に蓋が下ろされます．

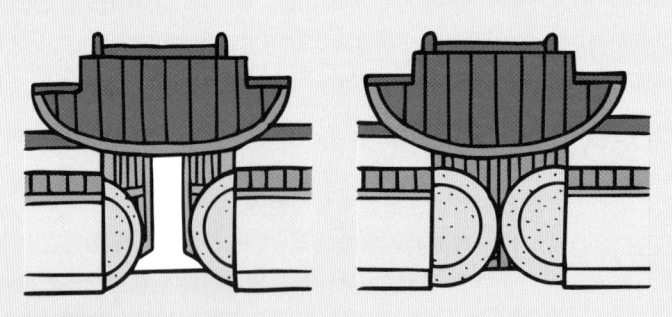

図 14.3 "内扉"の声帯と"外扉"の仮声帯
息をしている間は，内扉と外扉の両方が開いている（左）．
飲み込んでいる間は，内扉と外扉の両方が閉まっている（右）．

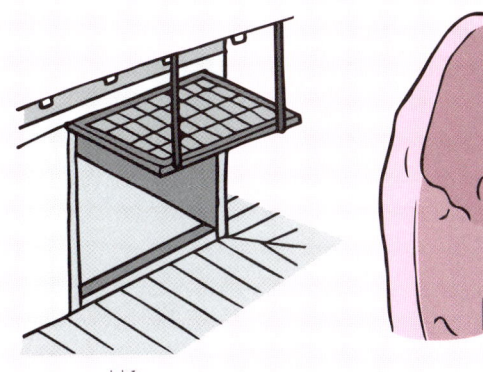

図 14.4　蔀（左）と喉頭蓋（右）

　さらに，嚥下をしている時には，この閉まった喉頭蓋を外から押え付けるものがあります．舌根です．食べ物を飲み込む時に，舌根は尾側に動き，舌根が喉頭蓋を上からグッと押え付けます．

　このように，多重の防御扉により，食べ物がのどを通過する時には，空気や食べ物は 声門部で，まさに"門前払い"になるため，下気道に入ることはありません．

　嚥下をする時にはいつもこれらの多重の扉が瞬時に閉じるのですから，実によくできていますね!?　食べながら話をすると，これらの扉はさらに複雑なタイミングで開いたり閉まったりすることになります．ですから，たまに間違って食べ物が下気道に入ってしまうことになります．食べながら話をするのはやはり止めておいた方がよさそうですね．

この章のまとめ

- ☐　食べ物の通路と息の通路は交差している．
- ☐　誤嚥を防ぐさまざまな仕組みがある．
- ☐　誤嚥した場合にも，誤嚥した物を排出しようという咳反射，気道反射が起こる．
- ☐　意識を失うと，誤嚥防止および誤嚥物排出の機能が麻痺する．
- ☐　全身麻酔あるいは心肺停止状態で意識レベルが低下すると誤嚥の危険性が増す．

15 誤嚥の危険性を判定する

第 1 部 ● 気道確保の基礎

誤嚥のリスクを見落とすな！

▶ 誤嚥の危険性

気道確保をする場合には，気道閉塞を防ぐとともに，もう1つ注意しなければならないことがあります．それは誤嚥の防止です．

前章で確認したように，全身麻酔や心肺停止状態で意識を失うと，誤嚥の危険性が高くなってしまいます．ここでポイントです．

> **ここがポイント**
> 誤嚥は死に至る！

大量の誤嚥をして気道が閉塞すると，いわゆる窒息状態となり，呼吸ができなくなります．また，気道閉塞を起こさなくても，誤嚥した胃液や食物で，肺胞や気管支が破壊され，換気ができなくなってしまいます．例えば，胃酸を誤嚥すると，塩酸を組織にかけたのと同じで，強い胃酸により肺胞がすぐに破壊されてしまいます．また，胆汁は強いアルカリで，硫酸を組織にかけたのと同じで，この場合にも肺胞の組織破壊が起こります．

食物は強い酸でもアルカリでもないので，急激に組織が破壊されることはありませんが，数日のうちに誤嚥した物が腐って，肺胞も感染して肺炎を起こします．そのため，食物の誤嚥は最も高い率で死に至るといわれています．

さて，この致死的な合併症である誤嚥ですが，心肺蘇生の時には，常に誤嚥の危険性があります．また，全身麻酔中に死に至る原因として，誤嚥が最多となっています．そのため，気道確保を行う場合，誤嚥の危険性が高いかどうかを判断し，それに基づいて最も適切な気道確保法を選択して誤嚥を防ぐ努力をする必要があります．

誤嚥の危険性が高いと判断すべき状態は次の通りです．

> **ここがポイント**
> ① 絶飲食をしていない場合
> ② 胃空虚時間が遷延している場合
> ③ 胃食道逆流のある場合
> ④ 腸内容物が逆流しやすい場合
> ⑤ 気道反射が抑制されている場合

これらの状況の具体例を表 15.1 に示しています．

①絶飲食をしていない場合

絶飲食をしていない人は，胃内には食べ物がいっぱい残留していると判断すべきです．このような状態を胃（stomach）が"いっぱい（full）"という意味で，**フルストマック（full stomach）** 状態と呼びます．代表例として，心肺停止状態で蘇生が必要な場合や，緊急手術を受ける場合などがあります（表 15.1）．

②胃空虚時間が遷延している場合

胃内容物が腸に移行するのが遅くなっている人は，当然ながらフルストマックとして扱います．さまざまな状況で胃内容物が腸に移行するのが遅くなることが知られています（表 15.1）．

③胃食道逆流のある場合

絶飲食をしていても，胃内には酸度の高い分泌物が常に溜まっています．普通，下部食道括約筋などにより，胃内の分泌物が食道，口腔に逆流しないようになっています（前章参照）．しかし，この括約筋機能が低下している場合や，食道裂孔ヘルニアなどがある場合，胃内容物が食道に逆流して，場合によっては**逆流性食道炎（reflux esophagitis）** を起こしている人もいます．このような人では，誤嚥の危険性も高いことが知られています（表 15.1）．

④腸内容物が逆流しやすい場合

胃の中が空であっても，腸の内容物が胃，食道，そして口腔内へと逆流する危険性が高い人がいます．その代表として，腸管閉塞（イレウス）が挙げられます．また，小腸や胆嚢の手術中では，手術操作により物理的に腸の内容物が逆流してくることもあるため，誤嚥の危険性が高いと判断すべきでしょう（表 15.1）．

表 15.1 誤嚥の危険性が高い状態

1. **絶飲食をしていない場合**
   緊急手術時など

2. **胃空虚時間が遷延している場合**
   - 糖尿病
   - 頭蓋内圧上昇
   - 横隔膜ヘルニア
   - 幽門狭窄
   - 上部消化器手術の既往
   - 妊婦
   - 高度肥満
   - 外傷
   - オピオイド鎮痛薬など胃排泄を遷延させる薬物投与

3. **胃食道逆流のある場合**
   - 胃食道逆流症
   - 食道アカラシア
   - 食道憩室

4. **腸内容が逆流する場合**
   - イレウス
   - 上部消化器手術既往
   - 上部消化器手術中

5. **気道反射が抑制されている場合**
   - 意識低下状態
   - 高齢者

（浅井 隆．どこまで気管挿管にとって代われるか？ In：安本和正，浅井 隆，編．どこまでできるかラリンジアルマスク．東京：克誠堂出版；2007．p.1-14より抜粋）

⑤気道反射が抑制されている場合

　高齢者では，嚥下運動や気道反射が正常に機能しなくなっている場合があります．そのような人の場合，胃内容物が逆流し，誤嚥しても気がつかないことがあります．このような状態を**不顕性胃食道逆流（silent regurgitation）**，そして**不顕性誤嚥（silent aspiration）**と呼びます．このような人では，当然ながら誤嚥の危険性が高いと判断します（表 15.1）．

この章のまとめ

- ☐ 誤嚥は死亡の原因となる．
- ☐ 気道確保前に誤嚥の危険性を判断する．
- ☐ 誤嚥の危険性が高いと判断するのは，①絶飲食をしていない場合，②胃空虚時間が遷延している場合，③胃食道逆流のある場合，④腸内容物が逆流しやすい場合，⑤気道反射が抑制されている場合，などである．

第1部 気道確保の基礎

16 気道確保法には何がある?
3大カテゴリーを理解する!

▶ 気道確保法の3大カテゴリー

気道確保の方法は主に3種類あります.

> **ここがポイント**
> 気道確保法の3大カテゴリー
> ①フェイスマスクを用いた方法
> ②気管挿管による方法
> ③声門上エアウェイを用いた方法

▶ フェイスマスク

　フェイスマスクは,文字通り顔（フェイス）にマスクを被せて用いる気道確保器具です.フェイスマスクは,自発呼吸がある人に対して酸素を投与するための器具と,自発呼吸がない人の場合に陽圧換気をするために用いるものとがあります.

　自発呼吸のある人では,フェイスマスクを顔にゴムバンドで軽く固定して酸素を投与します.このようなマスクは**ハドソンマスク（Hudson mask）**（図16.1）と呼ばれているので覚えておきましょう.

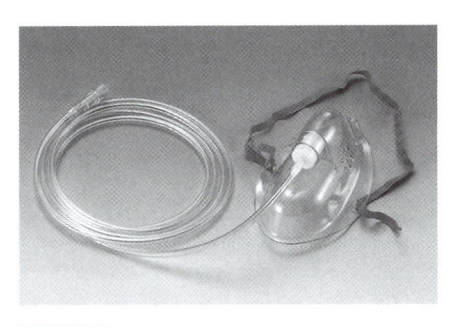

図16.1 ハドソンマスク

自発呼吸がない人で用いるフェイスマスクは，陽圧換気が可能なもの（図 16.2）があります．これはハドソンマスクに比べて，マスクがよりピッタリと密着できるようになっています．

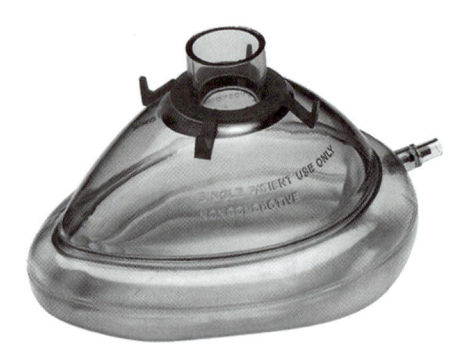

図 16.2 陽圧換気が可能なフェイスマスク

▶気管挿管

気管挿管は気管にチューブ（図 16.3）を挿入して気道確保をする方法で，他の方法に比べ，最も確実な気道確保法とされています．

気管挿管は，チューブを鼻や口から挿入し，声門を通過させて気管に挿入する方法と，頸部から観血的処置により喉頭あるいは気管壁に孔を作成し，その孔を通過させてチューブを気管に挿入する方法の 2 つがあります．

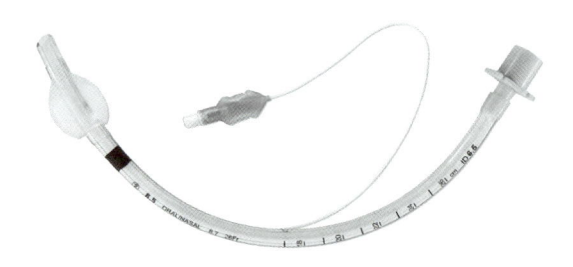

図 16.3 気管チューブ

▶声門上エアウェイ

以前は，主な気道確保法としては，フェイスマスクによる換気と気管挿管によるものでした．1980 年代末に**声門上エアウェイ（supraglottic airways）**の使用という，新しいジャンルの気道確保法が行われるようになりました．その代表例がラリンジアルマスク（図 16.4）です．その後，さまざまな声門上エアウェイが開発されました（第

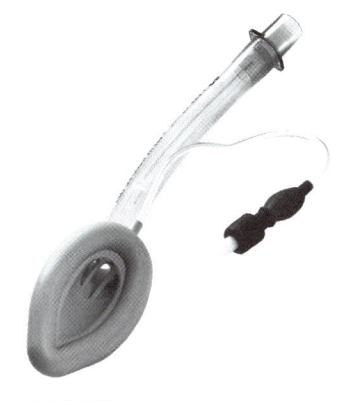

図 16.4 ラリンジアルマスク

57 章参照).

　声門上エアウェイは，気管チューブとフェイスマスクの中間的な存在と考えるとよいでしょう．声門上エアウェイの定義はつぎの通りです．

> **ここがポイント**
> **声門上器具とは**
> "口腔，咽頭あるいは食道上部に挿入して換気を可能にする器具"である．

この章のまとめ

- □ 気道確保法には，主に，①フェイスマスクを用いた方法，②気管挿管による方法，③声門上エアウェイを用いた方法，がある．
- □ フェイスマスクには，自発呼吸のある場合の酸素投与用と，陽圧換気が可能なものがある．
- □ 気管挿管は気管にチューブを挿入して気道確保をする方法である．
- □ 声門上器具とは，"口腔，咽頭あるいは食道上部に挿入して換気を可能にする器具"のことである．
- □ 声門上エアウェイは，気管チューブとフェイスマスクの中間的な存在といえる．

17 3大気道確保法の利点と欠点

第1部 ● 気道確保の基礎

各器具の利点・欠点をしっかり把握しよう！

● 利点と欠点を把握する

　前章で，気道確保器具は主に3種類あることを確認しました．各症例でこれらのどの種類の器具を用いて気道確保をすべきかは，各気道確保器具の利点と欠点を比較して考えて決める必要があります．本章では，これらの3種類の器具の利点と欠点をしっかりと確認していきましょう．

● フェイスマスク

▶利点
　フェイスマスクの利点は主に2つあります（表17.1）．
①体内に器具を挿入しないので，刺激が小さい
　フェイスマスクは顔に当てて使用し，気管挿管のように体内に器具を挿入することはないため，刺激が小さい，という利点があります．
②気管挿管に比べ，気道反射を誘発しにくい
　フェイスマスクは気管挿管に比べ，気道反射を誘発しにくい，という利点があります．

▶欠点
　フェイスマスクの欠点は主に5つあります（表17.1）．
①使用には技術を要する
　フェイスマスクを用いた換気は最も単純な方法で，マスクを顔に当て，陽圧換気により送気ガスを肺内に送り込みます．しかし，単純な理論であるから簡単に使える器具とは限りません．フェイスマスクを用いるには相当な技術を要します．
②上気道閉塞を防ぐことが困難
　フェイスマスク自体では，上気道閉塞を防ぐことができません．
③声門および下気道の閉塞を解除できない
　フェイスマスク自体では，声門および下気道の閉塞も防ぐことができません．

④送気ガスの漏れを防ぐことが困難
フェイスマスクを用いた換気の他の問題点は，マスク周囲から送気ガスが漏れやすいことです．
⑤誤嚥を阻止できない
フェイスマスクでは，誤嚥を防ぐことができません．

表 17.1 フェイスマスクの利点と欠点

利点	・体内に器具を挿入しないので，刺激が小さい ・気管挿管に比べ，気道反射を誘発しにくい
欠点	・使用には技術を要する ・上気道閉塞を防ぐことが困難 ・声門および下気道の閉塞を解除できない ・送気ガスの漏れを防ぐことが困難 ・誤嚥を阻止できない

▶ 気管挿管

▶利点
気管挿管の利点は主に3つあります（表 17.2）．
①上気道から気管上部までの閉塞を防ぐことが可能
気管挿管の利点は，上気道閉塞のみならず，声門部の閉塞，そして気管上部での閉塞も防止することができることです．
②送気ガスの漏れを防ぐことが可能
気管チューブのカフを膨らませることによって，気管とチューブの隙間を塞ぎ，送気ガスの漏れを有効に防ぐことが可能です．
③誤嚥を最も有効に阻止できる
気管内でカフを膨らませることによって，他の器具に比べて，誤嚥を最も有効に防ぐことが可能です．

▶欠点
気管挿管の欠点は主に4つあります（表 17.2）．
①気管挿管が困難なことがある
チューブの気管への挿入は簡単な処置ではなく，ベテランの麻酔科医であっても気管挿管がしばしば困難なことがあります．
②気道への刺激が最も強く，ストレス反射を誘発しやすい
気管挿管では，チューブという異物を気管に挿入するため，刺激が強いのが最大の

欠点です．普段の生活で，水1滴が誤って気管に入ってしまった時の苦しみを経験したことがある人は想像できると思いますが，気管挿管により激しい咳反射が起こったり，血圧，脳圧，眼圧が高くなったりしてしまう欠点があります．

③**気道刺激は最も強く，損傷を最も起こしやすい**

気管挿管操作により，声門や気管を損傷する危険性があります．

④**食道誤挿入が気づかれないと致死的になる**

チューブが気管に正しく挿入されず，食道に誤って挿入されることがあります．これに気がつかないと，換気ができず，致死的になってしまいます．

表 17.2 気管挿管の利点と欠点

利点	・上気道から気管上部までの閉塞を防ぐことが可能 ・送気ガスの漏れを防ぐことが可能 ・誤嚥を最も有効に阻止できる
欠点	・気管挿管が困難なことがある ・気道への刺激が最も強く，ストレス反射を誘発しやすい ・気道刺激は最も強く，損傷を最も起こしやすい ・食道誤挿入が気づかれないと致死的になる

▶ 声門上エアウェイ

ラリンジアルマスクには現在いくつかの種類があります．またラリンジアルチューブやi-gelなどが開発されています．これらはそれぞれいくつかの違う機能をもっていますが，利点と欠点は基本的に同じです．

▶利点

声門上エアウェイの利点は主に3つあります（表17.3）．

①**上気道閉塞部位をバイパスし，換気を可能にする**

ラリンジアルマスクなどの喉頭マスクでは，上気道閉塞の3大原因（舌根沈下，軟口蓋による鼻腔閉塞，喉頭蓋による喉頭閉塞）をすべてバイパスすることによって，換気を可能にします．そのため，下顎挙上が必要なことはまれです．

②**正常気道内圧では，送気ガスの漏れを防ぐことが可能である**

声門上エアウェイの挿入により器具周囲からの送気ガス漏れを防ぐことが可能です．

③**気管挿管に比べ，気道反射を誘発しにくい**

声門上エアウェイは気管チューブのように声門や気管に接触しないため，気道反射を誘発しにくい利点があります．

▶ 欠点

声門上エアウェイの短所は主に3つあります（表17.3）．

①口腔内に逆流してきた胃内容物の誤嚥を防げない
口腔内に逆流してきた胃内容物の誤嚥を防ぐことができません．

②声門，それ以遠の気道が閉塞すると，換気ができなくなる
喉頭痙攣など声門が閉鎖したり，外部からの圧迫などで気管が閉塞したりすると，換気ができなくなります．

③陽圧換気の際に気道内圧が高いと，器具周囲より送気ガスが漏れる
陽圧換気の際に気道内圧が高いと，器具周囲より送気ガスが漏れてしまいます．例えば通常のラリンジアルマスクの場合，気道内圧が15〜18 cmH$_2$Oを超えると送気ガスが漏れてしまいます．

表17.3 声門上エアウェイの利点と欠点

利点	・上気道閉塞部位をバイパスし，換気を可能にする ・正常気道内圧では，送気ガスの漏れを防ぐことが可能である ・気管挿管に比べ，気道反射を誘発しにくい
欠点	・口腔内に逆流してきた胃内容物の誤嚥を防げない ・声門，それ以遠の気道が閉塞すると，換気ができなくなる ・陽圧換気の際に気道内圧が高いと，器具周囲より送気ガスが漏れる

📎 この章のまとめ

- ☐ フェイスマスクは，気道反射を誘発しにくい利点がある．
- ☐ フェイスマスクを用いた換気では，気道閉塞と送気ガス漏れを阻止するのが困難なことがある．
- ☐ フェイスマスクの使用中には誤嚥を阻止できない．
- ☐ 気管挿管は，気道閉塞，送気ガス漏れ，誤嚥を最も有効に阻止することが可能である．
- ☐ 気管挿管は技術を要し，しばしば困難となる．
- ☐ 気管挿管は刺激が強く，気道損傷を起こしやすい．
- ☐ チューブの食道への誤挿入が気づかれないと致死的となる．
- ☐ 声門上エアウェイは，上気道閉塞をバイパスでき，送気ガス漏れをある程度阻止できる．
- ☐ 声門上エアウェイは，誤嚥および下気道の閉塞を阻止できない．

第 1 部 ● 気道確保の基礎

18 気道確保法はどう選択する?
系統立てて考えよう!

▶ 利点と欠点などから判断する

　各症例での気道確保法は，各方法の利点と欠点，手術内容，そして患者の状態に基づいて選択する必要があります．また，全身麻酔を受けている人か，あるいはそれ以外，例えば心肺蘇生を受けている人か，の違いによっても気道確保法に違いが出てきます．

　全身麻酔を受ける人の場合，①誤嚥の危険性が高いか低いか，そして，②マスク換気が容易あるいは困難のどちらと予測されるか，によって気道確保法を選択します．一方，心肺蘇生を受ける人の場合，①，②の他に，③気道を確保するのに要する時間も考慮に入れる必要があります．

　では，これらについて順序立てて確認していきましょう．

▶ 全身麻酔中の気道確保

　最も基本的な選択法は，気管挿管が必要かどうかを判断することです．フェイスマスクあるいは声門上エアウェイの欠点が問題となり得る状況下では気管挿管を選択します．すなわち，気管挿管が必要なのは，主に次の場合です．

▶①誤嚥の危険性のある場合

　全身麻酔中に誤嚥の危険性が高いと予測された場合，カフ付きの気管チューブにより誤嚥を防止する必要があります．

▶②マスク換気が困難となる危険性がある場合

　フェイスマスクや声門上エアウェイを介した換気中に，気道閉塞を起こす危険性がある場合は，気管挿管が必要となります．例えば喉頭浮腫や縦隔腫瘍などがあれば，気道閉塞が起こる危険性が高いと報告されています．

　陽圧換気中に気道内圧が高くなる危険性のある場合，フェイスマスクあるいは声門上エアウェイ周囲から送気ガスが漏れて，有効に換気ができない可能性があります．

また送気ガスが胃内に注入され，誤嚥の危険性が高くなります．このような場合も気管挿管が必要となります．気胸のある人や心肺手術を受ける人などがこの範疇に入ります．

● 心肺蘇生中の気道確保

　心肺蘇生を受ける人は，すべての人が誤嚥の危険性があると判断します．ですから，理論的には気管挿管が最もよい適応になります．しかし実際には，気管挿管が選択される率は低く，主にはフェイスマスクあるいは声門上エアウェイ（特に食道閉鎖式エアウェイ）が選択されます．

　心肺蘇生時に気管挿管があまりされない理由の1つとして，日本においては以前，救急救命士は気管挿管が認可されていなかったことが挙げられます．そして，現在においてもすべての救急救命士が気管挿管実施の資格をもっているわけではないからです．

　気管挿管があまり選択されないもう1つの大きな理由は，気管挿管を施行するのに要する時間がフェイスマスクや声門上エアウェイに比べて長く，"許容時間"を超えてしまうことが多いからです．心肺蘇生時の気道確保法の選択については第71～74章でさらに詳しく検討します．

この章のまとめ

- ☐ 気道確保法の選択は，各方法の利点と欠点，手術内容，そして患者の状態に基づいて選択する．
- ☐ 気道確保法の選択は，全身麻酔を受ける人と，心肺蘇生を受ける人とで違いがある．
- ☐ 全身麻酔を受ける人では，①誤嚥の危険性が高いか低いか，および，②マスク換気が容易あるいは困難のどちらと予測されるか，によって気道確保法を選択する．
- ☐ 心肺蘇生を受ける人の場合，気道を確保するのに要する時間も考慮に入れて気道確保法を選択する．
- ☐ 全身麻酔を受ける人では，誤嚥の危険性が高い場合，気管挿管を選択する．
- ☐ マスク換気が困難と予測される場合，声門上エアウェイあるいは気管挿管を選択する．
- ☐ 心肺蘇生を受ける人の場合，原則的にフェイスマスクあるいは声門上エアウェイを選択する．

第2部
フェイスマスク換気

第 2 部 ● フェイスマスク換気

19 フェイスマスク換気
単純な器具だが技術を要する！

▶ 単純だが難しい！

フェイスマスクを用いた換気は最も単純な気道確保法で，すべての医療従事者がマスターすべき方法です．ただし単純な方法だからといっても，決して簡単な方法ではありません．実際にはフェイスマスクを用いた換気は最も技術を要する方法で，ベテランの麻酔科医でもフェイスマスクで十分な換気を保つのが困難なことがあります．

▶ 上気道閉塞の解除がミソ

フェイスマスクを用いて十分に適切な換気ができるかどうかは，上気道閉塞をどのくらい防ぐことができるかによって決まります．そして上気道閉塞を防ぐ方法は，第4〜11章で確認したように，主に3つあります．①理想的な頭頸位，②下顎挙上，そして③エアウェイの使用です．次章からこれらについて順番に見ていきましょう．

> **この章のまとめ**
> ☐ フェイスマスクを用いた換気は技術を要する．
> ☐ フェイスマスクを用いた換気を有効にできるかどうかは，上気道閉塞を解除できるかどうかに依存している．

第 2 部　フェイスマスク換気

20 マスク換気のための理想的な頭頸位は？
スニッフィング位にするのが決め手！

▶ スニッフィング位が理想

　第 4〜6 章で確認したように，フェイスマスクを用いて陽圧換気をする場合，肺に空気を送り込むのに最も効率のよい方法は，口から気管の入り口までをできるだけ一直線にすることです．これは，頭頸部をスニッフィング位にすることで達成できます．

▶ 高度肥満の人でのセッティング

　高度肥満の人では，普通通りに 7〜8 cm の枕に頭を置いて頭部後屈をしても，理想的なスニッフィング位にはなりません．なぜなら，枕の上に頭を置くと，頭頸部が前屈してしまうことが多いからです．これでは頭部を後屈しても，口から気管の入り口まで一直線に近づきません（図 20.1）．

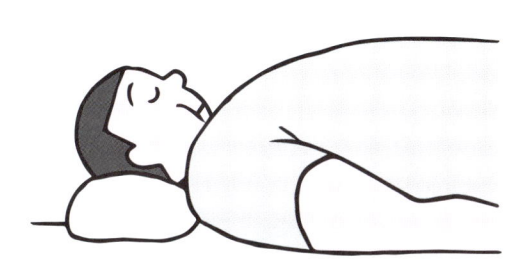

図 20.1 肥満患者で枕の上に頭を乗せた状態

　高度肥満の人では，"特別のセッティング" が必要です．そしてそのセッティングは次の通りです．

> **ここがポイント**
> 高度肥満の人の場合の理想的な頭頸位は，
> 耳と胸骨が同じ高さになるように設定する．

これを可能にするには，頭の下のみならず，肩の下まで枕やシーツを積み上げる必要があります（図20.2）．どこにどのくらい枕やシーツが必要かは，個人差があります．目標は，これらを積み上げて，耳と胸が同じ高さ，すなわち，耳と胸の表面を結ぶ線がベッドと平行になるようにすることです．図20.2を見れば，図20.1に比べて，マスク換気がしやすそうですね．

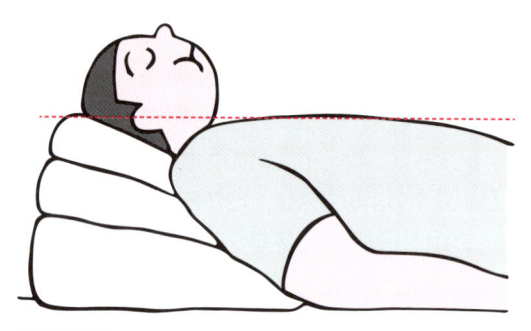

図20.2 肥満患者での理想的な頭頸位

救急搬送されてきた時や，全身麻酔薬を投与する場合には毛布などを常に用意しておき，速やかに理想的なスニッフィング位にできるようにしましょう．

この章のまとめ

- ☐ フェイスマスクを用いた換気を有効にするには，口から気管の入り口（声門）までをできるだけ一直線にすることである．
- ☐ 口から声門までをできるだけ一直線にするには，頭頸部はスニッフィング位にする．
- ☐ 肥満の人では，枕などを用いて，耳と胸骨が同じ高さになるように調節する．

21 下顎挙上法の秘訣は?

第2部 ● フェイスマスク換気

下顎挙上にはコツがある!

▶ 下顎挙上のコツは開口

　下顎挙上も簡単な手技のように見えますが，その効果を得るにはいくつかのコツを知っておく必要があります．

　まず，自分の口をしっかり閉じて，下の歯列を上の歯列より前に移動しようとしてみてください．どうですか？　動かしにくいですね？　では今度は口を少し開けて試してみてください．容易に下の歯列を上の歯列より前に移動できたはずです．これが下顎挙上状態です．ですから，下顎挙上のポイントは次の通りです．

> **ここがポイント**
> 下顎挙上は，口を少し開けた状態にして，
> 下の歯列を上の歯列より前方に移動させる．

　そのため，口を少し開けた状態で，下顎をしっかりと天井に向けて挙上するようにします．

　次に，下顎挙上をどのように有効に行い，それを保持するかは，下顎の解剖の知識が必要となります．ではここで下顎の構造を見てみましょう（図 21.1）．

　下顎（mandible）は中央部の下顎体（body）と左右の下顎枝（ramus of mandibule）に区分されます．そして下顎体と下顎枝が接する部位は角度がついているため，下顎角（angle of mandibule）と呼ばれます．いわゆるエラと呼ばれる部位です．

　これらの解剖的知識を基に，一般的な下顎挙上法を見てみましょう（図 21.2）．

①少し口を開けた状態にする．
②両方の第5指（小指）を両側の下顎枝，すなわち耳と下顎角の間に掛ける．
③下顎を天井に向かって挙上し，下の歯列が上の歯列の前になるように引き上げる．

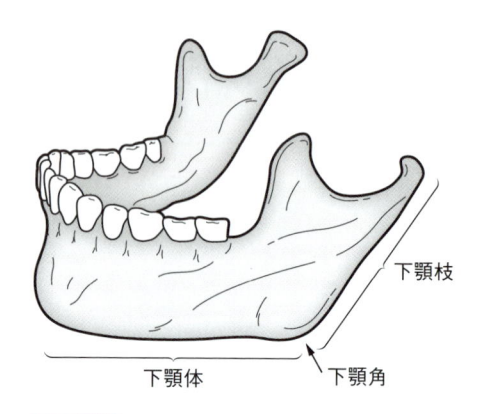

第2部 ● フェイスマスク換気

図 21.1 下顎（下顎枝・下顎体・下顎角）

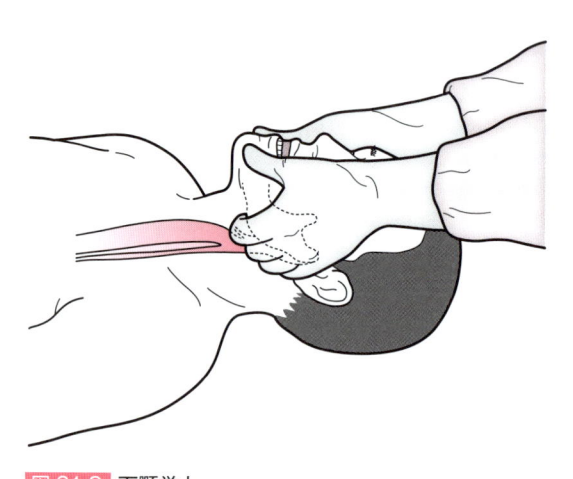

図 21.2 下顎挙上

　そして，小指の力の入れ方を真上ではなく，自分の胸に向かって引き上げるようにします．そうすると，腕にも力が分散するため，さらにやりやすくなるはずです．
　下顎挙上をしている手を自分の胸に向かって引き上げる方法には，もう1つの効用があります．それは，そうすることにより頭部が自然に後屈状態になることです．
　さて，最も有効な方法とされているトリプル・エアウェイ・マニューバ（①下顎挙上，②頭部後屈，③開口）（第8章）を覚えていますね？　上の方法をとれば，トリプル・エアウェイ・マニューバをすべて行っていることになります．

この章のまとめ

- [ ] 下顎挙上は，口を少し開けた状態にして，下の歯列を上の歯列より前方に移動させることである．
- [ ] 下顎挙上は，第5指を下顎枝に掛けて，天井に向かって挙上する．

第 2 部 ● フェイスマスク換気

22 フェイスマスクを密着させる方法

マスクを密着させるのが換気成功の鍵！

▶ フェイスマスクの種類と選択

　フェイスマスクが顔に密着していないと，陽圧換気をしようとしても，マスクと顔の隙間から送気ガスが漏れ，換気量を保てなくなってしまいます．そのため，適切なマスクを選択する必要があります．
　フェイスマスクには基本的に 2 つの形状があります．1 つは洋梨型，もう 1 つは円形です（図 22.1）．多くの場合，洋梨型マスクを用います．円形マスクは乳幼児で用います．また歯がなく，頬がこけている人用の特殊なマスクもあります．

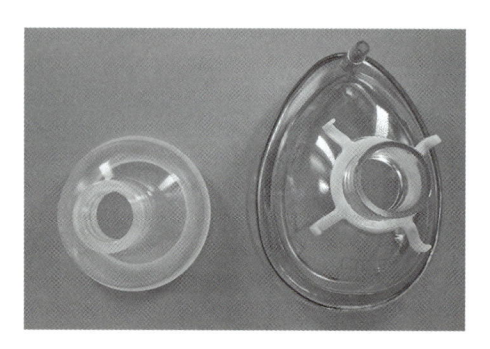

図 22.1 円型と洋梨型フェイスマスク

　昔のマスクは真っ黒なゴム製でした．そのため，マスク内の様子を観察することができませんでした．現在は，無色透明のマスクが販売されています．これらのマスクの使用は，呼気時のマスク内のくもりや，嘔吐や痰などの確認がしやすい利点があります．

▶ 適切なサイズ選択

　フェイスマスクを顔に密着させるには，適切なサイズを選択する必要があります．マスクのサイズが適切でないと，次のような問題が起こります．

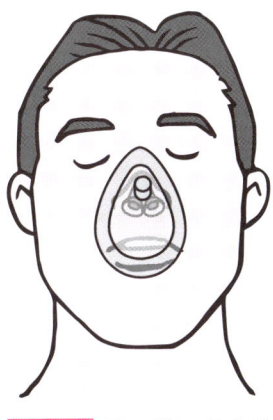

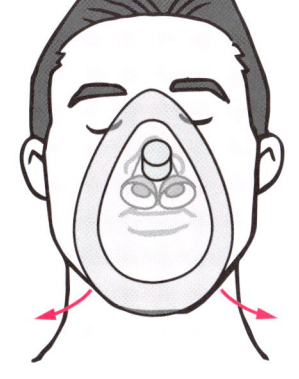

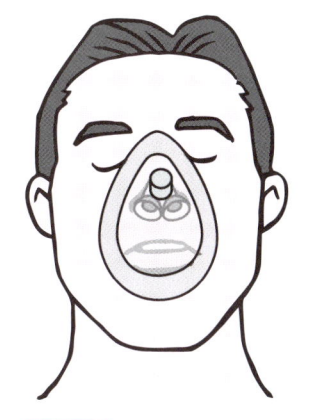

図 22.2 フェイスマスクが小さすぎる場合

図 22.3 フェイスマスクが大きすぎる場合

図 22.4 適切なフェイスマスクのサイズ

マスクが小さすぎる→マスクが小さすぎると，鼻や口が完全に覆われず，そこから送気ガスが漏れる（図 22.2）

マスクが大きすぎる→マスクが大きすぎると，マスクが下顎を越えて隙間ができてしまう．また，マスクで目を圧迫して危険（図 22.3）

　適切なサイズは，マスクを顔に当てた時に，マスク近位部が鼻の付け根あたり，そして遠位部が下唇とおとがいの間になる大きさが理想的です（図 22.4）．成人ではサイズ 3 か 4，小児ではサイズ 2 あるいはそれ以下のサイズが適切なはずです．

● フェイスマスクのカフ量調整

　フェイスマスクの多くは顔に接触する部分がカフ構造になっています．このカフが過剰に膨らんでいたり，逆にほとんど膨らんでいないと，顔に密着させることが困難となります．そのため，適度の膨らみで，凹凸のある顔に合わせてカフ接触面が変形し，ピッタリと当たるようにする必要があります．

　カフ内の空気量は，注射器を用いて調整が可能です．図 22.5 のように，10～20 mL の注射器を，マスクの空気注入バルブに接続し，カフ内の空気量を調整します．

● フェイスマスクの保持の仕方

　フェイスマスクを用いて肺を膨らませるには，一方の手で下顎挙上を行いながらマスクを顔に密着させ，もう一方の手で換気バッグでガスを送り込む必要があるため，"上手"にマスクを保持する必要があります．一般的に，下顎挙上を左手で行い，右手で換気バッグからガスを送り込むので，マスク保持も左手のみで行うことになりま

図 22.5 フェイスマスクのカフ量調整法　　図 22.6 フェイスマスクの保持の仕方

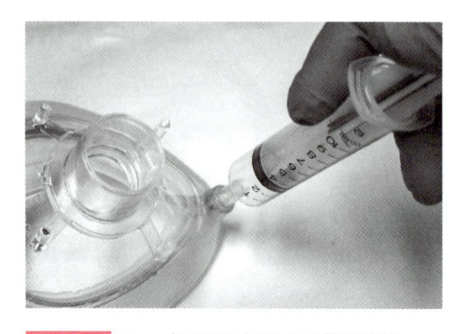

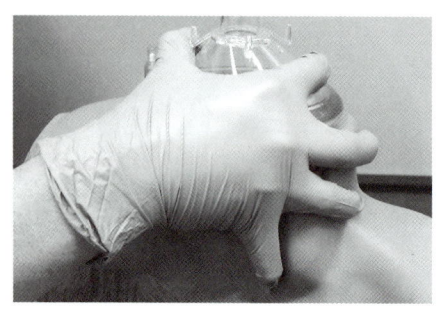

す．下顎挙上中は，左の小指を天井に向って持ち上げ続ける必要があります．多くの人は右利きですから，左手の小指に力を入れることはあまりないはずです．そして慣れないうちは，数分もしない間に，力を入れ続けるのは至難の技のように思ってしまうはずです．ですから，左手小指1本で下顎挙上をしっかりできるようになるには慣れが必要です．

マスク換気をする時には，左手の第5指（小指）で下顎挙上をした状態で，第1指（親指）と第2指（人差し指）でマスクを保持します（図 22.6）．

これらの指をマスク本体とカフと接合部付近に置き，顔に向かって圧を加えて，マスクと顔に隙間ができないようにします．

マスクの片方のみに圧が加わってしまわないように，指はできるだけマスク中央部に置くようにします．ここでポイントがあります．

> **ここがポイント**
> 左手でフェイスマスクを保持する場合，左腕を少し右に傾ける．

左手の第1指と第2指をマスク中央付近に置いても，送気ガスがマスクの右側と右頬の隙間から漏れてしまうことがあります．これを阻止するために，マスク保持をしている左手を前腕から全体に右に傾けると，指でマスク右側にも圧を加えやすくなります．

これらをしてもマスクと顔との隙間からガスが漏れることがあります．その場合の対処法には主に次の3つがあります．

▶①両側マスク保持

左手のみでマスクを保持している時にガス漏れが多い場合，両手でマスクの両側を

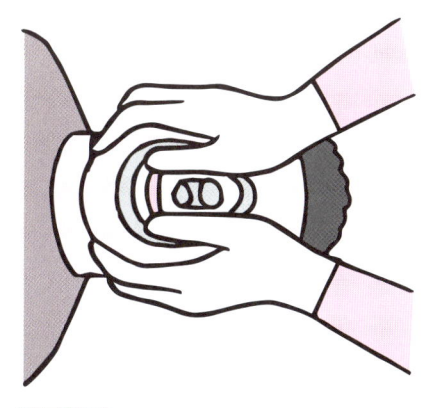

図 22.7 両手によるマスク保持

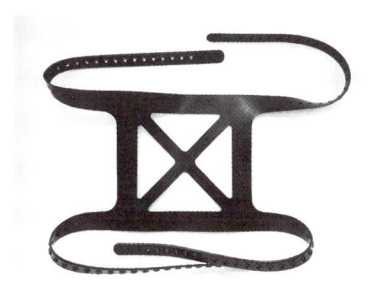

図 22.8 ヘッドバンド

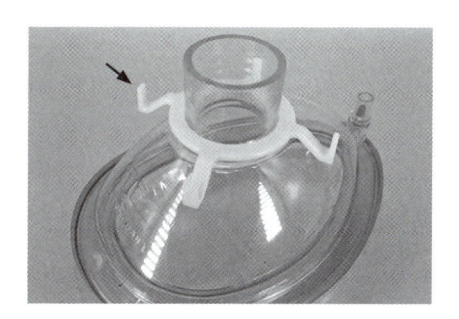

図 22.9 フェイスマスクのヘッドバンド用フック（矢印）

保持する（図 22.7）ことにより，ガス漏れを減らすことが可能です．両側下顎挙上とともに，ガス漏れを減らすことが可能となるため，より有効な陽圧換気ができるようになります．換気は介助者に依頼する，あるいは人工呼吸器を使用します．

　両側の小指の代わりに両側の第 2 指（人差し指）で両側下顎挙上をする方法もあります．これにより，マスクをより有効に顔に密着させることが可能で，頭部後屈もより強くすることができるといわれています．

▶②ヘッドバンドの使用

　フェイスマスク固定用のヘッドバンド（headband）（図 22.8）を用いるのが便利です．

　フェイスマスクを呼吸回路に接続する部位付近にフックが付いています（図 22.9）．これは，フェイスマスク固定用のヘッドバンドを固定するためのものです．普通，ヘッ

ドバンドをマスクの右側に 1〜2 本接続固定することにより，換気がやりやすくなります．

③秘策"顎乗せの術"

この方法は，マスク周囲からのガス漏れを防ぐ第 3 の方法ですが，あまり用いられていないようです．しかし，便利な"秘策"なので覚えておきましょう．その秘策は次の通りです．

> **ここがポイント**
> マスク換気中にガスが漏れる場合，顎でマスクに圧迫を加える．

この方法は，マスクを保持している人の手が小さくて，下顎挙上とマスク保持をするのが困難な人で特に有用です．方法は簡単です．この場合，左手は下顎挙上を主に行います．そして，顎でマスク中央を圧迫することにより，顔にピッタリ当てるようにします（図 22.10）．

この時，自分の顔はベッドに対して垂直になるようにして，患者の胸郭運動を確認できるようにしておきます．これにより，換気が適切に行えているかどうかを確認できる，という利点もあります．

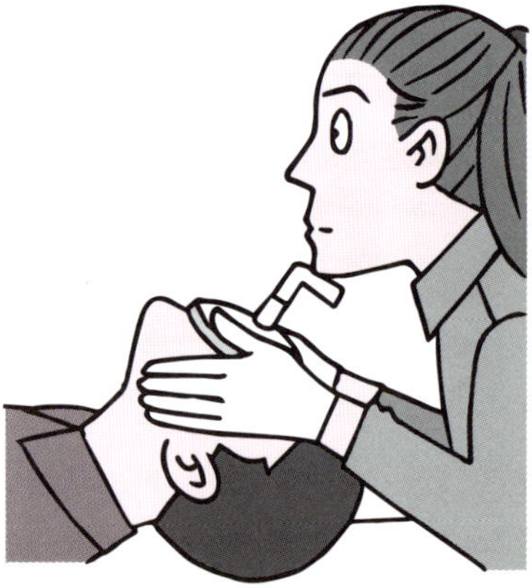

図 22.10 秘策"顎乗せの術"

この章のまとめ

- □ フェイスマスクには，主に洋梨型と円形のものがある．
- □ フェイスマスクのカフ量は，注射器で調節が可能である．
- □ マスクは，近位端が鼻の付け根あたり，遠位端が下唇とおとがいの間に位置するサイズを選択する．
- □ マスクを顔に密着させる方法として，両手によるマスクの保持，ヘッドバンドの使用，処置者の下顎をマスクに乗せる，などがある．

第2部 ● フェイスマスク換気
23 エアウェイのサイズ選択
サイズ選択を誤ると逆効果！

● エアウェイ挿入の適応

　フェイスマスクのみで換気ができる場合，エアウェイを挿入する必要はありません．一方，フェイスマスクで換気が困難な場合，エアウェイの挿入により，換気がしやすくなることが知られています．

● サイズ選択

　エアウェイには何種類かのサイズがあります（表 23.1，表 23.2）が，各症例に合わせて適切なサイズを選びます*．

表 23.1 口咽頭エアウェイのサイズ

サイズ	長さ
00	5 cm
0	6 cm
1	7 cm
2	9 cm
3	10 cm
4	11 cm

表 23.2 鼻咽頭エアウェイのサイズ

内径 6.0 mm
内径 7.0 mm
内径 8.0 mm
内径 9.0 mm

　エアウェイのサイズ選択が適切でなく，次のように小さ過ぎても大き過ぎてもさまざまな問題が起きてしまいます．

▶ 口咽頭エアウェイ
- **サイズが小さすぎる**

　エアウェイ先端が舌根部を越えていなく，舌根沈下を解除できていない（図 23.1）

---

*これらのサイズとエアウェイの長さは製造元により違いがあります．また，サイズ表記はなく，長さ表記のみの器具もあります．

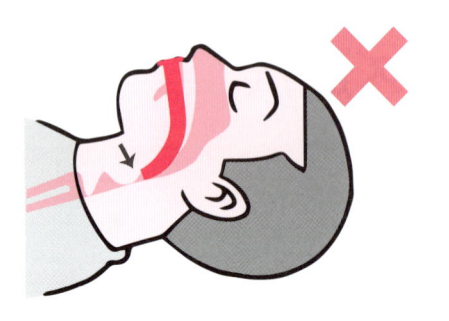

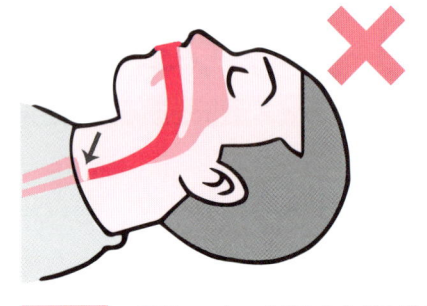

図 23.1 口咽頭エアウェイが小さすぎる場合

図 23.2 口咽頭エアウェイが大きすぎる場合

- **サイズが大きすぎる**
　エアウェイの先端が喉頭蓋を押し倒してしまい，喉頭蓋による気道閉塞を悪化させてしまっている（図 23.2）

▶ **鼻咽頭エアウェイ**
- **サイズが小さすぎる**
　軟口蓋による上咽頭-中咽頭間の気道閉塞を解除できていない（図 23.3）
- **サイズが大きすぎる**
　エアウェイの先端が喉頭蓋を押し倒してしまい，喉頭蓋による気道閉塞を悪化させてしまっている．また，鼻血や鼻腔内の組織を損傷させる危険性がある（図 23.4）

図 23.3 鼻咽頭エアウェイが小さすぎる場合

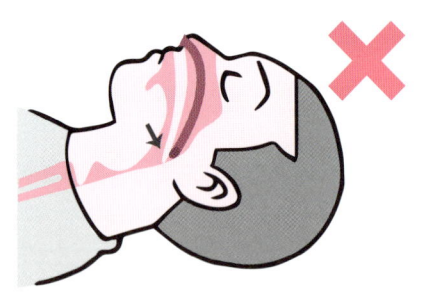

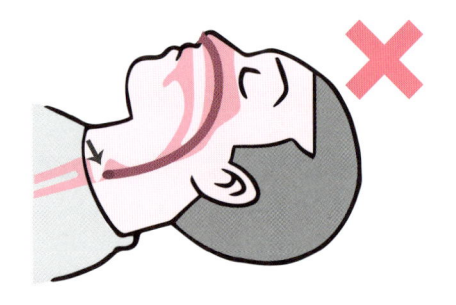

図 23.4 鼻咽頭エアウェイが大きすぎる場合

　当然ながら，小柄な人では小さめのサイズ，大柄な人では大きめのサイズを選択します．また，同じ身長であっても，男性の方が女性に比べて咽頭の大きさも大きいことが多いため，男性の場合には大きめのサイズを選択します．

各人に対して適切なサイズを選ぶ次のような目安があります．
①図23.5のようにエアウェイを顔の横に添える．
②エアウェイの先端を下顎角レベルに位置させ，エアウェイの近位端の鍔がどこに位置するかを確認する．
③エアウェイの鍔が門歯部から2cm外に位置するものを選択する．

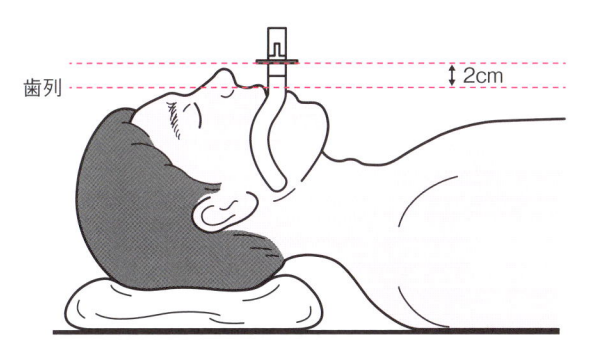

図23.5 口咽頭エアウェイのサイズ選択の目安

> **この章のまとめ**
>
> - □ 口咽頭エアウェイも鼻咽頭エアウェイも適切なサイズを選択する．
> - □ 口咽頭エアウェイは，挿入すると器具の先端が舌根部と喉頭蓋の間に位置するサイズが最適である．
> - □ 適切サイズの目安として，エアウェイの近位端を耳のレベルに置き，遠位端が甲状軟骨上端あるいは頭側に位置するものを選択する．

第2部 ● フェイスマスク換気
24 エアウェイの挿入法
挿入法を誤ると気道閉塞を悪化させる！

▶ 口咽頭エアウェイの挿入法

　口咽頭エアウェイの挿入で最も注意すべきことは，エアウェイの先端で舌をのどの奥に押し込まないようにすることです．もし舌根を押し込んでしまうと，上気道閉塞がさらに悪化してしまいます（図24.1）．

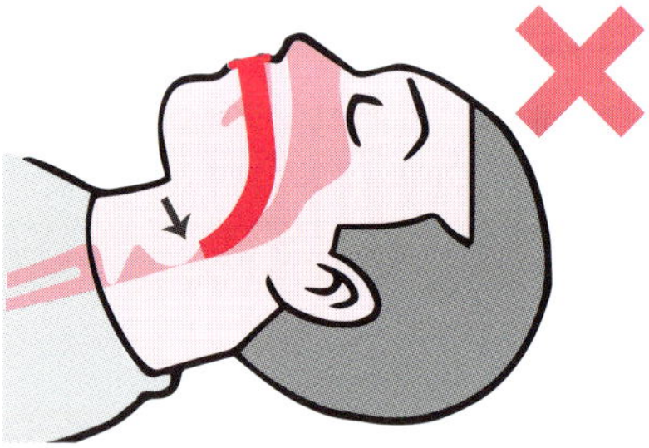

図24.1 口咽頭エアウェイで舌根を押し込んで，上気道閉塞を悪化させている

　エアウェイの大彎側を硬口蓋の中央に沿わせながら挿入していき，下顎側に存在する舌根にできるだけ触れないようにして挿入します（図24.2）．
　もう1つの方法としては，まずエアウェイの大彎側を尾側に向けた状態で挿入し，エアウェイ先端が舌根部を越えて咽頭後壁に近づいた時点で180°回転させて，挿入します（図24.3）．

▶ 鼻咽頭エアウェイの挿入法

　鼻咽頭エアウェイの挿入で最も重要なことは，エアウェイを鼻腔の解剖に合わせて挿入することです．ここで注意すべきことは，エアウェイの挿入の方向です．鼻の入り口は頭側に向いています．子供のころに鼻の穴に指を入れた時，指を頭のてっぺんに向かって差し込みましたよね？　しかし鼻咽頭エアウェイをそのように挿入するのはよくありません．

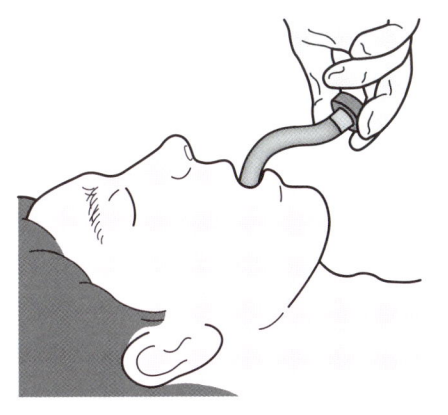

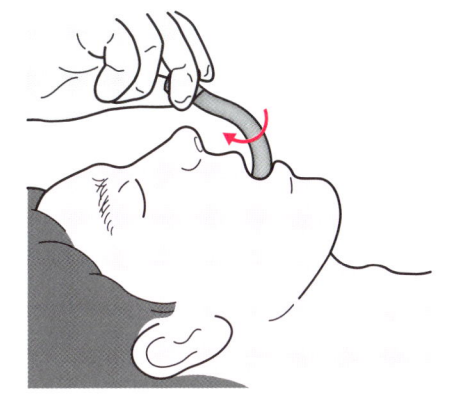

図 24.2 口咽頭エアウェイを硬口蓋に沿わせて挿入

図 24.3 口咽頭エアウェイを180°回転させて挿入

　この理由を理解するために，人が仰臥位になった時の鼻腔の解剖を見てみましょう（図 24.4）．

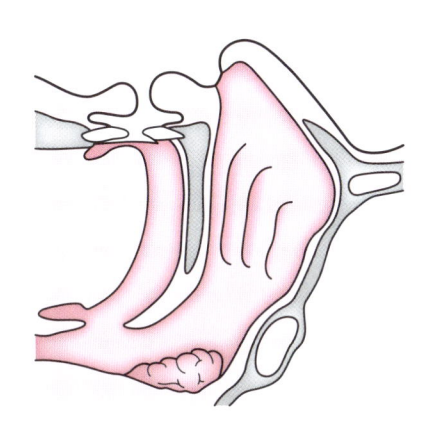

図 24.4 鼻腔の構造

　図で明らかなように，鼻の入り口から 1〜2 cm は頭側に向いていますが，その奥の鼻腔は顔に垂直，すなわち仰臥位の時にはベッドにほぼ垂直になっています．
　そのため，鼻咽頭エアウェイの挿入のポイントは次の通りです．

第2部 ● フェイスマスク換気

ここがポイント

鼻咽頭エアウェイの挿入のポイント①
鼻の穴に沿って頭側に挿入するが，先端の1～2 cm挿入した時点で，エアウェイをベッドに垂直になるように持ち，ベッドの方向に向けて挿入する．

鼻咽頭エアウェイの挿入でもう1つ気を付けなくてはいけないのは，不注意に鼻にものを差し込むと，鼻腔の損傷があることです．鼻腔は粘膜組織で覆われていて，多くの血流があり，ちょっとした刺激ですぐに出血を起こしてしまう特徴があります．そのため，エアウェイを回しながら挿入すると容易に出血してしまいます．また，粘膜組織がちぎり取られたりする危険性があります．

ここがポイント

鼻咽頭エアウェイの挿入のポイント②
エアウェイは回転させながら挿入してはいけない！

エアウェイを回転させずに容易に挿入できれば，最も安全なはずです．これを可能とする有効な方法があります．

①**鼻咽頭エアウェイに潤滑剤を十分に塗布する**
鼻咽頭エアウェイに潤滑剤を十分に塗布して，挿入時の抵抗を減少させます．

②**エアウェイの先端を鼻孔に挿入したら，ベッドと垂直になるように持つ**（図24.5）

③**エアウェイを回転させずに一定の圧を加えながら挿入を試みる**

鼻腔が狭くなっているために挿入が困難な場合がありますが，この時にエアウェイを回転させずに，エアウェイに一定の圧を加え続けるようにします．そうしていると，鼻の組織は普通柔らかいため，加わった圧により徐々に圧縮されていきます．エアウェイは次第に奥へと進み始め，狭くなっていた部位を越えると，スムーズに進むようになるはずです．

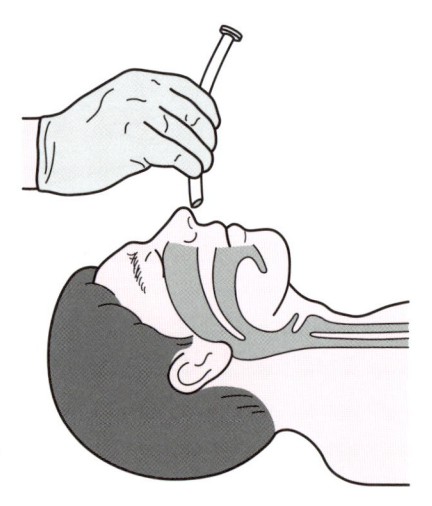

図24.5 鼻咽頭エアウェイの挿入

④一定の圧を加えてもエアウェイの挿入が困難な場合，他方の鼻孔からの挿入を試みる

　狭くなっている鼻腔の組織が骨のように固くなっている場合や鼻中隔が変形している場合，一定の圧を加えてもエアウェイの挿入が困難なことがあります．その場合には，無理に挿入せず，他方の鼻孔から挿入を試みます．

この章のまとめ

- [ ] 口咽頭エアウェイは，硬口蓋の中央に沿わせて挿入，あるいは 180°回転させて挿入する．
- [ ] 鼻咽頭エアウェイ挿入のコツは，エアウェイ先端を頭側ではなく，ベッドに対し垂直方向に挿入することである．
- [ ] 鼻咽頭エアウェイは回転させながら挿入すると，組織損傷や出血の危険性が高くなる．

25 マスク換気の方法と設定

第2部 ● フェイスマスク換気

換気量の設定が重要！

▶ 陽圧換気の方法

　自発呼吸がない状態では，フェイスマスクを顔に当てただけでは十分な酸素化はできません．そのため，酸素を人工的に肺に送り込む必要があります．肺に酸素を送り込むためには，圧を加えて行うため，**陽圧換気（positive pressure ventilation）**と呼びます．

　陽圧換気の仕方は，**用手換気（manual ventilation）**と**人工呼吸（器械換気，mechanical ventilation）**の2つに区分できます（表25.1）．用手換気をするための換気バッグは2種類あります．手術室で使用している麻酔器や集中治療室で使用している人工呼吸器の換気バッグは"単なる"バッグが付属していて，これを用いて用手換気をします．このバッグは送気ガスを中に送り込まないと膨らまないため，**流量膨張式バッグ（flow inflating bag）**，あるいは送気ガスをバッグに貯めて肺へと送り込むので，**貯蔵バッグ（reservoir bag［米］，reservouir bag［英］）**（図25.1）と呼ばれます．

　換気バッグにはもう1種類，**自己膨張式バッグ（self-inflating bag）**（図25.1）というものもあります．これは，酸素などの送気ガスの供給がなくても，自動的に換気バッグが膨らむようになっています．

　バックとマスクを接続する部位には一方弁（バルブ, valve）が付いているため，バッグから送り込まれたガスが再びバッグに戻ってこない構造になっています．このような一方弁（バルブ）付きバッグはマスクとともに，**バッグ・バルブ・マスク（bag-**

表25.1 陽圧換気法

用手換気	流量膨張式バッグの使用 自己膨張式バッグの使用
人工呼吸	簡易式人工呼吸器の使用 麻酔器や人工呼吸器（ベンチレータ）の使用

図 25.1 自己膨張式バッグ（上）と流量膨張式バッグ（下）

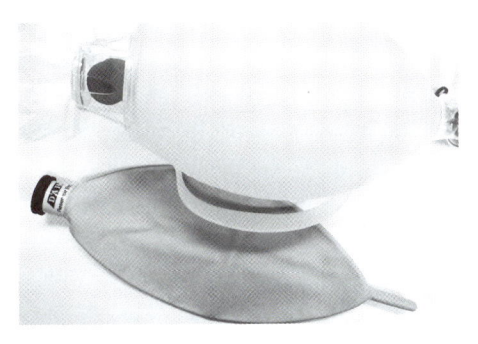

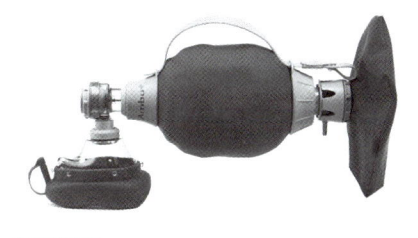

図 25.2 バッグ・バルブ・マスク

valve-mask），略して BVM と呼ばれることがあります（図 25.2）．

　これらの換気バッグは，主に環境の違いにより使い分けます．一般的には次のような選択をします．

- 手術室での全身麻酔　→　麻酔器の流量膨張式バッグあるいは人工呼吸器
- 集中治療室　→　人工呼吸器の流量膨張式バッグ
- 病棟　→　自己膨張式バッグあるいは搬送可能な呼吸回路
- 院外　→　自己膨張式バッグ

　麻酔器あるいは人工呼吸器の換気バッグを用いたマスク換気は，バッグ・バルブ・マスクを用いた場合に比べて，マスクを顔により確実にフィットさせることができ，高濃度酸素を投与することが可能です．そのため，手術中や集中治療室では，麻酔器の換気バッグあるいは人工呼吸器（ベンチレータ）を用いて換気をするのが普通です．

　手術室から病棟に移動する時や院外では，麻酔器や人工呼吸器を容易には準備できないため，自己膨張式バッグあるいは持ち運びが可能な呼吸回路を用います（COLUMN 参照）．呼吸回路の換気バッグが流量膨張式の場合，酸素ボンベなどの送気ガス供給源がある場合に使用が可能です．

換気設定

　陽圧換気は，従量式（ボリュームコントロール，volume control）と従圧式（プレッシャーコントロール，pressure control）に区分できます．フェイスマスクを用いて用手換気をする場合，これらの 2 つを同時にすることが多いといえます．

　従量式換気は，一回換気量を設定して行う方法です．そして一回換気量は次の通りです．

第 2 部 ● フェイスマスク換気

> **ここがポイント**
> バッグ・バルブ・マスクによる一回換気量は成人で 300〜500 mL 程度.

　一回換気量を 300〜500 mL 程度以上にすべきでない理由は，それ以上の換気量を送気しようとすると，ガスが肺のみならず，胃にまで押し込まれてしまう危険性が高くなるからです．胃にガスが溜まると，胃内圧が上昇して胃内容物の逆流，そして誤嚥を起こしやすくなってしまいます．また，小児で胃が膨満すると，横隔膜が押し上げられ，肺換気が困難となってしまうことが知られています．
　従圧式換気は，最高気道内圧を設定し，設定値に到達するまでガスを送る方法です．例えば，最高気道内圧を 20 cmH$_2$O に設定して，換気バッグあるいは人工呼吸器でガスを送り続け，設定値に到達したら送気を止め，呼気に移行させる方法です．

COLUMN

メープルソン呼吸回路区分

　持ち運びが可能な呼吸回路は何種類かあります．1954 年にメープルソン（Mapleson）がこれらを区分したため，**メープルソン回路（Mapleson circuits）**とも呼ばれるようになりました．

　メープルソンは回路を A から F 型までの 6 種類に区分しました（初めは A〜E の 5 種類，F 型は後に追加）（図 25.3）．これらの区分は，①新鮮ガス供給ホース接続位置，②換気バッグ接続位置，③余剰ガス放出部位の 3 つの位置関係を基に理論的に区分したものです．

　メープルソンは医師ではなく，大学で数学と物理学を専攻し，空軍で流体力学技師として務めたのち教師を目指していました．その頃，ウェールズ大学（現在カーディフ大学）麻酔科のマシン（Mushin）教授が，物理，生理，薬理の得意な人材の公募をしているのを見たメープルソンは，"面接の経験のため"に応募したといいます．すると，即刻採用が決まってしまいました．医学部で研究助手として 1 年くらい働くのもよい経験になると思い，就職したといいます．

　採用後すぐに，マシン教授から麻酔薬理学に関するさまざまな課題が与えられ，メープルソンは医学という新たな分野での研究で忙しい日々を過ごしていました．ある日にマシン教授が，当時存在していた呼吸回路をいくつか示しながら，「これらの呼吸回路の違いにより，再呼吸の程度に差があるのだろうか？」という雑談をし

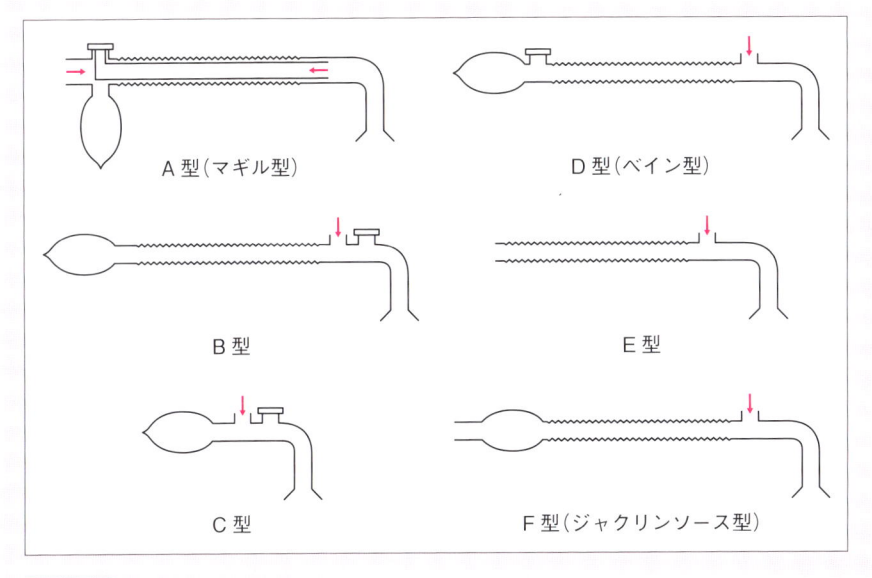

図 25.3 メープルソン回路区分

ていました．数字に強いメープルソンは，その休日にそれらの回路をサラサラと理論区分した，といいます．

　マシン教授は，研究方法と論文の書き方を事細かに指導するのが常でしたが，メープルソンが休日に作成した呼吸回路の理論区分に関しては，あまり詳しく指導をせず，メープルソン一人の名前で論文投稿することを許しました（Mapleson WW. The elimination of rebreathing in various semi-closed anaesthetic systems. Br J Anaesth. 1954; 26: 323-32）．皮肉なことにこの論文が，メープルソンが執筆した論文の中で最も多く引用されることになりました．日本においても，メープルソン回路区分は，麻酔科専門医，指導医試験を受ける人は知っておかなければならない項目の1つになっています．

　これらの回路のいくつかは著名な麻酔科医であるマギル医師，ベイン医師，そしてジャクソンリース医師などが開発したため，当時の麻酔科医は彼らの名前をつけて呼んでいました（図25.3）．しかし，麻酔や呼吸回路の名前も知らない若きメープルソンは，単純にAやBなどの記号で区分したといいます．ところが，メープルソンの論文が出てから，みながこれらの回路をメープルソン回路AやBと呼び始めたので，メープルソンは大変戸惑ったと，後で告白しています．

　さて，日本で最も使用されているのはメープルソンD型です．この構造の呼吸回

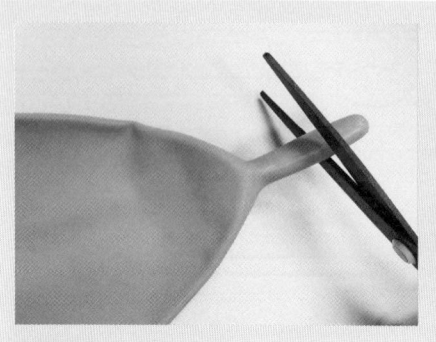

図 25.4 ジャクソンリース型として使用するために換気バッグの端を切って穴を開けておく必要がある

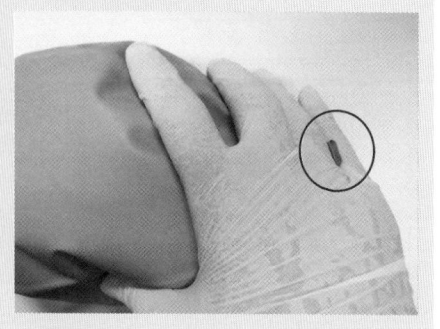

図 25.5 ジャクソンリース型呼吸回路の換気バッグの正しい保持の仕方

路をジャクソンリース型と呼んでいる人が多いようですが，正確な呼び方ではありません．D型は正確にはベイン回路になります．

ジャクソンリース型はF型に区分され，その特徴は，換気バッグの端に穴が開いていて，そこから余剰ガスを放出する構造になっていることです．そのため，ジャクソンリース型として正しく使用するには，図25.4のように，換気バッグの端の"へその緒"を切って使う必要があります．

ジャクソンリース型換気バッグを用いて余剰ガス放出量を調節するには，第4指と第5指で換気バッグの"へその緒"を挟みます（図25.5）．そして，これらの指をギュッと締め付けたり緩めたりして，この作った穴からの余剰ガスの放出量を調整します．ですから，ジャクソンリース型の呼吸回路を用いた換気は職人技が要求されることになります．

メープルソン教授は現在（2016年4月）もご健在で，私が英国での大学院生の時の指導教官でした（図25.6）．そして，研究内容のみならず，お得意の医学統計についてもいろいろ教えてもらうことができました．今では貴重な経験です．

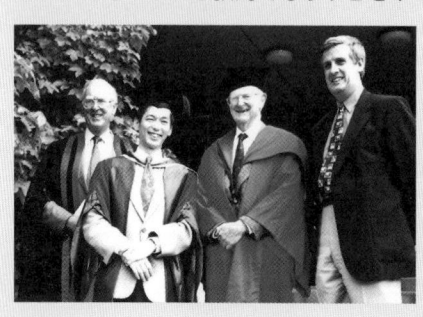

図 25.6 メープルソン教授（右から2番目）と著者

この章のまとめ

- 陽圧換気は，用手換気と人工呼吸の 2 つの方法がある．
- 用手換気をするための換気バッグは，流量膨張式バッグ（貯蔵バッグ）と自己膨張式バッグの 2 種類がある．
- 流量膨張式バッグ（貯蔵バッグ）は"単なる"バッグで，送気ガスをバッグに送り込まないと膨らまない．
- 流量膨張式バッグは麻酔器，人工呼吸器，あるいはメープルソン回路に接続して用いる．
- 自己膨張式バッグは酸素などの送気ガスの供給がなくても，自動的に換気バッグが膨らむようになっている．
- 自己膨張式バッグには一方向弁（バルブ）がついており，マスクとともにバッグ・バルブ・マスクと呼ばれる．
- ジャクソンリース回路は搬送可能な回路（メープルソン回路）の 1 種である．
- 日本ではベイン回路のことをジャクソンリース回路と間違って呼ばれていることが多い．
- "本当の"ジャクソンリース回路が用いられることはまれである．
- 陽圧換気は従量式と従圧式に区分できる．
- 従量式換気は，一回換気量を設定して行う方法である．
- 従圧式換気は，最高気道内圧を設定し，設定値に到達するまで送気ガスを送る方法である．
- 従量式換気での一回換気量は，成人で 300〜500 mL が適量である．
- 一回換気量を 500 mL 以上に増やすと，胃に送気ガスが押し込まれてしまう危険性がある．
- 胃が送気ガスで膨満すると，肺換気が困難となってしまう危険性がある．
- 従圧式換気では，最高気道内圧を 20〜25 cmH$_2$O 以下に保つべきである．
- 最高気道内圧が 20〜25 cmH$_2$O 以上になると，胃に送気ガスが押し込まれてしまう危険性がある．

第3部
気管挿管

第3部 ● 気管挿管

26 気管挿管の種類を知る
口からの挿管だけではない！

● 気管挿管の種類

気管挿管（traheal intubation, endotracheal intubation）は，気管にチューブを挿入して，換気を可能にする気道確保法です．

気管挿管は，普通は口からチューブを挿入しますが，それ以外にも，いくつかの方法があります（表26.1）．

気管挿管は，非観血的気管挿管と観血的気管挿管に分けられます．非観血的，すなわちメスで切ったり針を刺したりして"血を観る"ことがない処置としては，口から挿入する方法（**経口挿管，orotracheal intubation**）と鼻から挿入する方法（**経鼻挿管，nasotracheal intubation**）があります．一方，観血的気管挿管は普通頸部の皮膚に切開あるいは穿刺をして，喉頭あるいは気管壁に孔を開け，その孔からチューブを挿入する方法です．観血的気管挿管の中で最も有名な方法は**気管切開**（tracheostomy）です．

表26.1 気管挿管法

非観血的気管挿管	経口気管挿管 経鼻気管挿管
観血的気管挿管	気管切開（外科的気管切開） 経皮気管切開 輪状甲状間膜穿刺 おとがい下切開　など

● 気管挿管経路の選択

原則として，できる限り侵襲が少ない気管挿管経路を選択します．口からのチューブの挿入は，鼻からの挿入に比べて刺激が小さく，血圧上昇や心拍数上昇などの生体反応も小さいので，原則的には経口挿管が第一選択となります．

一方，経鼻挿管は経口挿管に比べて固定性がよいのと，意識のある人では口の中に

チューブが存在しているよりは，鼻から気管に向けてチューブが入っている方が精神的苦痛が少ないので，長期間に気管挿管をする必要がある場合には経鼻挿管を選択するのが一般的です．

観血的気管挿管は，原則的に非観血的挿管が選択できない場合などに使用します（第2巻第110～112章参照）．

COLUMN

気管挿管か？　気管内挿管か？

　気管にチューブを差し込む医療処置を気管挿管（tracheal intubation）と呼びます．この行為は気管内挿管（endotracheal intubation）とも呼ばれます．これらの呼び方，どちらも使われていますが，日本麻酔科学会は気管挿管を用いることにしています．英語でも両方使われていますが，米国圏では endotracheal intubation，英国圏では tracheal intubation が主に使われています．

　どちらの表現法を用いるかは，どちらでもよいようなものですが，実は "つばぜりあい" といってもよいほど熱い議論が長年されてきました．その長い長い議論を簡単にまとめると，次のようになります．

　"endo" は "～の中に" という意味で，気管の中に挿入するチューブという意味で endotracheal tube という名称にすべきであるという考えがあります．一方，チューブを気管の "外" に挿入することは不可能なのであるから，気管 "内"（"endo"）とわざわざ書く必要はない，という考えもあります．前者の考え方は主に米国圏で，後者は主に英国圏の人がそう考えていて，チューブの名称も endotracheal tube と tracheal tube になります．

　挿管（intubation）という単語で気管挿管を表すことがありますが，これは不十分です．麻酔科領域や初療医療領域では挿管といえば気管挿管を意味することがほとんどのため，会話で使うのはそれほど問題ないでしょうが，他科で挿管というと，食道や他の腔への挿入も指すことがあります．そのため，誤解を生じさせないように，常日頃から気管挿管という習慣をつけておきましょう．

　さて，論文を読んでいると，気管挿管に関して次のように書かれていることがあります．

　　患者は挿管された．
　　（The patient was intubated.）

第 3 部 ● 気管挿管

"挿管"という表現は，気管という単語がないので不十分なのは確認しましたが，この文章，さらによくない表現が含まれています．そのよくない理由は図 26.1 を見れば明らかです．

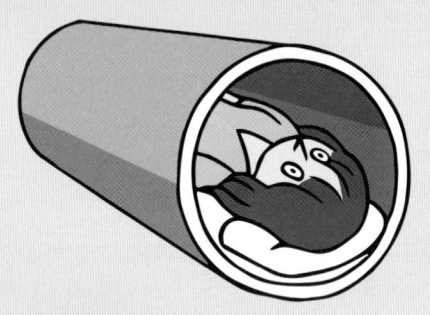

図 26.1 患者は挿管された（The patient was intubated）！

もちろん，こんな処置はしませんよね！？　正しくは次のように書くべきです．

（患者の）気管は挿管された．
(The patient's trachea was intubated.)

医学は科学の一部です．科学では少しでも誤解されてしまう表現は避けるべきだ，とされています．気管挿管と気管内挿管という表現，どちらでもよいように見えますが，この単語に関しても長い年月を掛けて正確で的確な表現法が模索されてきたことがわかりますね．

この章のまとめ

- □ 気管挿管は，観血法と非観血法がある．
- □ 非観血法は，経口気管挿管と経鼻気管挿管がある．
- □ 観血法は通常，頸部皮膚に穿刺あるいは切開をして，チューブを気管に挿入する方法である．
- □ 観血的気管挿管の例として気管切開がある．
- □ 気管挿管経路の選択は，原則として侵襲の比較的小さい経口挿管を選択する．

第3部 ● 気管挿管

27 喉頭の解剖を詳しく知る
気管挿管に必要な知識を得よう！

● 適切な気管挿管に必要な解剖の知識

　気管挿管は，喉頭や気管という空気のみが出入りする"聖域"にチューブという異物を入れる処置のため，細心の注意を払って行わないと，さまざまな問題が起こってしまいます．そのため，まずは喉頭の構造（解剖）を正しく知り，これを傷つけないようにする必要があります．
　ではこれから，気管挿管に必要な喉頭の解剖を確認していきましょう．

● 喉頭の構造

　喉頭は気管の頭側に存在していて，喉頭にある声門を境に上気道と下気道に区分されることを第2章で確認しました．喉頭の内腔（内側の空洞のこと）は気管の内腔と連結していて，6種類の軟骨によってとり囲まれています（表27.1）．そのうちの3つは左右の対で存在しているため，喉頭には計9つの軟骨があることになります．

● 喉頭蓋

　これまで何度も確認してきましたが，**喉頭蓋（epiglottis）**は喉頭のいちばん上（頭側）にあって，食べ物を飲み込む時に喉頭，気管に誤って入らないように"蓋"をす

表27.1 喉頭の軟骨と数

軟骨名	数
喉頭蓋	1
甲状軟骨	1
輪状軟骨	1
披裂軟骨	2
小角軟骨	2
楔状軟骨	2
計	9

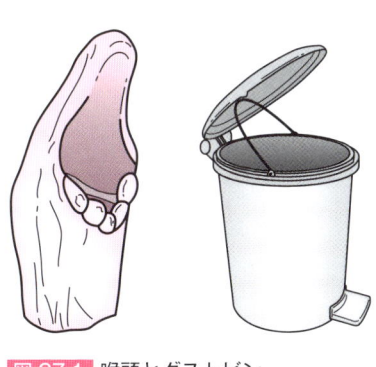

図27.1 喉頭とダストビン

第3部 ● 気管挿管

る役割をしています．喉頭蓋はダストビン（ごみ箱の蓋）（図27.1）のようになっていると思うとイメージしやすいかもしれません．蓋の接続部は舌根部，すなわち腹側にあります．

▶ 甲状軟骨

甲状軟骨（thyroid cartilage）は首でいちばん隆起している，いわゆる"のど仏"あるいは"アダムの林檎（Adam's apple）"と呼ばれている部位です（COLUMN参照）．

甲状軟骨は首の皮膚から触れることが可能なことから，この軟骨は喉頭の前面（腹側）にあることがわかるはずです．

甲状軟骨の位置と形を確認するのは比較的容易です．首を伸ばして，顎から下に向かって指を這わせていってみてください．まず固く触れる部位が甲状軟骨の上端になります．

甲状軟骨は図27.2のような形をしています．

今度はこの図をイメージしながら，甲状軟骨のいちばん上の中央を触れてみてください．中央部が数mmくらい切れ込んでいるはずです．この部を**甲状軟骨切痕**（thyroid notch）と呼びます．

甲状軟骨切痕が確認できたら，今度はその指を甲状軟骨の上端の左あるいは右にゆっくりと移動させてください．3〜4 cmのところで，上に向かった突起を確認できるはずです．これらは**上角**（superior horn）と呼ばれています．

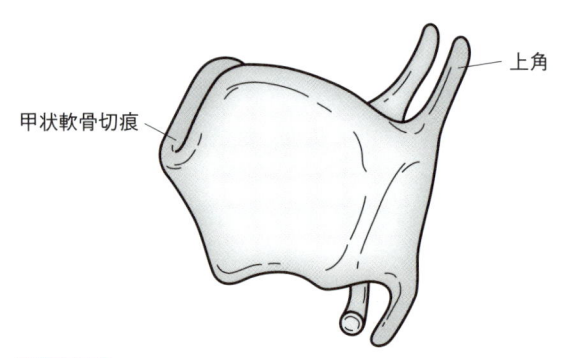

図27.2 甲状軟骨

▶ 輪状軟骨

輪状軟骨（cricoid cartilage）は甲状軟骨の下（尾側）にある軟骨です．甲状軟骨の真ん中を下（すなわち尾側）に向けて指を動かして行ってください．甲状軟骨の

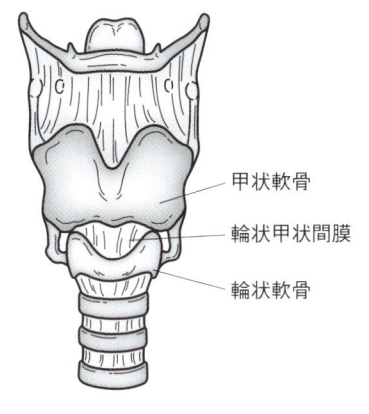

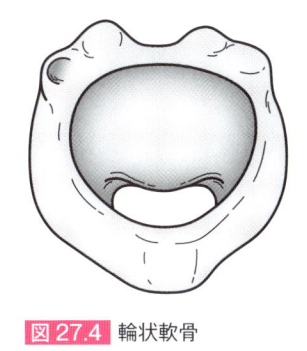

図 27.3 甲状軟骨，輪状軟骨と輪状甲状間膜

図 27.4 輪状軟骨

下端から数 mm ほどの軟骨のない部分があって，再び軟骨を触れるはずです．この軟骨は甲状軟骨のように大きくはなく，縦幅が 5 mm ほどのはずです．これが輪状軟骨の前面です（図 27.3）．

この輪状軟骨と，先ほど触れた甲状軟骨の間の 3〜4 mm ほどの軟骨のない部位は**輪状甲状間膜（cricothyroid membrane）**と呼ばれます（図 27.3）．緊急時にはこの間膜を穿刺して換気をします（輪状甲状間膜穿刺については第 2 巻第 111 章で詳しく確認します）．

さて，この軟骨がなぜ輪状軟骨と呼ばれるかは，図 27.4 を見ればわかります．そう，この軟骨は文字通り輪状になっているからです．

ここで覚えておくポイントがあります．それは…

ここがポイント
気道で，全周が軟骨で囲まれているのは輪状軟骨部のみ．

ということです．喉頭・気管・気管支の壁には軟骨が存在していますが，それらの軟骨は，例えば甲状軟骨のように気道の前面のみに存在していて，気道全周を取り囲んではいません．一方，輪状軟骨は気道の全周を取り囲んでいます．そのため気管挿管時に，この輪状軟骨で取り囲まれた気道の内腔以上に太いチューブを挿入することは物理的に不可能となります．気管チューブのサイズを選択する時に知っておかないといけない知識ですね（チューブサイズ選択法は第 32 章参照）．

披裂軟骨，小角軟骨，楔状軟骨

外から触れることができませんが，輪状軟骨の後ろ側（背側）の上端には1対の**披裂軟骨（arytenoid cartilage）**が左右対称に乗っています（図 27.5）．そして披裂軟骨の先端には，**小角軟骨（corniculate cartilage）**が付いています（図 27.5）．

披裂軟骨と小角軟骨は小さな軟骨ですが，重要な役割をもっています．私たちが発声する時には，声帯を張ったり緩めたりしてさまざまな音を出しています．この声帯の張りを調整する主役が披裂軟骨です．

図 27.5 輪状軟骨上の披裂軟骨と小角軟骨

まず，ギターやヴァイオリンなどの弦楽器でどのように音の高さを変えることができるかを思い出してください．そうです，ペグ（糸巻き）で弦を引っ張ったり緩めたりすることによって音の高さをチューニングしています．披裂軟骨はこのペグのように輪状軟骨の上で腹側や尾側に傾くことによって，"弦"である声帯の張り具合を変化させます．これにより，さまざまな声を出せるようになっています（図 27.6）．

楔状軟骨（cuneiform cartilage）は喉頭蓋と披裂軟骨を連結する披裂喉頭蓋ひだに対で存在している長細い軟骨です．この小さな軟骨は，声帯と喉頭蓋を支える機能をもっているといわれています．

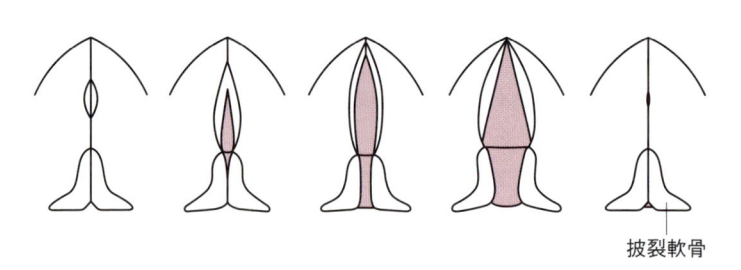

図 27.6 披裂軟骨の傾きの変化による声の変化

COLUMN

甲状軟骨—"のど仏"と"アダムの林檎"

　甲状軟骨は男性で目立っていることが多く，日本では"のど仏"，西洋では"アダムの林檎"と呼ばれています．それぞれ面白い謂れがありますが，どちらもあまりスッキリしない解釈になっています．

　"のど仏"は外から見た形が座禅をしている仏様の姿に見えるためそう呼ばれる，とする説があります．しかし，当然ながら皮膚の上から仏の姿を確認することはできませんし，甲状軟骨自体はとてもではないけれども，座禅をしている仏様の姿には見えません．

　また，火葬の後の遺骨収集で，「これがのど仏です」と説明されることがあります．しかし，甲状軟骨は軟骨なので，火葬で残る可能性はまずありません．多くの場合には，くびの骨を拾い上げて，"のど仏"と呼んでいます．これは，くびの骨のうち第2頸椎が座禅をした仏に見えるので，これをのど仏としているようです（図27.7）．これらのことから，今では誰がなぜ甲状軟骨を"のど仏"と呼んだのか，わからなくなってしまいました．

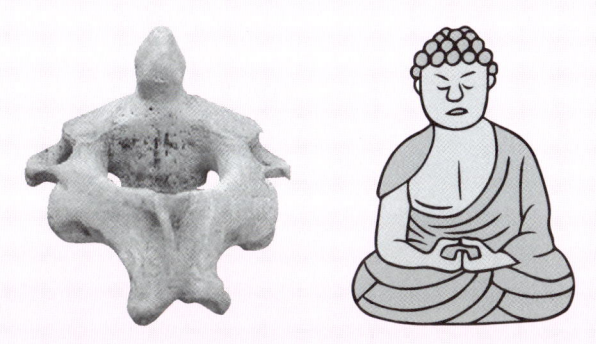

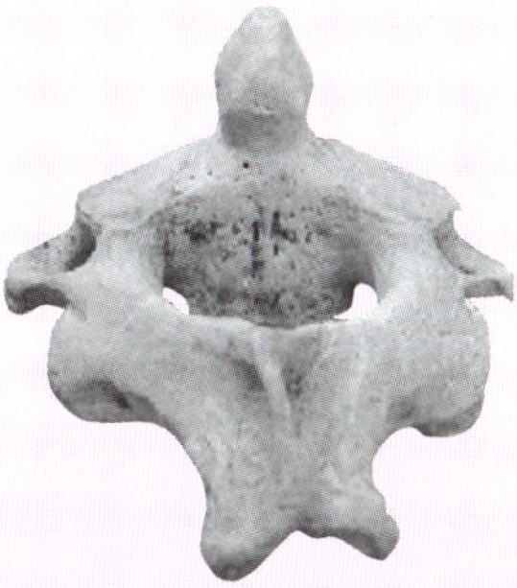

図27.7 のど仏（第2頸椎）と仏様

　西洋では甲状軟骨のことは"アダムの林檎"（Adam's apple）と呼びます．これは旧約聖書の「創世記」で，イブから渡された"禁断の果実"である林檎を飲み込んだアダムが，のどに詰まらせた結果である，という言い伝えによっています（図27.8）．しかし実はこれ，かなり怪しい伝説です．

　旧約聖書の「創世記」第2章で，神様がアダムとイブを創造し，2人が仲よく暮らすように言い渡します．その時に，この楽園で何をしてもよいが，"善悪を判断す

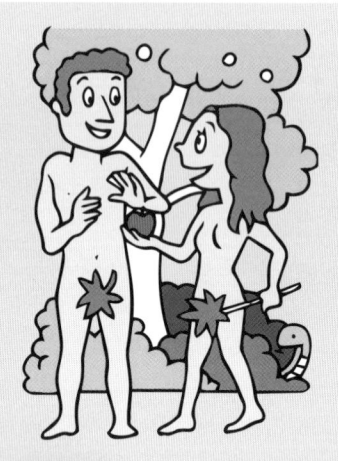

図 27.8 アダムとイブ

る知恵の樹の実は食べてはならない"と伝えます．しかし，次の第3章で，アダムとイブが蛇にそそのかされてその実を食べてしまいます．その事実を知った神様に"食べてはならないという実を食べたのか？"と問いただされ，2人はエデンの園から追放されてしまいます．この話から，食べた実が"禁断の果実"と呼ばれるようになったとされています．

　さてじつは，"禁断の果実"が林檎だと聖書には一切記載されていません．その果実はリンゴではなく，ナシ，ブドウ，シトラス，ザクロ，イチジクだと言う人もいれば，ベルガモット，イナゴ豆，いやいやチョウセンアサガオだという言う人まで出て，諸説紛々です．さらには，「創世記」のアダムとは関係なく，"男性のこぶ"（tappuach ha adam）というヘブライ語の adam（男性，人，あるいは人類を示す）をアダムと誤訳したのだ，という説まであり，何が正しいのか今ではまったくわからなくなってしまっています．

　このように，謂れについてはよくわからなくなっていますが，洋の東西を問わず，のどの出っ張りが男性の特徴の1つだと昔から認識されていたのは確かなようですね．

この章のまとめ

- [ ] 喉頭蓋は喉頭の蓋（ふた）の役割をしている．
- [ ] 喉頭蓋の接続部は，腹側の舌根部である．
- [ ] 甲状軟骨は，のど仏（アダムの林檎）と呼ばれ，頸部で最も隆起している部位である．
- [ ] 輪状軟骨は甲状軟骨の尾側にある．
- [ ] 輪状軟骨部のみが，気道の中で全周が軟骨で囲まれた部位である．
- [ ] 輪状軟骨と甲状軟骨の間は輪状甲状間膜と呼ばれ，緊急時にはこの部位を穿刺して気管挿管を試みる．
- [ ] 披裂軟骨は2つあり，輪状軟骨の背側上部に付着している．
- [ ] 披裂軟骨は声帯の張りを調節して，発声の主役を担っている．

第3部 ● 気管挿管

28 声門はどこにある？
チューブの目指す場所はここだ！

▶ 声門の位置

　気管挿管をする場合，声門をしっかりと確認してチューブを気管に挿入しますが，「声門はどこに存在している？」と聞かれて，スッと答えられるでしょうか？　もし不確かなら，これを機会にしっかりと把握しておきましょう！

　声門は喉頭に存在していることはすでに何度も確認しました．では喉頭のどこに存在しているのでしょうか？　ヒントとして，これは上気道閉塞の時に，緊急処置として輪状甲状間膜穿刺をすることを思い出せば，推測できるはずです．つまり，甲状軟骨と輪状軟骨の間を穿刺することにより気管に空気を送り込むことができるようになるのですから，声門は当然ながらこの穿刺部位より上（頭側）にあるはずです．輪状甲状間膜の上にある軟骨はもちろん甲状軟骨です．ですから，声門は甲状軟骨にあることになります．

　では，甲状軟骨のどの部位に声門があるかをここでしっかり覚えておきましょう．

> **ここがポイント**
> 声門は甲状軟骨の中央付近に存在する．

　声門の前方（腹側）は甲状軟骨の背面中央付近に付着，後方（背側）は輪状軟骨上端に付着しています（図28.1）．

　では，声門は頸椎の何番目の高さに位置しているのでしょうか？　まず覚えておくことは，生まれてから成長するにつれて位置が変化していくことです．声門は生まれた時には第2頸椎の高さにあります．そして成長するにつれて尾側に移動していきます．そして成人になると，声門は第5頸椎の高さに位置するようになります（図28.2）．

▶ 声門の見え方

　では，声門は甲状軟骨の中央付近にある，ということを頭に思い浮かべながら，喉

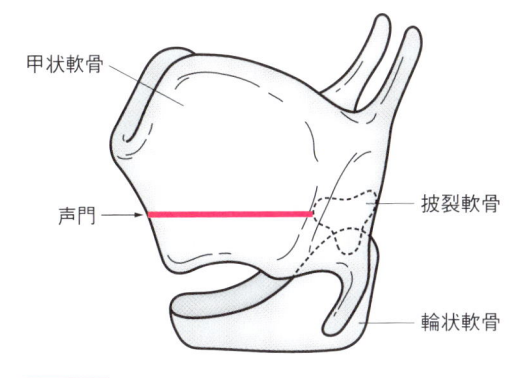

図 28.1 声門の位置

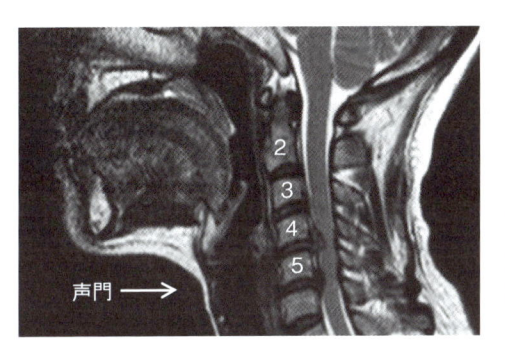

図 28.2 声門と頸椎との位置関係

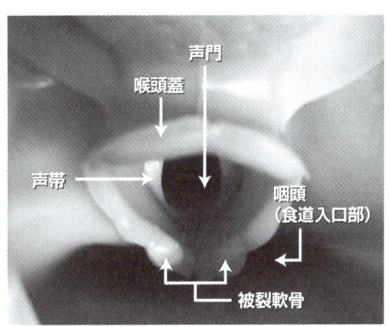

図 28.3 頭側から見た声門と喉頭（マネキンモデル）

頭が頭側からどう見えるかを確認しましょう．

　図 28.3 は仰向きの状態の時に，真上（頭側）から見た声門とその周辺組織です．

　図の上が前（腹側），下が背側になり，中央に声門が見えています．そして喉頭の背側には，平たく広がった咽頭（食道入口部）が見えています．

　声門を囲む喉頭の腹側には喉頭蓋が存在しています．この図では喉頭蓋の先端が見えています．一方，背側には左右対称に小さく盛り上がった部位があります．これらの中に披裂軟骨と小角軟骨が存在しています．そして声門には声帯が左右に存在しています．気管挿管をする場合，これらの声帯の間にチューブを挿入すればよいわけです．

この章のまとめ

- [ ] 声帯は甲状軟骨の背面中央から輪状軟骨上端に存在する．
- [ ] 声門は新生児で第2頸椎，成人では第5頸椎の高さに存在する．
- [ ] 声門を頭側から見ると，腹側に喉頭蓋，背側に披裂軟骨部が確認できる．
- [ ] 声門部の背側には食道入口部がある．

第3部 ● 気管挿管

29 喉頭・気管の寸法
気管チューブサイズを決めるためには解剖を知ろう！

▶ 声門から気管分岐部までの長さ

　気管挿管では，チューブを気管に挿入しますが，気管の中でチューブ先端が適切な深さにまで挿入する必要があります．そうするには，声門から気管分岐部までの長さを知っておく必要があります．成人での長さは次の通りです．

> **ここがポイント**
> 声門から気管分岐部までの長さは約 13〜14 cm．

　当然ながら，この長さには個人差があります．一般的には身長の低い人ほど声門から気管分岐部までの距離も短くなります．
　また小児では，新生児ではおよそ 6 cm 足らずですが，これが成長とともに 13〜14 cm にまで伸びていきます．気管挿管をする場合は，これらの個人差を考慮してチューブの挿入位置を決める必要があります．

▶ 喉頭・気管の内径

　気管挿管の場合，チューブの径（外径）は当然ながら，喉頭・気管の内径より短いものを選択する必要があります．ここで注意すべきことは，喉頭と気管の内径は同じでなく，一般的に喉頭の内径は気管の内径に比べて短いということです．
　さて，ここでポイントがあります．

> **ここがポイント**
> 気道で最も狭いのは，大人でも子供でも輪状軟骨部である．

　以前には，子供では輪状軟骨部，そして大人では声門部が最も狭いといわれてきましたが，今では大人でも輪状軟骨部が最も狭いことが判明しています．そのため，チューブは輪状軟骨部の内径よりも細いものを選択すればよいことになります．

第 3 部 ● 気管挿管

輪状軟骨の内径は，成人で約 15 mm です．ただしこの値は軟骨の内径で，生きている人では軟骨の内面には粘膜が存在しています．ですから，輪状軟骨部の実際の内径は 2〜4 mm 狭くなった 11〜13 mm になります．

小児では輪状軟骨部の内径は短く，新生児では数 mm しかありません．もし気管チューブの挿入時にこの部位を傷つけたりして粘膜の浮腫を起こさせると，息をする管が非常に狭くなってしまう危険性があることがわかりますね．

● 喉頭，気管は円柱ではない！

「喉頭および気管の内径は 12 mm」などを確認しました．実は気管は円柱状ではありません．気管を切ってみると，図 29.1 のようにかまぼこ型になっているのが普通です．第 27 章で，気道で全周が軟骨で囲まれているのは輪状軟骨部のみであることを確認しました．そのため，気管は軟骨で囲まれているわけではありません．そして"かまぼこ"の部位は **気管軟骨 (tracheal cartilage)** が存在していますが，"かまぼこの板"の部位には軟骨がありません．この部位は筋層で **膜様部 (membranous part of the trahea)** と呼ばれています．膜様部は気管の後ろ（背側）になり，膜様部は食道の腹側部に接しています．

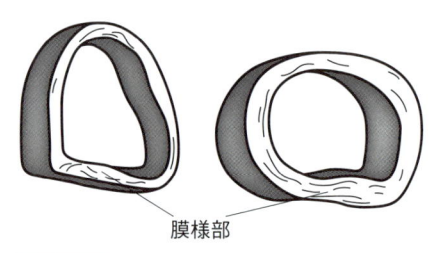

膜様部

図 29.1 気管の断面例

COLUMN

気管（trachea）の語源──その昔，気管は動脈だった！?

気管の英語は trachea ですが，この語源はすごく面白いのでちょっと見てみましょう．

英語（trachea）は，古代ギリシャ時代からほぼそのままの形（τραχεία）で使われてきています．この単語は古代ギリシャでは"粗い，でこぼこした"という意味でした．気管内部の表面が気管軟骨ででこぼこしているため，そう名付けられたとされています．これは納得のいく表現法ですね．

さて，古代ギリシャ時代には気管は trachea arteria（τραχεία ἀρτηρία）と呼ばれていました．さて，古代ギリシャ語 arteria は今の英語で artery，すなわち動脈という意味です．ですから，気管は古代ギリシャ時代には"粗い動脈"と呼

ばれていたことになります．

　ここで「えっ!?　どういうこと?」と思いませんか?　そうなんです．びっくりすることに，このような呼び方をしていたのは，当時には気管は動脈だと考えられていたからなんです！

　当時の人は気管は空気が肺に出たり入ったりするための通路だとは知っていました．動物を食べるために殺したりすると，気管や肺には空気がいっぱい入っていることくらいは何度も見ていたはずだからです．ではなぜ気管を動脈と呼んでいたのでしょうか?　実は驚くべきことに，当時の人たちは，動脈の中も空気が通っていると考えていたんです！　その証拠に，現在使用されている動脈の英語 artery の語源である古代ギリシャ語 arteria（αρτηρία）は，"空気（air）を保持する部位"という意味でした．そうすると，気管のことを trachea（内腔が粗い）arteria（空気を保持する部位である動脈）と呼んでも不思議ではないことになります．

　ここで当然ながら疑問が出てきます．昔の人はなぜ動脈内は空気が通っていると考えたのでしょうか?　今となっては真実はわかりようもありませんが，死んだ人の動脈を解剖したところ，すでに血液が流れ出してしまって動脈内が空っぽだったため，動脈内は空気が走っていると勘違いしたのだ，という説が有力です．実際に，"科学の父"と呼ばれるアリストテレス（紀元前 4 世紀）も「動脈には空気が流れている」と記載しています．

　そしてこの勘違い，実に中世まで長い間続き，動脈の中は"気"あるいは精気が走っていて，人の生命を維持していると信じられてきたわけです．

　最後におまけ話です．大動脈の英語は aorta ですが，紀元前 5 世紀に活躍した医学の父ヒポクラテスは，この単語を気管支（bronchus）の意味で用いていたとされています．

　これらからわかるように，少なくとも西洋では，気道系と動脈系は長い間，ごちゃまぜになっていたことが明らかですね．

この章のまとめ

- ☐ 声門から気管分岐部までの長さは 13〜14 cm である．
- ☐ 気道で最も狭いのは，大人でも子供でも輪状軟骨部である．
- ☐ 気管の断面は正円形ではなく，かまぼこ状のことが多い．
- ☐ 気管の背面は軟骨がなく，筋層になっている．
- ☐ 気管の背面は膜様部と呼ばれる．
- ☐ 気管の背側は，膜様部を介して食道に接している．

第3部 ● 気管挿管

30 気管チューブの種類は?
気管チューブはこんなに種類がある!

▶ 気管チューブの種類と選択方法は?

気管チューブ(tracheal tube),(または気管内チューブ,endotracheal tube)*はさまざまな種類があります.それぞれの特徴を考えながら使い分けをします.

▶ ①通常の気管チューブ

一般的に使われている気管チューブは,単純な円筒状のチューブで,チューブの中は1つの腔のみなので一腔性チューブ(シングルルーメンチューブ,single-lumen tube)と呼ばれます(図30.1).チューブの多くはポリ塩化ビニル(polyvinylchloride: PVC)製のため,PVCチューブ(PVC tube)と呼ばれることもあります.

通常チューブは,一般的な手術への麻酔中に用いられます.また病棟や集中治療室内や心肺蘇生中の気管挿管にも用います.

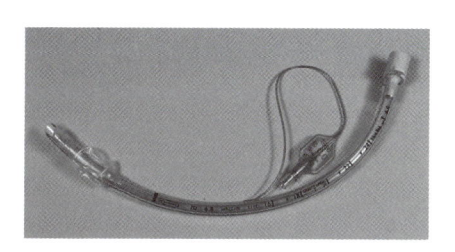

図30.1 通常気管チューブ(一腔性チューブ,PVCチューブ)

▶ ②レインフォースド(スパイラル)チューブ

レインフォースドチューブ(補強型気管チューブ,reinforced tube)(図30.2)は,気管チューブの壁内に金属製のワイヤーが螺旋(スパイラル)状に埋め込まれたもの

---

*気管チューブは英国圏ではtracheal tube,米国圏ではendotracheal tubeと呼ばれる傾向にあります(第26章COLUMN参照).

第 3 部 ● 気管挿管

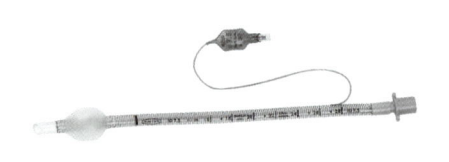

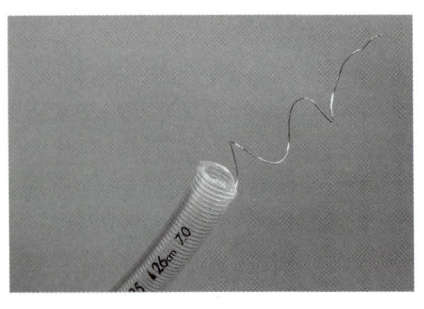

図 30.2 レインフォースド気管チューブ

図 30.3 レインフォースド気管チューブ内部の螺旋ワイヤーを取り出した状態

です（図 30.3）．そのため，スパイラル（螺旋）チューブと呼ばれることもありますが，これはニックネームで，当然ながらチューブ自体が螺旋状になっているわけではありません．

　レインフォースドは"補強された"という意味で，チューブ壁内に埋め込またワイヤーのため，チューブが折れ曲がりにくい特徴があります（図 30.4）．そのため，頭頸部周囲の手術や腹臥位の手術中など，チューブが曲げられてしまう危険性が高い場合に使用します．

　レインフォースドチューブは，折れ曲がりにくいのが特徴ですが，噛まれるなどしてチューブ壁面に対して斜めに力が加わると閉塞する危険性があります．また，一度閉塞すると，外からの圧迫を解除しても閉塞したままになります（図 30.5）．そのため使用時にはバイトブロックの使用が必須です．

　またバイトブロックを使用していても，下顎や咽頭筋で閉塞された，という報告があるため，集中治療室などでの長期の使用は原則として禁忌と考えるべきです．

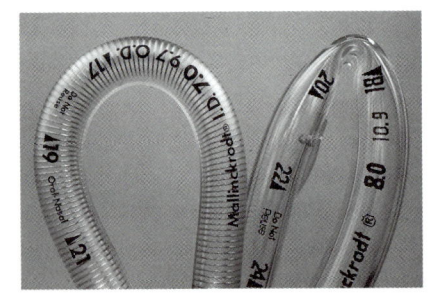

図 30.4 レインフォースドチューブ（左）は通常チューブ（右）に比べて曲がりにくい

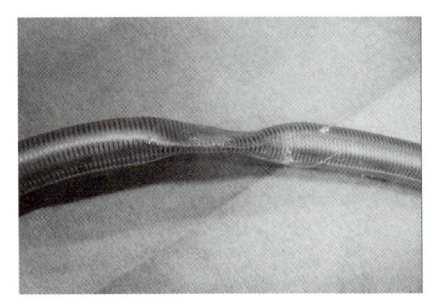

図 30.5 噛まれて閉塞したレインフォースドチューブ

③ノースポーラー・サウスポーラーチューブ

通常気管チューブのうち，チューブの中央部に曲げ加工が施されたものがあります．これらは**ノースポーラーチューブ（North polar tube）**（図 30.6）と**サウスポーラーチューブ（South polar tube）**（図 30.7）と呼ばれます．ノースポーラーとは"北極"，サウスポーラーとは"南極"の意味です．これらは頭を地球に見立てて付けられた名称です．

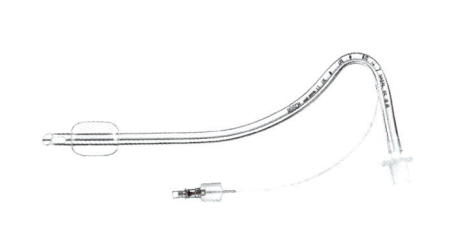

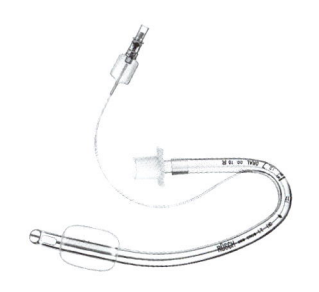

図 30.6 ノースポーラーチューブ　　図 30.7 サウスポーラーチューブ

ノースポーラーチューブを気管に経鼻的に挿入すると，チューブの近位端は頭頂部，すなわち"北極"側に向きます．一方，サウスポーラーチューブを経口的に挿入すると，チューブ近位端は頭の付け根側，すなわち"南極"側に向くようになっています（図 30.8）．

サウスポーラーチューブは**レイチューブ（RAE tube）**と呼ばれることがあります．この名称は，開発者 3 人の名前（Ring，Adair，Elwyn）の頭文字，R，A，E を取って付けられています．

また，これらのノースポーラーチューブやサウスポーラーチューブはチューブの形状をあらかじめ変形させられたものであるため，英語では **preformed tube（形状**

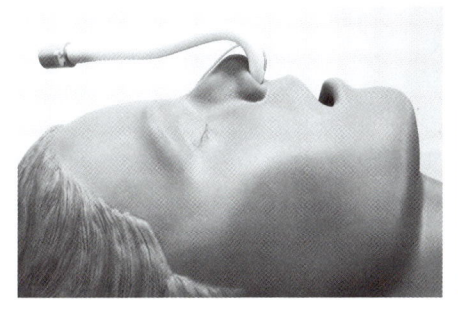

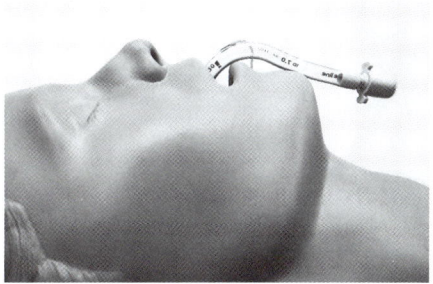

図 30.8 ノースポーラーチューブ（左）とサウスポーラーチューブ（右）を挿入した状態

変形型チューブ）と呼ばれています．

　サウスポーラーチューブを挿入すると，チューブ近位端は下顎中央を縦走するため，扁桃アデノイド摘出用の開口器を設置する時などに有用とされています．また眼科手術の際にもこのチューブは術野を妨げないのでよい適応となります．一方，ノースポーラーチューブは，顎間固定などの手術中に，チューブを頭側に走らせたい時に有用とされています．

▶ ④レーザー用チューブ

　手術中にレーザー光線を用いることがあります．その時，レーザー光線が気管チューブに当たると，チューブに穴が開いてしまったり，最悪の場合にはチューブが炎上してしまったりする危険性があります．この事故を防ぐため，レーザーを用いた手術の時には，金属製や不燃性の特殊素材でできたチューブ（図 30.9）が適応となります．

▶ ⑤ダブルルーメン（二腔）チューブ

　ダブルルーメンチューブ，二腔チューブ（double-lumen tube）は基本構造としてチューブを 2 本接合した特殊なチューブです（図 30.10）．このチューブは右の肺と左の肺を独立して換気，すなわち分離肺換気をする必要がある時に用います．

　ダブルルーメンチューブの 2 本のチューブのうち 1 本は少し長くなっていて，外に向かって少し曲がっています（図 30.11）．そして，その長い方のチューブ先端を主気管支に挿入します．

　ダブルルーメンチューブは左用と右用があり，それぞれ，長い方のチューブを左主気管支あるいは右主気管支に挿入する設計になっています（図 30.12）．

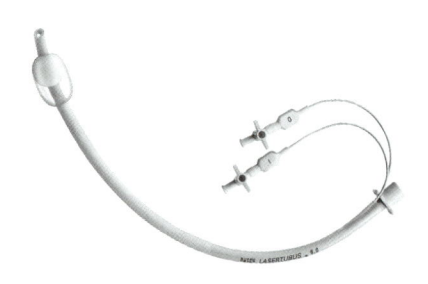

図 30.9　レーザー用チューブ 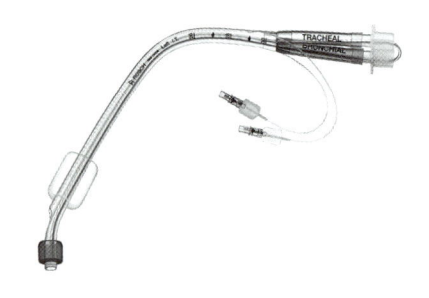　　図 30.10　ダブルルーメンチューブ

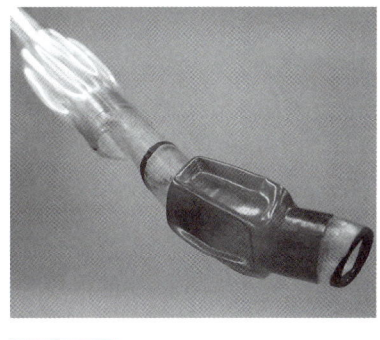

図 30.11 ダブルルーメンチューブの先端部

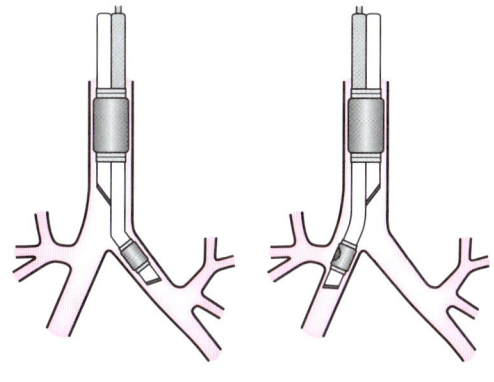

図 30.12 左用と右用ダブルルーメンチューブを挿入した状態

⑥気管支ブロッカー

　気管支ブロッカー（broncheal blocker）は，一方の気管支を故意的に閉塞（ブロック）させ，他方の肺のみを換気させるための器具です（図 30.13）.

　気管支ブロッカーは，プラスティック製の細いチューブと，その先端付近にカフが付いた基本構造となっています．

　ブロッカーチューブの先端を希望する気管支に挿入し，カフを膨らませることにより，その気管支を閉塞させることが可能となります（図 30.14）.

　気管支ブロッカーは，それ単独で使用することはまれで，ブロッカーを一方の気管支に挿入するとともに，気管チューブも挿入して，換気を調節します．ただ，気管支

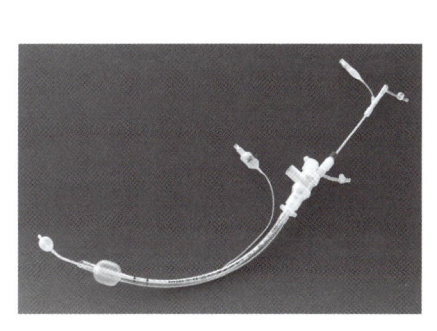

図 30.13 気管支ブロッカー（気管チューブに挿入中）

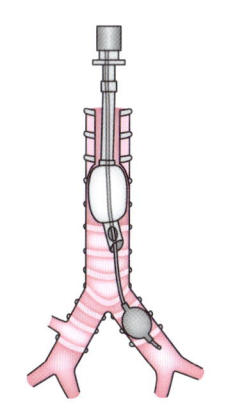

図 30.14 気管支ブロッカーを挿入した状態

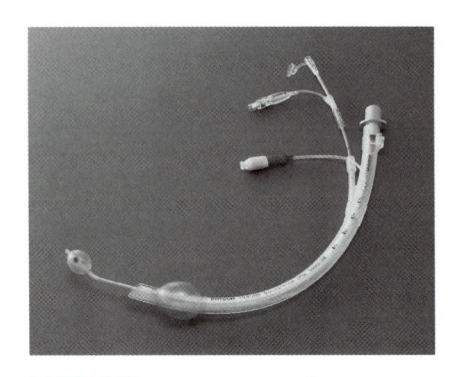

図 30.15　ユニベントチューブ

ブロッカーを内蔵した気管チューブも製品化されていて，**ユニベントチューブ (Univent tube)** と呼ばれています（図 30.15）．

▶⑦気管切開用チューブ

気管切開孔からチューブを挿入する場合，**気管切開用チューブ（trachoestomy tube)** （図 30.16）を用います．チューブを気管切開口を介して気管側壁から気管に挿入するため，チューブ中央部が直角に近い角度で曲げられています．また，チューブの長さは通常チューブに比べ短いのが特徴です．

また，レインフォースドチューブで，先端部が J 字型に曲げられたチューブ（図 30.17）も存在し，手術中に気管切開口から換気をする場合に使用します．

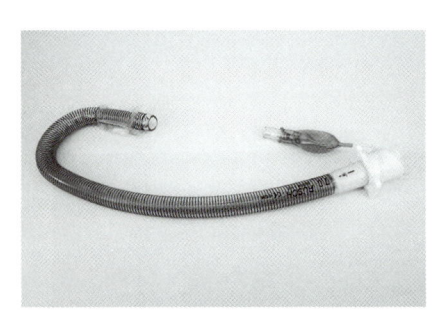

図 30.17　気管切開用レインフォースドチューブ

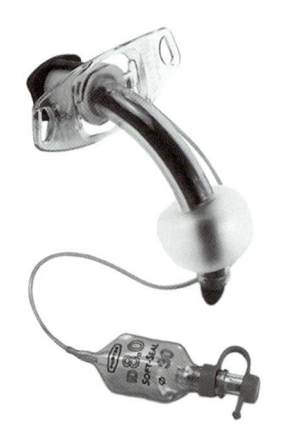

図 30.16　気管切開用チューブ

この章のまとめ

- [ ] 気管チューブは普通，一腔性チューブを用いる．
- [ ] レインフォースドチューブは，チューブ壁内に金属製ワイヤーが螺旋状に埋め込まれたチューブで，折れ曲がりにくい特徴がある．
- [ ] レインフォースドチューブは，頭頸部周囲の手術や腹臥位での手術など，チューブが折れ曲がる危険性が高い場合に適応となる．
- [ ] レインフォースドチューブは噛まれると閉塞するので，バイトブロックの使用が必要である．
- [ ] 気管チューブの中央部に曲げ加工がされたノースポーラーチューブやサウスポーラーチューブなどもある．
- [ ] レーザーを用いた手術では，レーザー光線で燃えにくい専用の気管チューブを用いる．
- [ ] ダブルルーメンチューブは二腔性チューブで，分離肺換気が可能である．
- [ ] 気管支ブロッカーは一方の気管支を閉塞させ，一側性肺換気を可能にする．
- [ ] ユニベントチューブは，気管支ブロッカーを内蔵した気管チューブである．
- [ ] 気管チューブには，気管切開専用のチューブもある．

第3部 ● 気管挿管

31 気管チューブの構造を知る
単純なチューブにもさまざまな工夫がされている！

▶ チューブの構造

　気管チューブは主に，チューブ本体，コネクタ，カフ，インフレーションチューブで構成されています（図 31.1）．

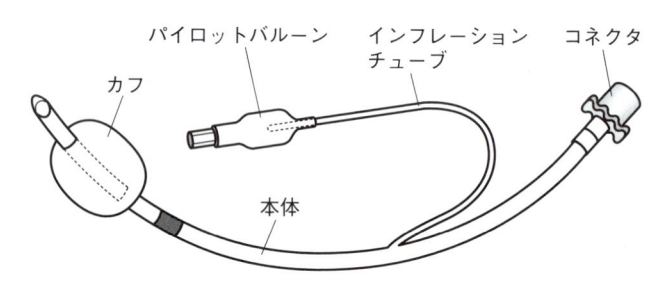

図 31.1 気管チューブの構造

▶ 気管チューブ本体

　チューブの多くは直線ではなく，なだらかに彎曲した形状になっています．これは，気管挿管した時に彎曲した口腔や鼻腔の壁に沿うようにするためです．レインフォースドチューブは柔らかいため，チューブに彎曲を付けなくても解剖に合わせて変形しやすいので，真っ直ぐなものもあります．

　チューブの本体には，縦線が入っています（図 31.2）．この線には放射線不透性物質が含まれているため，胸部レントゲン撮影をした時にくっきりと写るようになっています．これにより，気管チューブの位置をレントゲン画像により確認できるようになっています．

　チューブ本体には，サイズが書かれています．これはチューブの内径を示しています．例えば，図 31.3 のチューブは内径 7.5 mm です．

　気管にチューブを挿入する場合，当然ながらチューブの外径が気管の内径よりも短い必要があります．そのため，チューブの内径と外径の差を知っている必要がありま

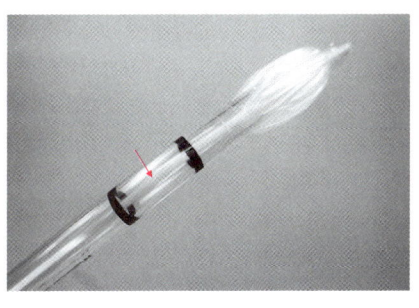

図 31.2 気管チューブ上の放射線不透性物質による線

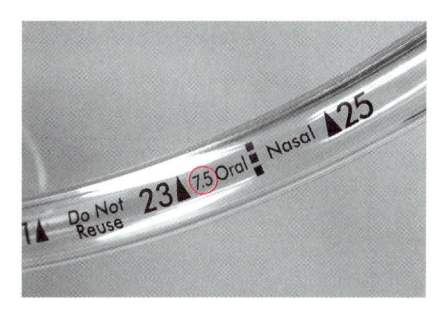

図 31.3 気管チューブ上のサイズ表記

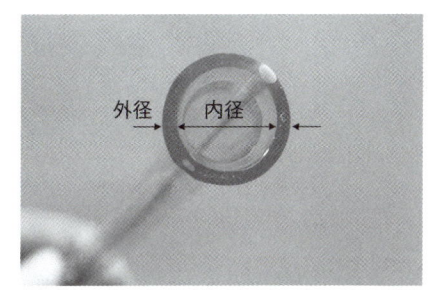

図 31.4 気管チューブの内径と外径

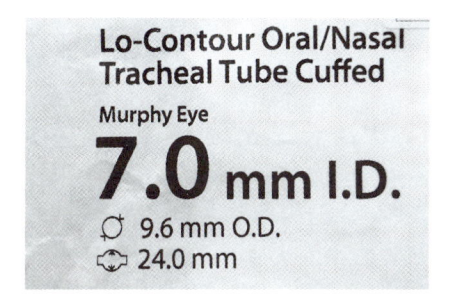

図 31.5 気管チューブ滅菌パック上の表記

す．過去のチューブはチューブ壁がぶ厚かったため，内径と外径の差が大きいという問題がありました．しかし，今ではチューブ壁の厚さは 1.5 mm 以下と薄くなっています（図 31.4）．

　気管チューブを包装している滅菌パックにも内径（internal diameter）とともに，外径（OD: outer diameter）が表記されていることがあります．図 31.5 ではチューブの内径 7.0 mm，外径は 9.6 mm です．そのため，開封する前からチューブサイズの確認が可能です．

　気管チューブの一部，例えばダブルルーメンチューブなどでは，ミリメータ（mm）表記ではなく，32 Fr や 34 Fr でサイズが示されていることがあります（図 31.6）．これは**フレンチサイズ（French scale, French gauge）**の略で，例えば"32 フレンチ（サイズ）"と読みます（COLUMN 参照）．

　フレンチサイズは「内径何 mm」とは違いますから，例えば内径 7.0 mm の気管チューブのことを「7 フレ（フレンチ）のチューブくださいっ！」と言うのは誤りです．

第 3 部　気管挿管

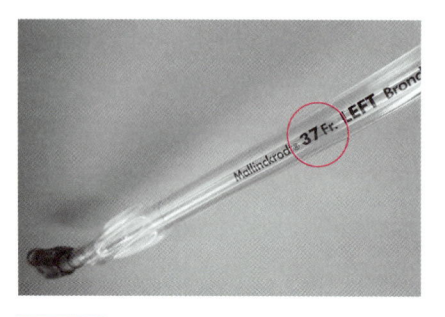

図 31.6　フレンチサイズ表記されているダブルルーメンチューブ

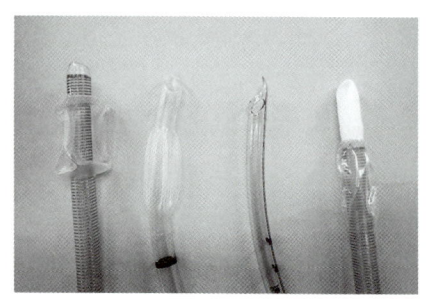

図 31.7　気管チューブの先端形状（左からレフィンフォースドチューブ，通常チューブ，パーカーチューブ，挿管用ラリンジアルマスク用チューブ）

▶ チューブ先端

　気管チューブの先端の形状も何種類かあります（図 31.7）．主には，チューブが直角，あるいは斜めに切られたかたちになっています．斜めに切られたチューブ先端の場合，その断面部は**斜端**あるいは**ベーベル（bevel）**と呼ばれます．

　また，斜端の先端が内側に丸め込んであるチューブもあります（図 31.7）．パーカー（Parker）氏が考案して発売しているので，**パーカーチューブ（Parker tube）**というう商品名がつけられています．

　先端部位がパーカーチューブのように丸められ，先端部位がチューブ本体よりさらに柔らかい素材にしてあるチューブもあります（図 31.7）．これは挿管用ラリンジアルマスクを介して気管挿管をするために開発されたチューブのため，**挿管用ラリンジアルマスク用気管チューブ（intubating laryngeal mask airway tube）**と呼ばれています．

▶ カフ

　気管チューブには**カフ（cuff）**が付いたものと，付いていないものがあります（図 31.8）．歴史的には，気管チューブは単なる管で，カフは付いていませんでした．その後，着脱可能なカフが開発され，そのカフを使用前にチューブに取り付けて使用していました．

　カフ付きチューブの場合，カフを膨らませることにより，チューブと気管内壁の隙間を埋め，送気ガスの漏れを防いだり，誤嚥を防いだりする役割があります．

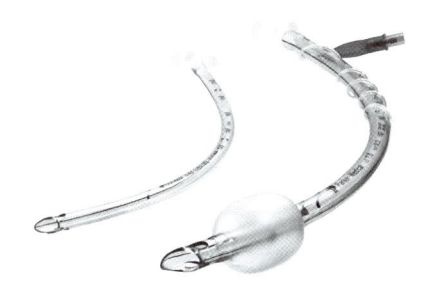

図 31.8 カフ付きとカフなし気管チューブ

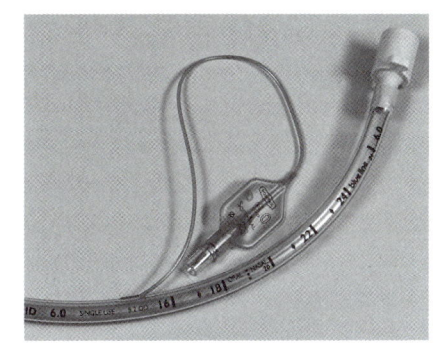

図 31.9 インフレーションチューブとパイロットバルーン

▶ インフレーションチューブ

　カフは**インフレーションチューブ（inflation tube）**を介して膨らませることが可能で，インフレーションチューブの端末に注射器を接続することにより，空気や水を注入します（図 31.9）．この接続部内には一方向弁があり，注射器を外すとカフに注入した空気や水が自然に漏れ出ないようになっています．

　インフレーションチューブのコネクタ近くには，**パイロットバルーン（pilot balloon）**という膨らみがついています（図 31.9）．このパイロットバルーンの膨らみ具合を目で確認したり，つまんで確認したりして，カフ内圧を推測することが可能とされています（第 48 章参照）．

▶ コネクタ

　気管チューブの近位端には**コネクタ（connector）**が付いています．コネクタの外径は 15 mm に統一されており，呼吸回路が接続できるようになっています（図 31.10）．コネクタと呼吸回路の接続は，**スリップジョイント（slip joint）構造**になっていて，摩擦により接続が外れにくい仕組みになっています．

▶ マーフィー孔

　気管チューブの先端付近の側面に，数 mm ほどの楕円形の孔が開けられているものがあります（図 31.11）．1941 年に

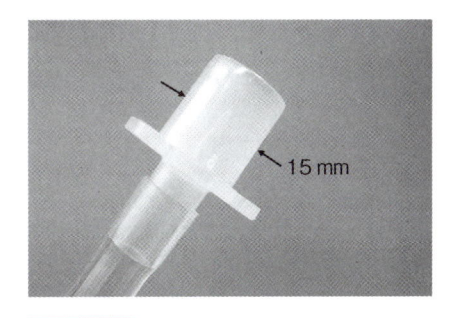

図 31.10 気管チューブのコネクタ

第 3 部 ● 気管挿管

マーフィ（Murphy）医師が考案したので，**マーフィ孔（Murphy's eye）** と呼ばれています．

　マーフィ孔は，チューブ先端が痰あるいは何かの理由で閉塞した場合に，この側孔を介して換気が可能になるように付けられました．その後，チューブ先端が気管支に迷入していても，マーフィ孔から換気ができる可能性がある（図 31.12），という解釈が追加されています．

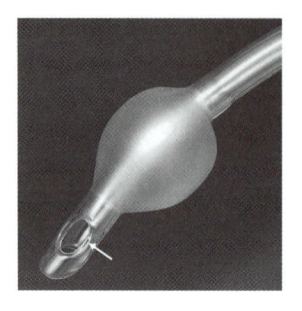

図 31.11　マーフィ孔

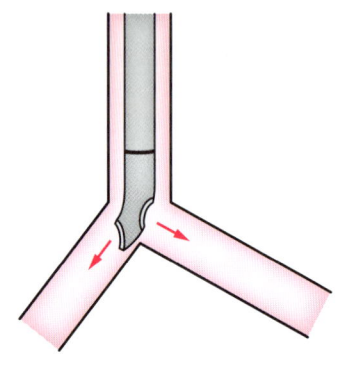

図 31.12　気管チューブ先端が気管支に迷入した時の，マーフィ孔からの換気

COLUMN

フレンチサイズ

　ダブルルーメンチューブのサイズは**フレンチサイズ**で示されています．多くの場合，32Fr というように，**Fr** あるいは **FR** で示されますが，場合によっては **F** のみ，あるいは **Fg** で示されます．**Fg** は，フレンチサイズの英語 **French gauge（フレンチゲージ）** の略です．

　フレンチサイズは，19 世紀フランスで外科器具の製造販売で成功したスイス人のシャリエ（Joseph-Frédéric-Benoît Charrière）氏（図 31.13）がこのサイズ法を決めた，とされています．そのためフランス語圏では，彼の名前を冠してフレンチサイズを **Ch** あるいは **CH** で示すこともあります．

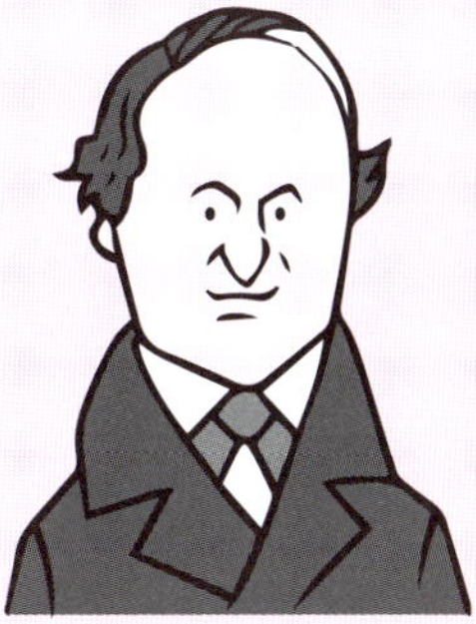

図 31.13 19世紀フランスで外科器具の開発・販売で活躍したシャリエ氏

まとめると，次のサイズが次のどれかで示されているとフレンチサイズであることになります．

Fr, FR, F, Fg, Ch, CH

フレンチサイズは，カテーテルなどの管（くだ）に関するサイズ表記法で，その定義は次の通りです．

1 Fr ＝ 管の外径（mm）の 3 倍

例えば外径が 3 mm の場合 9 Fr，4 mm の場合 12 Fr となります．ダブルルーメンチューブの外径は表 31.1 の通りになります．

表 31.1 フレンチサイズとミリメータサイズ対応表

フレンチサイズ	チューブ外径
32 Fr	約 10.7 mm
35 Fr	約 11.7 mm
37 Fr	約 12.3 mm
39 Fr	約 13.0 mm

これらのフレンチサイズは"外径"を示しています．ですから内径はこれらより短く，またダブルルーメンチューブは二腔に分かれているため，各腔の内径はさらに短くなることになります．

フレンチサイズは，ダブルルーメンチューブのみならず，気管支ブロッカー，気管内吸引カテーテル，そして胃管の太さを示す時にも使われています．また動脈塞

栓除去用カテーテル（フォガティカテーテル）などもフレンチサイズが用いられています．

　さて，このフレンチサイズ，英語圏ではフレンチゲージとも呼ばれると言いましたが，注射針や点滴用の静脈留置カテーテルのサイズに用いるゲージとはまったく違っていることに注意する必要があります．大きな違いとして，気管チューブなどのフレンチサイズ（フレンチゲージ）は，数字が大きくなるほど太くなりますが，注射針，静脈留置カテーテルなどの場合，14 ゲージ（G），16 G，18 G，というように数字が大きくなるほど細くなっていきます．

この章のまとめ

- ☐ 気管チューブには，放射線不透性物質を含んでいるため，レントゲン撮影でチューブ位置を確認できる．
- ☐ 通常の気管チューブ（一腔性チューブ）のサイズは，通常は内径をミリメータで表示する．
- ☐ ダブルルーメンチューブ（二腔性チューブ）のサイズは，外径をフレンチサイズで表示する．
- ☐ 気管チューブ先端の斜めになっている断面部をベーベルと呼ぶ．
- ☐ 気管チューブにはカフが付いたものと付いていないものがある．
- ☐ カフはインフレーションチーブを通して膨らませる．
- ☐ カフ圧はパイロットバルーンの膨らみ具合で推定できる．
- ☐ 気管チューブの近位端には，呼吸回路に接続できるコネクタがあり，その外径は 15 mm に統一されている．
- ☐ 気管チューブ先端付近の側面にマーフィ孔が付いていると，チューブ先端が閉塞した場合に，この孔を通して換気ができるといわれている．

32 チューブサイズはどう決定？

第3部　気管挿管

適切なサイズを選ぼう！

▶ チューブサイズの決め方

　気管チューブのサイズは，手術を受ける人に対しては，術前に撮影された胸部レントゲン画像を見て決めるのが一般的です．しかし，これは日本のみのことで，海外，特に欧米諸国ではレントゲン画像で確認することはまずありません．というのは，海外ではよほどの理由がない限り，術前に胸部レントゲン画像を撮らないからです．

　また，病棟や病院外での心肺蘇生時には，胸部レントゲン画像を参照できないのが普通です．これらのことから，胸部レントゲン画像を参照しなくても，適切なサイズの気管チューブを選択できるようになっておく必要があります．

▶ チューブは太め？　細め？　ぴったり？

　過去には，気管チューブはできるだけ太いものを選ぶのがよい，とされていました．これは，昔のチューブは分厚いゴム製であった（COLUMN 参照）ため，できるだけ太いチューブを挿入しないと十分な換気量を得ることができない，と考えられていたからです．

　現在では，チューブ壁は薄くなり，内径と外径の差が小さくなっています（前章参照）．そのため，"細め"のチューブを用いても十分に換気量を保つことができるようになっています．研究によると，肺の疾患がない成人の場合，内径 6.0～6.5 mm のチューブを使用しても十分な換気ができることが判明しています．また，声帯のポリープの切除手術中などでは，内径 5.0 mm の気管チューブを使うことがありますが，この時も換気が不十分になることは普通ありません．

　ここで有用なエビデンスがあります．

> **ここがポイント**
> "太め"の気管チューブは"細め"のチューブに比べて，術後の嗄声や喉の痛みが起こる頻度が高い．

そのため現在では，原則として細めのチューブを選ぶのが適切となります．

● 成人でのチューブサイズ

成人では一般的に，次の内径のチューブを選択します．

> **ここがポイント**
> 気管チューブは細めのチューブを選択する．一般的な内径は次の通り．
> 　成人男性：7.5～8.0 mm
> 　成人女性：6.5～7.0 mm

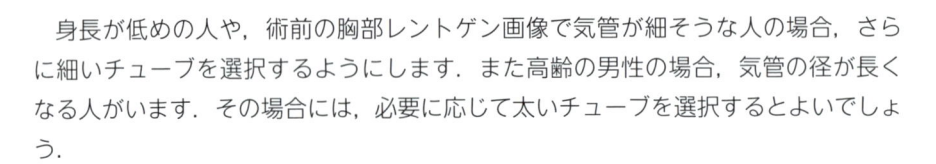

身長が低めの人や，術前の胸部レントゲン画像で気管が細そうな人の場合，さらに細いチューブを選択するようにします．また高齢の男性の場合，気管の径が長くなる人がいます．その場合には，必要に応じて太いチューブを選択するとよいでしょう．

● 小児でのチューブサイズ

小児では，これまでカフなしのチューブが主に用いられてきました．その場合，細すぎるチューブを挿入すると，陽圧換気中に送気ガスがチューブ周囲から大量に漏れ，十分な換気量を得ることができなくなる，という問題が起こります．

当然ながら，太すぎるチューブもよくありません．小児の気管は成人以上にデリケートなので，太すぎるチューブで気管粘膜などを傷つけてしまうと，いろんな問題が起きてしまいます．図 32.1 は生まれたての赤ちゃんの気管・気管支の原寸大のイラストです．

このような小さな気管に，少しでも太いチューブを無理に差し込もうとして気管粘膜が腫れてしまう（浮腫を起こす）とどうなるか想像してみてください．あっという間に息ができなくなってしまいそうですね？ ですから，そうならないように，細いチューブを細心の注意を払って挿入する必要があることがわかるはずです．

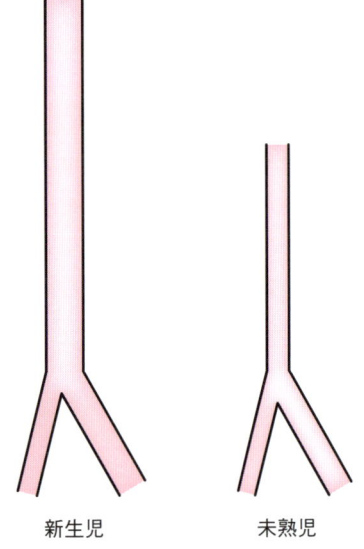

新生児　　未熟児

図 32.1　新生児の気管・気管支（原寸大）

小児は成人に比べて個体差が大きく，また日々ぐんぐんと成長しますから，術前の胸部レントゲン画像があれば，それを参考にしてチューブサイズを判定するのが最適と考えられています．

また年齢や身長に基づいたさまざまなサイズ選択法も報告されています．その中で有名な方法の1つは次の通りです．

> **ここがポイント**
> 小児における適切なチューブサイズ（内径）の目安＝年齢（歳）/4＋4 mm

例えば，2歳の子の気管チューブサイズは…

$$2/4＋4＝4.5$$

となり，4.5 mm となります．

この計算式はあくまで目安ですので，気管挿管時に太すぎる，あるいは細すぎると判断した時には，躊躇なく1サイズ細いあるいは太いチューブに変更すべきです．

COLUMN

気管チューブの進化

チューブを気管に挿入した最も古い記述は，西暦1000年ころのアラブ圏のアビセンナ（イブン・スィーナ）（Avicenna）（図32.2）によるとされています．植物の茎，おそらく葦の茎を気管切開した孔から挿入したと思われます．

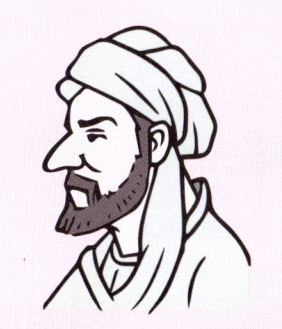

図32.2 アビセンナ（980-1037）

西洋での気管挿管の初めての記述は，それから500年以上経った1543年に，ヴェサリウス（Vesalius）（図32.3）が初めてブタに気管切開をして葦の茎を挿入したという報告です．このヴェサリウス，彼の専門である解剖学の本の扉絵（図32.4）は，教科書に載っていたりするので知っているかもしれません．

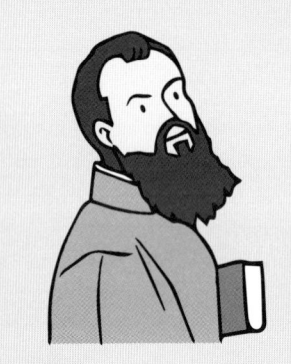

図 32.3　ヴェサリウス（1514-1564）

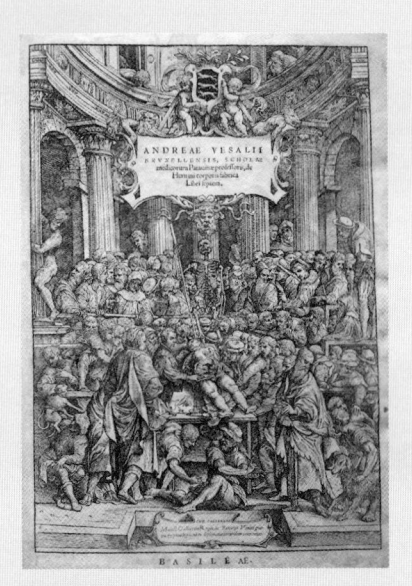

図 32.4　ヴェサリウスの解剖学書（*De humani corporis fabrica*，人体の構造について）の扉絵

　経口気管挿管は，1754年のピゥ（Pugh）の記述が世界で最古のもので，そして全身麻酔中の気管挿管は1880年メースウェン（Macewen）（図32.5）が始めた，とされています．この時用いられていたチューブは形状を調整できる金属製でした（図32.6）．これを起きている人に挿入していたのですから，入れられた人はさぞかし苦しかったに違いありません．

　その後，1930年代からはゴム製のチューブが用いられるようになりました（図32.7）．これらのチューブは赤から橙色だったので，"赤ゴムチューブ（red rubber tubes）"と呼ばれていました．赤ゴムチューブは太くて硬いガスホースのようなものであったため，気管への刺激が強かったといえます．またカフはチューブから独立していて，気管挿管前にカフとインフレーションチューブをチューブに装着して

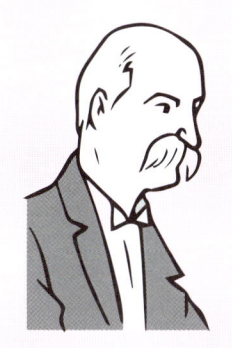

図 32.5 メースウェン（1848-1924）

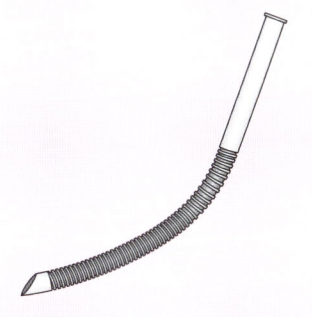

図 32.6 メースウェンが用いた金属製チューブ

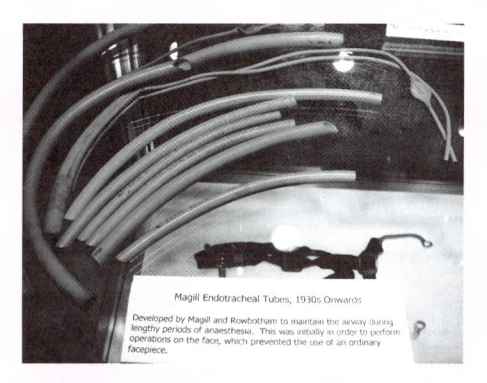

図 32.7 1930 年代から用いられていたゴム製の気管チューブ
（英国 AAGBI 麻酔博物館で許可を得て著者が撮影）

用いていました．

　1980 年代に，現在も使用されているポリ塩基ビニル（PVC）製のチューブが開発されました．当時は不透明のチューブでしたが，現在のチューブの多くは透明で，外からチューブ内の状態を確認できるようになっています．

　このように進化し続けてきた気管チューブ．将来どのように進化していくのかが楽しみですね．

この章のまとめ

- [ ] "太め"の気管チューブは，"細め"のチューブに比べて，術後の嗄声や喉の痛みの頻度が高い．
- [ ] 気管チューブは"細め"のチューブを選択する．
- [ ] 気管チューブの適切なサイズは，成人男性で内径 7.5〜8.0 mm，成人女性で内径 6.5〜7.0 mm である．
- [ ] 小児での気管チューブの適切なサイズ（内径）の目安は，年齢（歳）/4 + 4 mm である．

33 気管チューブのカフを理解する

第3部 ● 気管挿管

カフの2大区分を理解しよう！

● カフの種類

　気管チューブに付いているカフは大きく2種類に区分することができます．**低容量高圧カフ**（low-volume, high-pressure cuff）と**高容量低圧カフ**（high-volume, low-pressure cuff）です．

● 低容量高圧カフ

　過去には，低容量高圧カフがほとんどで，カフ形状は中央部が膨らんだ紡錘状になっていました（図33.1）．

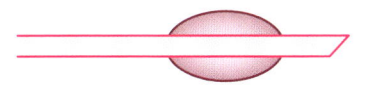

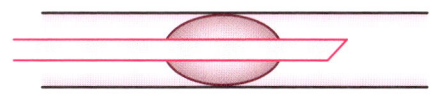

図33.1 低容量高圧カフの典型的な形状（左）と気管内で膨らませた状態（右）

　気管に挿入してこのカフを膨らませると，カフの中央部が気管の内壁に接触することにより，送気ガス漏れを防ぐことが可能となります．図33.1を見ればわかるように，カフをしっかりと膨らませないと，カフ中央部が気管壁に接触しません．そのため，カフ内の圧は高くなる可能性があります．また，カフが気管内壁に接触するのはカフ中央部のみなので，高いカフ圧がすべてこの狭い接触面に集中して加わります．これにより，その部の気管が押し広げられて変形し，この状態が長時間続くと，気管粘膜やその奥の組織が壊死してしまう危険が出てきます．

● 高容量低圧カフ

　高容量低圧カフは普通は円柱状になっています（図33.2）．このカフは従来の紡錘状のカフに比べて大きく，カフを完全に膨らませるのにはより高容量が必要なため，高容量カフと呼ばれています．

第3部 ● 気管挿管

高容量低圧カフの特徴は次の通りです．

> **ここがポイント**
> 高容量低圧カフの直径は，気管径よりも長く設計されている．

　そのため，カフを気管内で膨らませていくと，理論的にはカフが完全に膨らむ前にカフが気管内壁に接触することになります．ですから，カフ内の圧はほとんど上昇しません．また，カフのほぼ全体が気管壁と接触するため，カフが気管壁に加える圧が分散します．そのため，このようなカフは高容量低圧カフと呼ばれています．

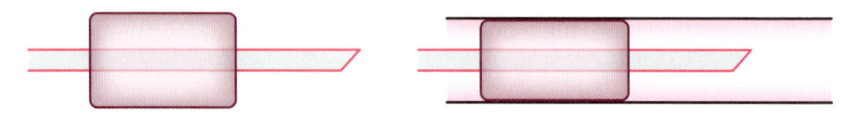

図 33.2 高容量低圧カフの典型的な形状（左）と気管内で膨らませた状態（右）

▶ カフが組織に加える圧

　カフを膨らませていくと，カフ内の圧は上昇していきます．そして，カフが完全に膨らんだところで，さらに空気を追加すると，カフ内圧は急激に上昇します．これは，カフが収縮しようとする力が出るからです．風船を膨らませれば膨らませるほど，風船の内圧が上昇し，中の空気が急激に出ていこうとするのをイメージすればわかりますね？

　カフが完全に膨らむと，カフは収縮しようとするので，カフ内圧は上昇しますが，この圧が外に向かうわけではありません．そのため，低容量高圧カフの場合，カフ内圧と気管内壁に加わる圧に違いが出てしまいます．

　一方，高容量低圧カフを用いた場合，臨床上次の関係があります．

> **ここがポイント**
> 高容量低圧カフの場合，カフ内圧 ≒ 気管粘膜に加わる圧

　高容量低圧カフの場合，カフが完全に膨らむ前に気管内壁に接触するため，最低限のカフ量で膨らませている限りは，カフ内圧はほとんど上昇しないことになります．

この章のまとめ

- [ ] 気管チューブのカフには，低容量高圧カフと高容量低圧カフがある．
- [ ] 過去の気管チューブのカフはほとんどが低容量高圧カフで，気管粘膜に加わる圧が高くなりやすかった．
- [ ] 気管粘膜に加わる圧が高いと，気管粘膜の壊死や，気道狭窄を起こす危険性が高くなる．
- [ ] 高容量低圧カフの直径は，気管内径よりも長く設計されている．
- [ ] 高容量低圧カフは低容量高圧カフに比べて，気管粘膜に加わる圧を低く保つことが可能である．
- [ ] 高容量低圧カフでは，気管粘膜に加わる圧はカフ内圧とほぼ同じとなる．

34 第3部 ● 気管挿管
カフありかカフなしか?
カフのあるなしの利点・欠点を知ろう!

● カフの利点と欠点

　気管チューブのカフあり/なしのどちらを選ぶかは，カフのあるなしの利点・欠点を知った上で決める必要があります．

　カフ付きチューブの利点・欠点は表34.1の通りです．

表34.1 気管チューブカフの利点と欠点

利点	・チューブ周囲からのガス漏れを防ぐことが可能 ・チューブ周囲からの誤嚥を減少させることが可能
欠点	・カフで圧迫された組織の損傷を起こし得る ・より細い気管チューブの選択が必要

● カフの利点

　カフ付きの気管チューブの利点の1つは，チューブ周囲からのガス漏れを防ぐことです．換気バッグや人工呼吸器で陽圧換気をした時に，送気ガスを確実に肺に送り込むことが可能となります．また，吸入麻酔薬を用いて麻酔をしている場合，麻酔ガスが手術室内に漏れるのを防ぐことも可能です．

　カフ付き気管チューブのもう1つの利点は，誤嚥を減少させることです．フェイスマスクや声門上エアウェイに比べ，カフ付き気管チューブは誤嚥を最も有効に阻止できるとされています．

　ただし，気管挿管をしていても，誤嚥が起こることがあることを知っておく必要があります．現在販売されているほとんどの気管チューブのカフは誤嚥を完全に防ぐことができないことが判明しています（COLUMN参照）．

● カフの欠点

　気管チューブのカフの欠点は，カフで圧迫された組織の損傷です．喉頭や気管の粘膜はデリケートなので，膨らまされたカフで圧迫されると，粘膜に血液が流れにくく

なり，場合によっては腐ってしまいます（粘膜壊死）．これが起こると，長期的には喉頭や気管が狭窄してしまうことがあります．また，カフが声門部を圧迫し続けていると，声帯麻痺を起こす危険があります．さらに反回神経が麻痺し，声帯の動きが悪くなってしまうこともあります（第55章参照）．

カフ付きチューブのもう1つの欠点は，カフなしチューブに比べ，より細めのチューブしか気管に挿入できない点です．

▶ カフありかカフなしか？

成人ではカフの付いたチューブを用いるのが一般的です．一方小児では，カフが付いていない気管チューブが主に使用されてきました．その理由はいろいろありますが，いちばんの理由は喉頭・気管粘膜の損傷を防ぐためです．過去にはカフ付きの気管チューブを使用した後に粘膜壊死を起こし，のちに喉頭あるいは気管が狭くなって（喉頭・気管狭窄）しまった，という報告が多数されました．

小児でカフなしチューブが用いられてきた第2の理由は，気管チューブにカフを取り付けると，チューブの直径が短くなってしまい，換気がしにくくなるという問題があったからです．

最近ではチューブ壁がより薄くなり，また薄くて柔らかいカフが用いられているため，小児においてもカフ付きのチューブの問題が減りました．実際，小児においてもカフありチューブを問題なく使用できた，という報告が増えているため，最近は小児に対してもカフつきのチューブが用いられる頻度が高くなってきています．

COLUMN

カフ付き気管チューブは誤嚥を防ぐことが可能か？

気管チューブのカフの役割は，陽圧換気中にチューブと気管との隙間から送気ガスが漏れないようにすることと，誤って気管に入り込んだ胃内容物がカフより奥に流れ込まないようにすることです．しかしながら，現在使用されている高容量低圧カフの多くは意外に簡単に誤嚥を許してしまう可能性が指摘されています．

高容量低圧カフの場合，カフが完全に膨らまされる前に，ガス漏れを防ぐことが可能です．カフの直径は気管の直径より長いため，気管内ではカフには多くの皺ができます（図34.1）．

このモデルで液体をカフの上に流し込んでみます．そして流し込んですぐの状態が図34.2です．

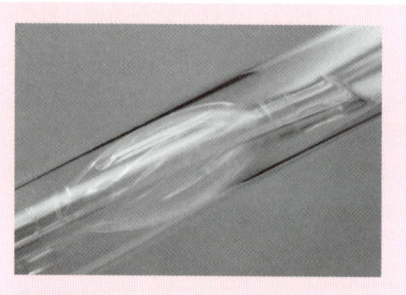

図 34.1 モデル気管に挿入したチューブ
カフに多くの皺ができている．

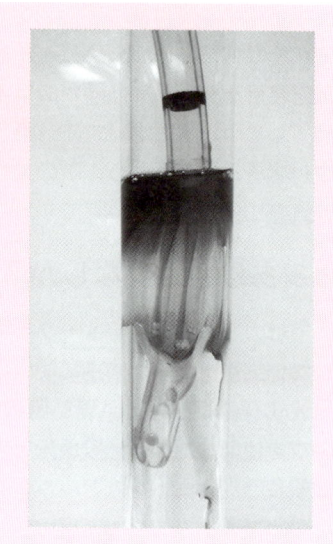

図 34.2 カフ上に液体を流し込んですぐの状態

　このように，液体はカフの皺を伝って，ほとんどがカフ部を通り越して気管の奥に流れ込んでしまっています．ですから，理論的には，簡単に誤嚥してしまうことになります．
　集中治療室で気管挿管がされている人で肺炎が起きた場合，主原因は誤嚥であることが判明しています．成人の場合，カフ付きの気管チューブを使用しているはずですから，カフを越えて誤嚥してしまっている証拠になります．さらに，全身麻酔中に気管挿管されている人でも，覚醒時に口腔内を吸引すると痰が多い場合がありますが，これも下気道内の痰がカフを逆行性に越えて口腔内に出された，と解釈できます．
　ただ吐物のように半固形物の流入は最小限に防ぐことが可能と考えられるので，気道確保器具としては，カフ付き気管チューブが最も有効に誤嚥を防ぐと考えられています．

この章のまとめ

- [ ] 気管チューブのカフの利点は，①チューブ周囲からのガス漏れを防ぐことが可能なのと，②誤嚥を最も有効に阻止できることである．
- [ ] 気管チューブのカフの欠点は，①カフで圧迫された組織の損傷を起こし得ることと，②より細いチューブを選ぶ必要があることである．
- [ ] 成人では，原則的にカフが付いたチューブを用いる．
- [ ] 小児では，過去にはカフが付いていないチューブを用いるのが主であった．
- [ ] 過去に小児でカフ付き気管チューブを避けていたのは，①カフ部の気管粘膜壊死の危険性と，②気管チューブ内腔が狭くなり換気が不十分となる危険性があったのが主な理由である．
- [ ] 近年，気管チューブとカフの性能の改良により，小児においてもカフ付き気管チューブの安全性が高まっている．

35 気管挿管をする器具は何?

第3部 ● 気管挿管

挿管器具はこんなにたくさんある！

▶ 喉頭鏡とその他の器具

気管挿管に最も使われている器具は**喉頭鏡**（laryngoscope）です．そしてその代表例が**マッキントッシュ（Macintosh）型**と**ミラー（Miller）型**です．

喉頭鏡は，これらのマッキントッシュ型とミラー型の他にも数十種類存在しています（表35.1）．

表35.1 喉頭鏡

Ⅰ．直視型喉頭鏡
- ● 彎曲型：マッキントッシュ（Macintosh）型
  - マッキントッシュA型
    （American type，標準型）ブレード
  - マッキントッシュE型
    （English type）ブレード
  - Bizzarri-Giuffridaブレード
  - Blechmanブレード
  - Double-angleブレード
  - Finkブレード
  - Sewardブレード
  - Tull Macintoshブレード
  - Upsher Low Profileブレード
  - Upsher ULXブレード
- ● ポリオ（Polio）型
- ● マッコイ（McCoy）型
- ● 直型：ミラー（Miller）型
  - ミラーブレード
  - Albertsブレード
  - Baintonブレード
  - Bennettブレード
  - Eversoleブレード
  - Flaggsブレード
  - Guedelブレード
  - Heineブレード
  - Hendersonブレード
  - Mashewsブレード
  - Michaelブレード
  - Oxiport Millerブレード
  - Schapiraブレード
  - Snowブレード
  - Soperブレード
  - Tull Millerブレード
  - Wisconsinブレード
  - Wis-Foreggerブレード
  - Wis-Hippleブレード

Ⅱ．間接視喉頭鏡
- ● サイカー（Siker）型
- ● ブラード（Bullard）型
- ● ビデオ喉頭鏡
  - グライドスコープ（Glidescope）
  - マックグラス（McGrath）
  - エアウェイスコープ（Airwayscope）
  - エアトラック（Airtraq）など

さらに気管挿管を可能とする器具は，喉頭鏡以外にも，表35.2のように，多種多様の器具が存在しています．これらの中から適切な器具を用いて気管挿管をします．

表35.2 気管挿管用器具

- 喉頭鏡（→表35.1）
- 直達鏡
    ジャクソン（Jackson）型
    マギル（Magill）型
- 気管支ファイバースコープ
- 先端光付きスタイレット
- 声門上エアウェイ
    ラリンジアルマスク
    i-gel など

COLUMN

気管挿管器具の進化

気管挿管は，18世紀から行われていたことを，第32章のCOLUMNで確認しました．当時は挿管器具はなく，例えばメースウェンは金属製のチューブを，器具を用いずに素手で挿入していました．そのため，声門を確認することなく挿入していたことになります．

生きている人の声門を初めて確認したのは，カースタイン（Kirstein）で，1895年に報告しています．耳鼻咽喉科医であった彼は，声門の検査のために器具を開発しました（図35.1）．

カースタインはこの喉頭鏡を，患者を座らせた状態で挿入し，声門を肉眼で見ることに成功した，と報告しています（図35.2）．

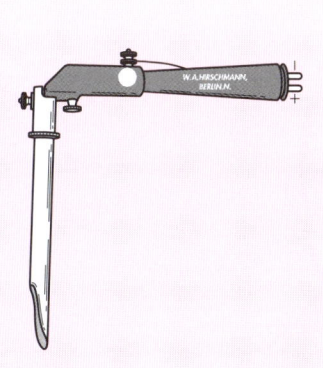

図35.1 カースタイン（Kirstein）直達喉頭鏡（autoscope）

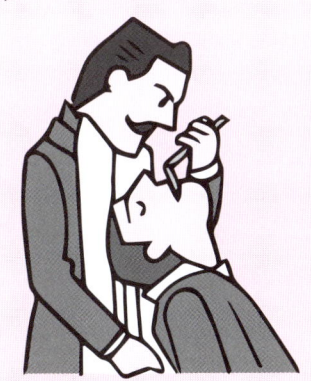

図35.2 カースタインによる世界初の声門確認の様子

しかし当時の医学界では，動いている声門を見ることは不可能だと考えられていたので，誰も彼の報告を信じず，捏造の報告だと捉えられてしまっていました．

喉頭鏡を用いて声門を直視下に確認し，気管挿管を施行し始めたのは，1910年代のジャクソン（Jackson）です（図35.3）．このジャクソンが考案した直達喉頭鏡（図35.4）の性能はカースタインの喉頭鏡に比べてずば抜けてよかったため，喉頭鏡を用いた気管挿管の成功率を上げることに成功しました．

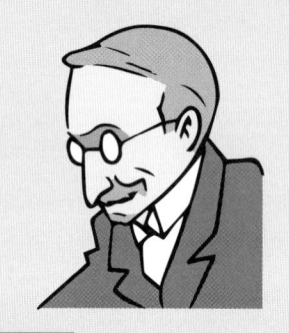

図35.3 ジャクソン（Jackson）　図35.4 ジャクソン喉頭鏡

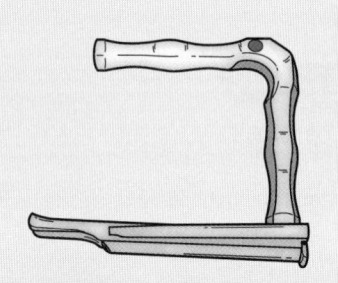

このジャクソン喉頭鏡，現在では麻酔科領域で使われることはほとんどありませんが，耳鼻科医は今でも気道異物の除去の際に用いています．耳鼻科手術のある手術室では常備しているところも多いので，探してみましょう．

ジャクソンと同時期に，マギル（Magill）（図35.5）が，全身麻酔症例における喉頭鏡を用いた気管挿管は，安全かつ確実であることを強調し，現在の喉頭鏡を用いた気管挿管法の基礎を確立しました．

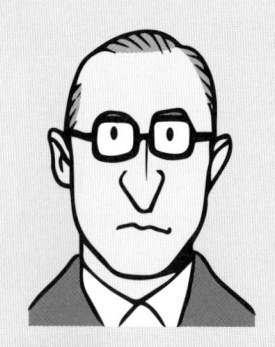

図35.5 マギル（Magill）

気道確保法に関するマギルの貢献は大きく，彼が喉頭展開の際の適切な頭頸位はスニッフィング位であること（第5章，第38章参照）を提唱した人物です．また，金属製の気管チューブの代わりに当時最も柔らかい素材であったゴム製チューブ（当時マギルチューブと呼ばれました．第32章参照）に変更し，気道損傷を減らすことに成功しています．さらに，彼の考案したマギル鉗子（Magill forceps）（図35.6）は，今でも経鼻挿管（第39章参照）や胃管の挿入時に使用されています．

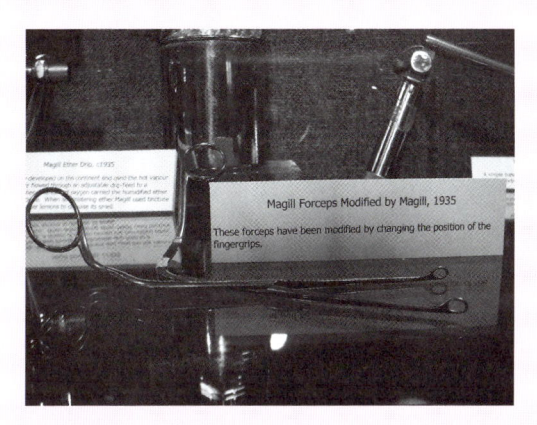

図 35.6 マギル鉗子（当時のオリジナル）
英国 AAGBI 麻酔博物館で許可を得て著者が撮影．

ただ，1930年代後半まで喉頭鏡を用いた気管挿管の有用性に異を唱える者も少なからずいました．例えば，1937年の医学雑誌で，「金属製の喉頭鏡を口腔・咽頭に挿入して気管挿管をするのは侵襲性が高いため，指だけを用いて気管挿管をすべきである」という論文が掲載されています．当時，気道確保法として喉頭鏡を用いた気管挿管がまだまだ主流ではなかったことが伺えます．

そして，1940年代になって，マッキントッシュ（図35.7）およびミラー（図35.8）がより性能のよい喉頭鏡を発明し，気管挿管がさらに効率的にできるようになりました．また，同時期（1942年）に筋弛緩薬クラーレが全身麻酔中に初めて投与され，喉頭展開・気管挿管時の気道反射を抑制することが可能となりました．さらに，第二次世界大戦が勃発し，連合軍が気管挿管を普及させたこともあり，喉頭鏡を用いた気管挿管が気道確保の主流となったという経過が伝えられています．

このマッキントッシュとミラー喉頭鏡は，発明されてから70年以上経っていますが，今でも気管挿管器具の主流になっています．

1980年代からさらに新たな挿管器具が開発されました．その1つがラリンジア

第 3 部 ● 気管挿管

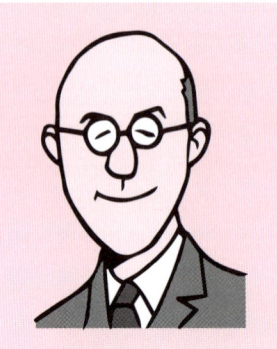

図 35.7 マッキントッシュ（Macintosh）

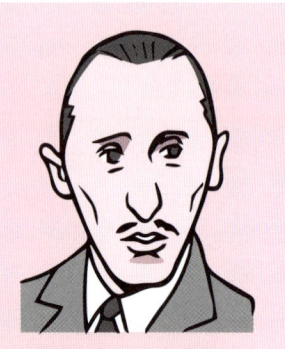

図 35.8 ミラー（Miller）

ルマスクです．ラリンジアルマスクは換気のために使用する器具ですが，これを介して気管挿管も可能です．i-gel などの声門上エアウェイのいくつかもそれらを介して挿管が可能です（第 2 巻第 105，106 章参照）．

　もう 1 つの新たな挿管器具はいわゆるビデオ喉頭鏡です．これを用いることにより，さらに確実に気管挿管が可能であることが判明しています（第 2 巻第 93〜98 章参照）．

　このように，気管挿管器具は長い時間をかけて進化し続けていることがわかりますね．

この章のまとめ

- □ 気管挿管に最も使用されている器具は喉頭鏡である．
- □ 喉頭鏡のうちマッキントッシュ型とミラー型が主に使用されている．
- □ 喉頭鏡は，マッキントッシュ型とミラー型以外にも数十種類ある．
- □ 喉頭鏡以外にも，直達喉頭鏡や気管支ファイバースコープなど，さまざまな気管挿管器具がある．

36 マッキントッシュとミラー喉頭鏡

第 3 部 ● 気管挿管

代表的な喉頭鏡を知る

● マッキントッシュとミラー喉頭鏡

　マッキントッシュ喉頭鏡（Macintosh laryngoscope）（図 36.1）は，1943 年にマッキントッシュが発明，発表してから 70 年以上も使用頻度第 1 位の座を保ってきたのですから，その有用性に疑いはありません．

　ミラー喉頭鏡（Miller laryngoscope）（図 36.2）は，もう 1 つの代表的な喉頭鏡です．この喉頭鏡は，マッキントッシュ喉頭鏡の論文よりさらに以前の 1941 年に報告されています．

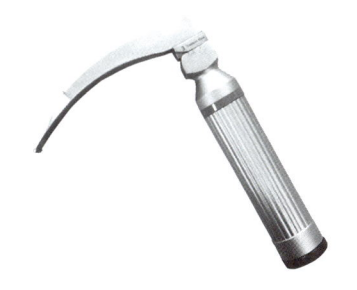

図 36.1　マッキントッシュ喉頭鏡

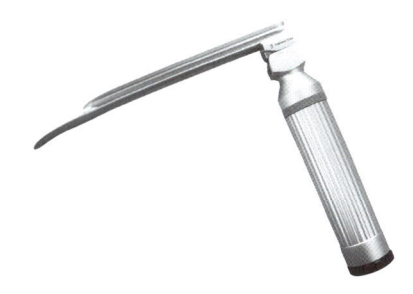

図 36.2　ミラー喉頭鏡

● 喉頭鏡の構造

　喉頭鏡は手で持つ部位のハンドル（handle）と，口腔・咽頭内に挿入する部位のブレード（blade）と呼ばれる 2 つのパーツで構成されています（図 36.3）．ブレードサイズは新生児から成人に対応して数種類あり，ハンドルに取り付けて使用します．

　ブレードを喉頭鏡に挿入した状態で，ブレードの左側にはウェブ（web）というブレードに垂直になった部位があり，その端に，ブレードと平行になったフランジ（flange，縁）が付いています（（図 36.3）．このウェブとフランジにより，舌を左側に移動させ，またブレード上部の空間を確保することにより，気管チューブ挿入のための視野を広げることが可能となっています．

第 3 部 ● 気管挿管

図 36.3 喉頭鏡の部位名

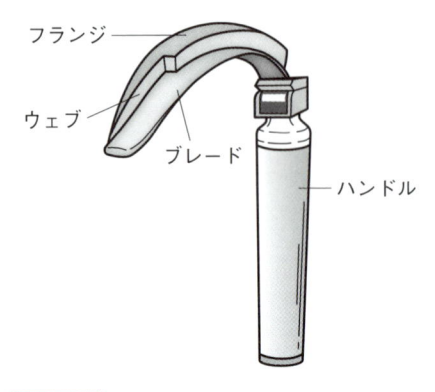

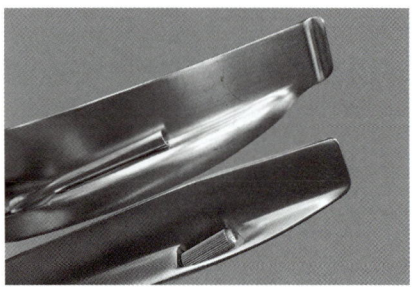

図 36.4 喉頭鏡の光源：ファイバー導光管（上）と電球（下）

　ブレードの先端から数 cm 手前に光源があります．従来は豆電球が付いていましたが，今ではグラスファイバー導光管が使用されていることが多くなっています（図36.4）．
　ハンドルは名前の通り，喉頭鏡を握る部位です．ハンドルは通常直径 2.5 cm，長さ 15 cm 足らずの大きさで握りやすくなっていますが，より細いものやより短いものも存在しています．
　ハンドルの中には電池が入っていて，ここから発光の電気を供給します．現在は充電式になっていることが多くなっています．

▶ マッキントッシュ喉頭鏡かミラー喉頭鏡か？

　第 38 章で確認しますが，これらの 2 種類の喉頭鏡は，ブレードの先端の挿入位置が違います．一般的に，成人ではマッキントッシュ喉頭鏡が主に使われています．一方，小児ではマッキントッシュ喉頭鏡あるいはミラー喉頭鏡が選択されますが，乳幼児ではミラー喉頭鏡を選択する人の方が多いようです．

この章のまとめ

- ☐ 喉頭鏡はハンドルとブレードの 2 つの主要パーツで構成されている．
- ☐ ブレードにはウェブとフランジが付いており，これらにより舌を左に移動させ，気管チューブ挿入のための視野を広げる．
- ☐ ブレードの先端付近に光源が付いている．

第3部 ● 気管挿管

37 気管挿管の準備
備えあれば憂いなし！

▶ 準備はしっかりと！

　気管挿管は普通，全身麻酔を導入し，フェイスマスクで換気をした後に行いますが，マスク換気が困難な場合があります．そのような場合，速やかに気管挿管が必要となることがあります．その時に気管挿管の準備が不十分だと，迅速に挿管できません．そのため，気管チューブや挿管器具のみならず，気管挿管に必要な物品も含め，しっかりと準備しておくようにします．

▶ 気管チューブの準備

▶ チューブの種類とサイズの選択
　適応となる種類のチューブで，適切と思われるサイズ（第32章）のチューブを準備します．チューブは，予想されるサイズと，1サイズ細めのチューブも用意しておきます．

▶ カフ用注射器の準備
　カフに空気を入れるために注射器を用いるのが一般的です．カフに注入する空気量は，通常 10 mL 以下なので，一般的には 10 mL 用注射器を準備します．

▶ チューブ機能の確認
　気管チューブを包装しているパッケージの中は滅菌された状態になっているため，"清潔"* です．使用前に，滅菌パッケージに破れがないことを確かめ，破れが認められた場合，その製品の使用を避けます．
　開封後は，気管チューブの気管に挿入される部位を触って "不潔"* にしないように注意します．
　包装パッケージを開封し，チューブを取り出したら，器具に異常がないことを確認

---

*医療界の用語で，"清潔" とは滅菌された状態，"不潔" とは滅菌されていない状態を示します．

します．まれにチューブの内部にプラスチックの異物があったり，膜が張っていたりしていることがあるため，これらがないことを確認します．

次に，気管チューブにコネクタが外れないように，コネクタの根元までチューブを差し込んでおきます（COLUMN 参照）．

最後に，カフを正常に膨らますことが可能なことを確認します．注射器をインフレーションチューブのコネクタに接続し，空気を注入します．もし，カフの一部位が膨らみ過ぎたり，凹んでいたりした場合は，使用しないようにします．また，注射器を外すと，インフレーションチューブ内のコネクタに一方向弁が機能し，カフ内の空気が漏れ出てこないことを確認します．

そして，カフに穴が開いていないかどうかを確認します．チューブの遠位部を清潔な水の中にカフ全体が浸るまで挿入し，カフを膨らませ，カフから空気が水中に漏れ出てこないことを見るのが一般的な方法です（図 37.1）．

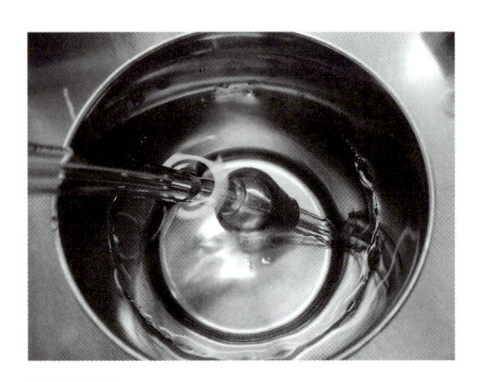

図 37.1 カフが破れていないことの確認法

▶ カフへの潤滑剤の塗布

気管挿管時にチューブ，特にカフ部が声門や気管壁に接触した時の抵抗を減らすために，カフに医療用潤滑剤（ゼリー）を塗布することがあります．その場合，潤滑剤は水溶性のものを使用します．油性の潤滑剤やリドカインスプレーは，気管チューブの印字やカフを溶かす危険があるため，使用しないようにします．

カフ部への水溶性潤滑剤を塗布するひとつの方法として，気管チューブの包装パッケージの透明シートの清潔面にチューブを置き，潤滑剤をカフ上に滴下します（図 37.2）．次に透明シートを折り曲げて気管チューブを包みこむようにして，潤滑剤をカフ全周に塗布します．その後，チューブが不潔にならないように，透明シートを内側に折り曲げたままにしておきます．

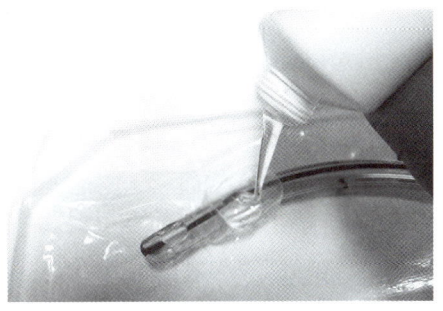

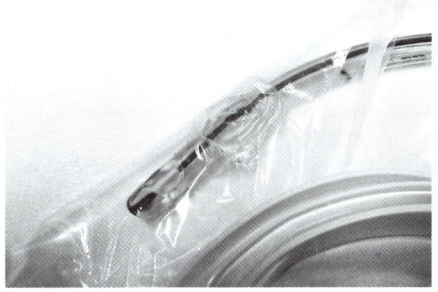

図 37.2 カフへの水溶性潤滑剤の塗布方法
左：チューブのカフ上にゼリー滴下，右：透明シートを折り曲げてゼリーを塗布

▶ 喉頭鏡の準備

▶ブレードの選択

　喉頭鏡ブレードのサイズを 2〜3 種類用意します．ブレードサイズは国際規格で表 37.1 のようになっていますから，これらを参考にします．

表 37.1 喉頭鏡ブレード国際規格サイズと適応対象者

サイズ	対象
000	未熟児
00	新生児
0	乳児
1	小さな小児
2	小児
3	成人
4	大きな成人
5	特に大きな成人

▶ブレードとハンドルの接続

　喉頭鏡のブレードをハンドルに接続できることを確認します．現在販売されているブレードの多くは違う製造元のブレードともハンドルを接続できるようになっています．しかし，接続不能，あるいは接続できても光が点かないことがあるので，この段階でしっかりと確認しておきます．

第3部 気管挿管

▶光源の確認
　喉頭鏡の光が十分に明るいことを確認します．十分に明るくない場合，電池の交換あるいは充電をします．
　光源に電球を使用している場合，電球の接続が緩んでいないことを確認します．もし緩んでいると，喉頭展開時に電球が外れて気道異物となる危険があるため，しっかりと接続しておきます．

▶洗浄・滅菌の確認
　再使用可能なブレードを使用する場合，適切に滅菌あるいは消毒がされていること，異物などがブレードに付着していないことを確認しておきます．

● 挿管補助具の準備

▶必要補助器具
　気管チューブの挿入が困難な時に使用する補助具を準備しておきます．例えば，挿管が困難な場合の第一選択として，**スタイレット（stylet）**（第2巻第89章参照）や**ブジー（gum elastic bougie）**（第2巻第90章参照）は常に準備しておきます．気管挿管が中等度あるいは高度に困難と予測された場合，さらに多くの補助器具を準備する必要があります．

▶口咽頭エアウェイ
　フェイスマスク換気が困難な場合のために，口咽頭エアウェイ（第9章参照）なども準備しておきます．

▶吸引装置
　口腔に痰や吐物があれば，気管挿管が困難となります．そのため，吸引装置と吸引管を準備して速やかに除去できるようにしておきます．

▶その他
　気管挿管後に必要な，聴診器，**バイトブロック（bite block）**，固定テープ（第50章参照）なども準備しておきます．また，必要と判断されれば，胃管を準備しておきます．

COLUMN

気管チューブのコネクタはなぜ外れやすくなっているのか？

　レインフォースド（スパイラル）チューブのコネクタはチューブにしっかりと接着されていて，外れないようになっています．一方，通常のチューブの場合，コネクタは普通接着されていません．また，滅菌パッケージを開けた時のコネクタは，チューブ本体に半分くらいしか挿入されておらず，すぐに外れてしまいそうな状態になっています（図37.3）．

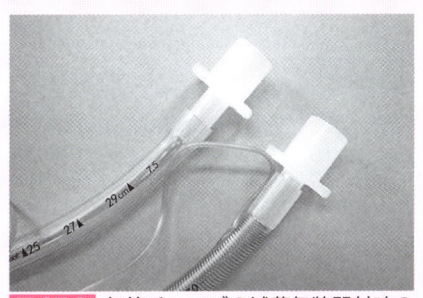

図 37.3 気管チューブの滅菌包装開封時のコネクタ部：通常チューブ（上）とレインフォースドチューブ（下）

　ではなぜ，チューブの違いによりコネクタが接着されていたり，いなかったりしているのでしょうか？　当然ながら，安全性からは，コネクタがチューブにしっかりと接着されていて外れないようになっている方がよいのですから，通常チューブのコネクタが外れやすくなっているのには何か理由があるはずです．

　答えのヒントは通常チューブに記載されています．これ，意外と知られていないので，確認してみましょう．

　まずは成人用の通常気管チューブの側面を注意深く見てください．ORAL/NASAL（経口 / 経鼻）という記載があるはずです（図37.4）．

　この表記は「経口あるいは経鼻挿管用」という意味と思っている人が多いようですが，実は違います．通常チューブの場合，経口挿管する場合と経鼻挿管する場合でチューブの使用法が違う，というのが"ミソ"です．そして，この経口 / 経鼻の印刷されている位置が重要になってきます．

　経鼻挿管の場合，チューブをそのまま使います．一方，経口挿管の場合，ハサミでチューブを切ることになっています．そして切るべき箇所がORALとNASALの

第3部 ● 気管挿管

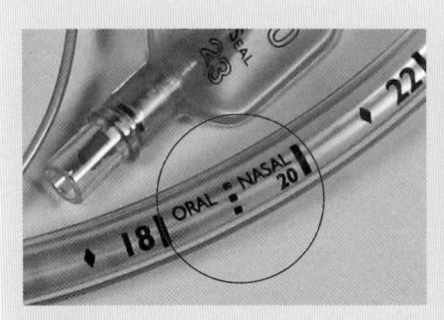

図37.4 チューブ側面の表記

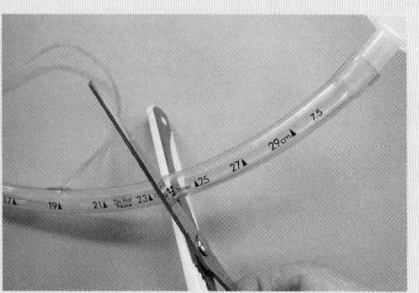

図37.5 経口挿管用に気管チューブを切る位置

間の点線になります（図37.5）．

経口挿管時にチューブを切って使用する理由は，口の外に出ているチューブをできるだけ短くすることにより，チューブが折れ曲がって閉塞するのを防止するためです．このように，経口挿管の場合には，チューブを切るデザインのため，コネクタは外れやすくなっていて，短く切ったチューブにつなぎ直すことができるようになっています（図37.6）．

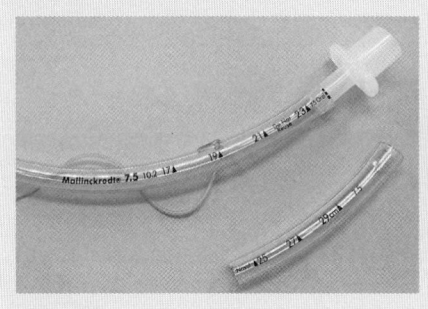

図37.6 チューブ切断後にコネクタを再接続した状態

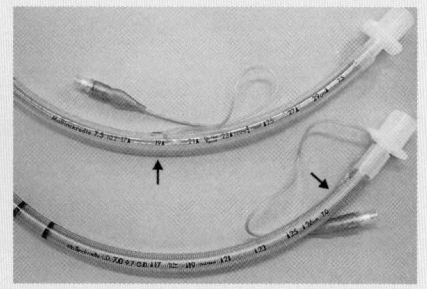

図37.7 通常チューブ（上）とレインフォースドチューブ（下）
インフレーションチューブの接続部が違う．

一方，レインフォースドチューブは折れ曲がりにくいため，チューブを切る必要はありません．また，チューブを切ると，中の金属螺旋が突出したりして危険です．そのため，コネクタはしっかりと接着されています．

日本では経口挿管の時にチューブを短く切らずにそのまま使用していることが多いようですが，海外，特に英国圏では今でもチューブを切っています．私がイギリ

スにいた時も，一日の始めの仕事として，10本近い気管チューブを短く切って準備をしていました．

さて，普通チューブとレインフォースドチューブでコネクタのほかにもう1つ違いがあります．それは，インフレーションチューブの接続部位です（図37.7）．

図37.7を見れば明らかなように，通常チューブのインフレーションチューブはチューブの中央部付近に接続されていて，そしてレインフォースドチューブはコネクタ付近に接続されています．

この違いの理由，もう理解できますね？　通常チューブのインフレーションチューブの接続部位は当然ながらORAL/NASALのチューブ切断部位より先端側にないと，カフの機能が役立たなくなってしまいます．一方，レインフォースドチューブは切ることがなく，インフレーションチューブは短い方がトラブルが少ないため，コネクタ付近に接続されています．

単なる気管チューブでも細かいところを見ると，いろんな工夫がされていることがわかりますね．

この章のまとめ

- ☐ 気管挿管に必要な器具を事前に準備しておく．
- ☐ 気管チューブは予想される適切サイズと，1サイズ細めのチューブを準備しておく．
- ☐ 喉頭鏡のブレードは，予想される適切サイズを中心に2〜3サイズ準備しておく．
- ☐ 使用前に，気管チューブが正しく機能することを確認しておく．
- ☐ 気管挿管前に喉頭鏡が機能することを確認しておく．
- ☐ 気管挿管前にチューブのカフ部を中心に水溶性潤滑剤を塗布しておく．
- ☐ 咽頭エアウェイ，吸引器具など，気管挿管時に必要と思われる補助具を準備しておく．

第3部 ● 気管挿管

38 喉頭展開の仕方
理想的な喉頭展開をしよう！

▶ 喉頭展開

　喉頭鏡のブレードを口腔に挿入して，声門が見えるようにすることを，**喉頭展開（laryngoscopy）**と表現します．そして喉頭鏡を用いて喉頭展開ができたら，チューブを声門に通して気管挿管を完了します．

▶ ブレード先端位置

　マッキントッシュ喉頭鏡とミラー喉頭鏡のブレード先端の挿入位置は次のように違いがあります．

> **ここがポイント**
>
> **喉頭鏡先端位置**
> 　　マッキントッシュ型：喉頭蓋谷
> 　　ミラー型　　　　　：喉頭の内側（声門側）

　マッキントッシュ型では，ブレードの先端を喉頭蓋の外側と舌根の間の"谷"になった部位，すなわち**喉頭蓋谷（epiglottic vallecula, vallecula）**に挿入します（図38.1）．
　そして，喉頭蓋谷に挿入したブレードの先端を天井に向かって持ち上げます．これにより，喉頭蓋の根元に引き上げる力が掛かるため，声門に向かって倒れ掛かっている喉頭蓋を間接的に立ち上げることができる，というのが原理です．
　一方，ミラー喉頭鏡の場合，ブレード先端を喉頭蓋の内側（声門側）に挿入し，ブレードを天井に向かって持ち上げることにより，喉頭蓋を直接持ち上げます．

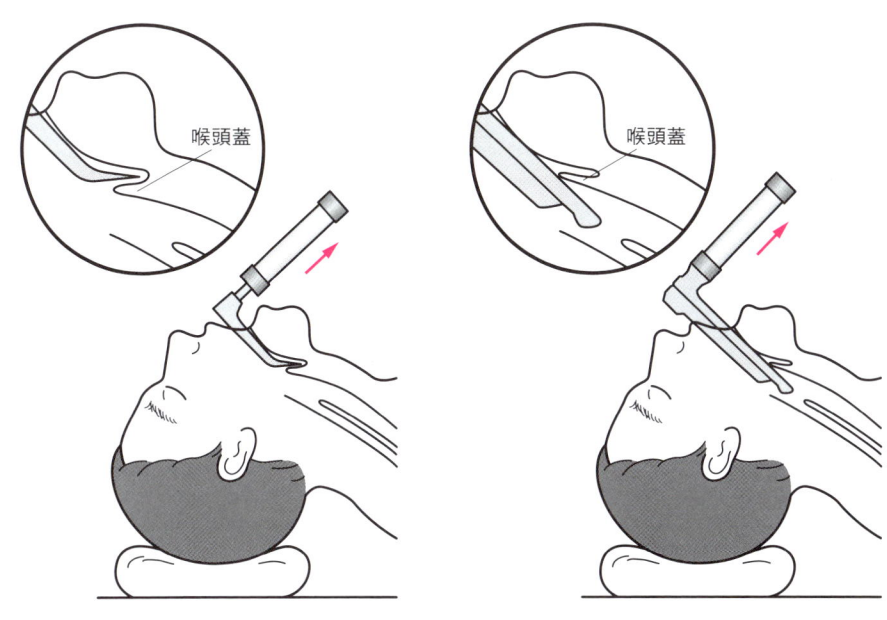

図 38.1 マッキントッシュ喉頭鏡（左）とミラー喉頭鏡（右）のブレード先端の挿入位置

● 喉頭鏡の持ち方

　喉頭鏡は通常，左手で持つようにデザインされています．これはチューブを普通右手で持つため，喉頭鏡は左手で持つことになるからです＊．第 36 章で，喉頭鏡を握ると，ブレードのフランジは左側に位置することを確認しました（図 38.2）．
　そのため，気管チューブは右側からより容易に挿入することが可能になります．

● 喉頭展開法

　マッキントッシュ喉頭鏡あるいはミラー喉頭鏡を用いて気管挿管をする場合，口の外から声門を見えるようにする，すなわち視点から声門までを一直線にする必要があります．そうするには次の方法があります．

- **頭頸部をスニッフィング位にする**

　第 6 章で，スニッフィング位にすることにより，視点から声門までを一直線に近づけることが可能なことを確認しました．そのため，気管挿管の時にも枕の上に頭を

＊左利きの人が右手で喉頭鏡を持ち，左手でチューブを気管に挿入できるように，左利き用ブレードが販売されています．このブレードのウェブとフランジは右側に付けられています．

第 3 部 ● 気管挿管

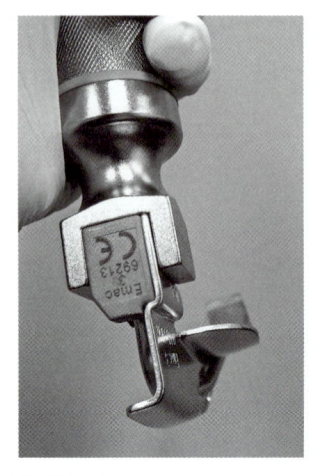

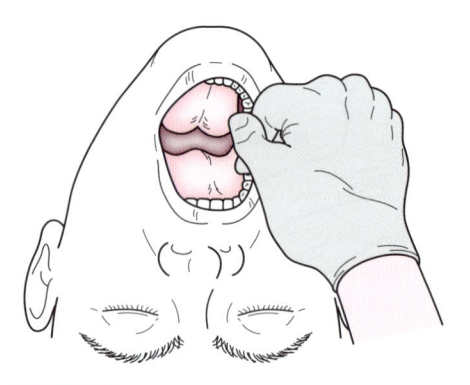

図 38.2 喉頭鏡を持った時の状態

図 38.3 クロスフィンガー法による開口

乗せた状態で頭部を後屈させたスニッフィング位にします．

• 開口する

口をしっかりと開けます．そのためにはクロスフィンガー（cross finger）法を用いるのが一般的です．これは，手袋をした親指（第一指）を下の奥歯，人差し指（第二指）を上の奥歯に置き，図 38.3 のように交差（クロス）させて開口させる方法です．

クロスフィンガー法で注意すべきことは，親指に力を入れ過ぎると，頭部が前屈してしまうことです（図 38.4 右）．これではスニッフィング位を崩してしまうことになります．親指で奥歯をベッドに向かって押し込むのではなく，天井に向けて押し上げるようにして開口させるのがコツです（図 38.4 左）．

開口が不十分な場合，手袋をした親指を下の門歯の裏の下顎体に入れて下顎を持ち

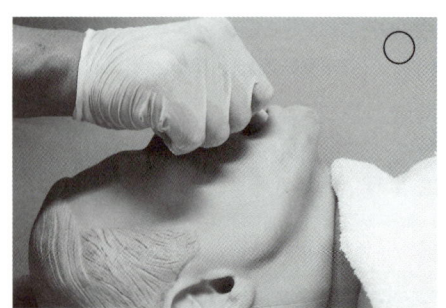

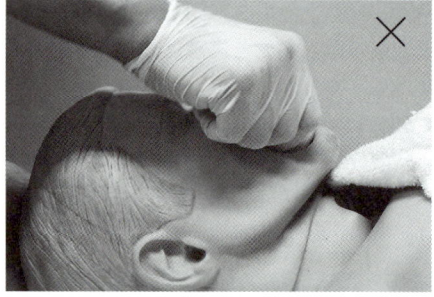

図 38.4 クロスフィンガー法による開口：よい例（左）と悪い例（右）

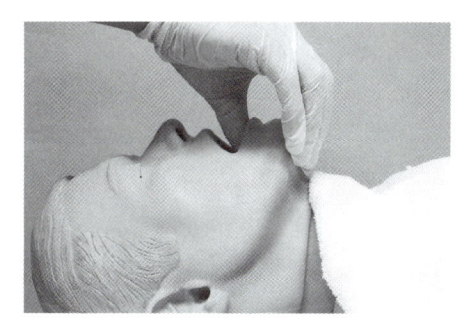

図38.5 指による下顎の引き上げ

上げることにより，開口および下顎挙上をより有効にすることが可能になります（図38.5）．

- 喉頭鏡のハンドルを左手で握り，ブレードを口腔の正中に挿入する
- ブレード先端が咽頭後壁に到達したら，ブレードのフリンジを用いて舌全体を左に移動させる
- マッキントッシュ喉頭鏡では喉頭蓋谷に，ミラー喉頭鏡では喉頭蓋の声門側にブレード先端を置く（図38.1）
- ブレード先端を喉頭蓋谷あるいは喉頭蓋の声門側に挿入した状態で，喉頭鏡全体を天井に向けて引き上げる

喉頭展開処置により，声門が確認できるはずです（図38.6）．

喉頭展開時に注意すべきことは，喉頭鏡で"てこ"の原理を使って声門を見ようとしないことです（図38.7）．

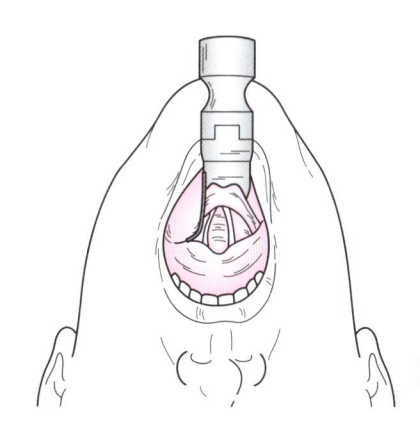

図38.6 マッキントッシュ喉頭鏡で喉頭展開をした時の理想的な声門の見え方

第3部 ● 気管挿管

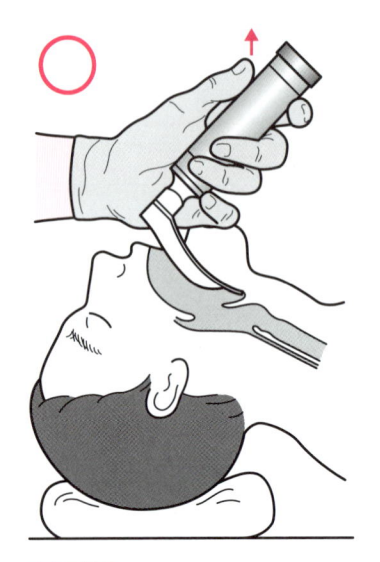

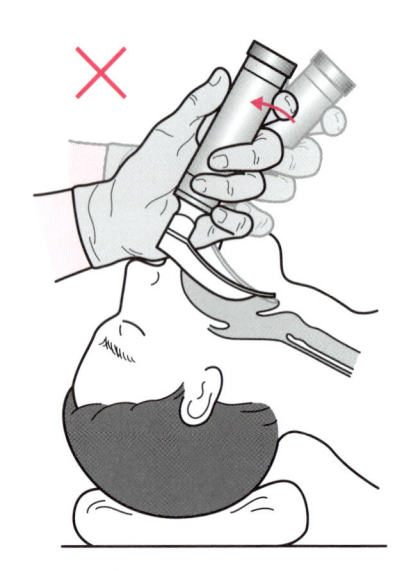

図 38.7 喉頭展開の仕方：よい例（左）と悪い例（右）
喉頭鏡を天井に向かって引き上げた場合，ブレードが上の歯に当たることはない．
一方，"てこ" の原理を用いると，ブレードが上の歯に当たり，歯を折る危険性がある．

- 右手でチューブを持ち，声門を介して気管に挿入する
- 気管チューブを保持したまま喉頭鏡を抜去する

▶ ベッドの高さ

　喉頭鏡を用いて気管挿管をする場合，ベッドの高さの違いにより喉頭展開・気管挿管の容易さに違いがあります．理想的なベッドの高さのポイントは次の通りです．

> **ここがポイント**
> 喉頭展開・気管挿管時に理想的なベッドの高さは，
> 患者の額が処置者のみぞおちの高さになるようにする（図 38.8）．

　"意外と高い" ように思うかもしれませんが，これにより，処置者が腰を屈めずに声門を見ることができる状態になります．手術室のようにベッドの高さを調節できるところでは，麻酔の導入前にしっかりと理想的なベッド高にしておきましょう．

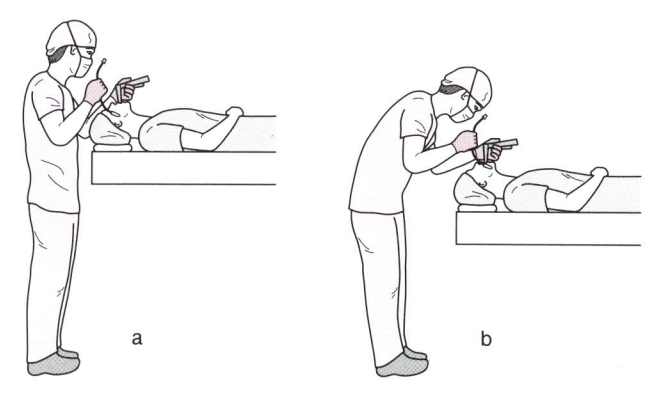

図38.8 気管挿管時の理想的なベッドの高さ
a: 患者の額が処置者のみぞおちの高さになっている．
b: ベッドが低いと，処置者の姿勢が悪くなり，声門の確認が困難となる．

COLUMN

理想的な頭頸位の変遷

　第5章，第6章で，上気道閉塞を起こさせずにマスク換気をする場合の理想的な頭頸位はスニッフィング位であることを確認しました．また，喉頭鏡を用いて気管挿管をする場合も頭頸部をスニッフィング位にします．しかしながらこの頭頸位は時代とともに変化してきました．そしてまた，現在その理想的な頭頸位は変化しつつあります．その歴史と今変化しつつある状況をみていきましょう．

　歴史的に初めて最適な頭頸位を記載したのは，1888年のハワード（Howard）です．彼は，「（仰臥位になった）患者の頭をベッドから突き出させて，頭を自然にぶら下げた状態（図38.9）が上気道を開通させるのに適切」と記載しています．当時，扁桃の摘出はこの体位で行っていたため，"扁桃摘出位"（tonsillectomy position）と呼ばれていました．ただこの体位は頸椎に過度の負荷が掛かり，術後に頸髄損傷などを起こす危険がありました．

　1910年代にジャクソン（Jackson）は，頭をぶら下げる必要はなく，「頭をベッドに直接置いたまま頭部を後屈させる方法で気管

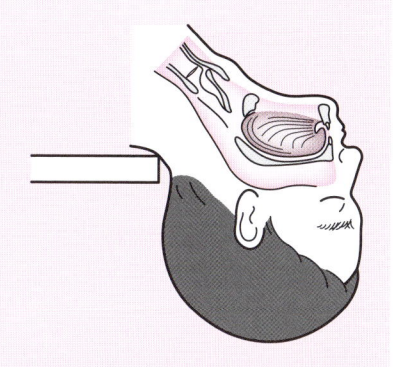

図38.9 19世紀末の"扁桃摘出位"

挿管が可能である」と報告しました．そして，マギル（Magill）はさらに自然な頭頸位，すなわち「頭を枕に乗せた状態で後屈させたスニッフィング位が気管挿管に最適な頭頸位である」と提唱しました．1944年にバニスター（Bannister）は，スニッフィング位にすることにより，口腔軸，咽頭軸，喉頭軸が一直線になる，という3軸一直線化理論（図38.10）を唱えました．この3軸一直線化理論は，単純でわかりやすかったので，スニッフィング位が最適な頭頸位であることを説明するのに長年用いられてきました．

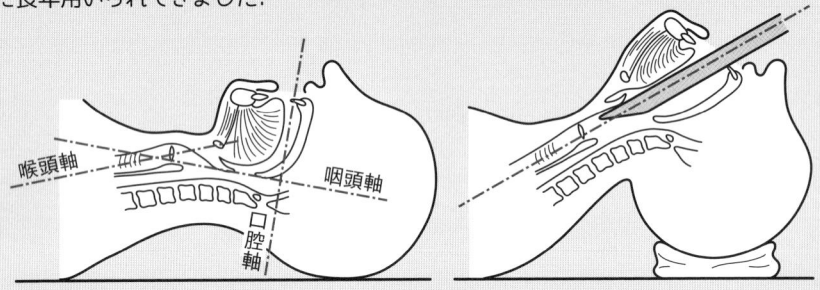

図 38.10 バニスター（Bannister）の3軸一直線化理論
左：仰臥位．口腔・咽頭・喉頭の軸はばらばらである．
右：スニッフィング位．3軸が一直線化する．

しかし2001年に，アドネット（Adnet）らがこの理論に疑問を投げかけました．彼らは磁気共鳴画像（MRI）を用いて研究したところ，どのような頭頸位にしても口腔軸，咽頭軸，喉頭軸を一直線にできなかった，と報告しました．

当然ながら，口の外の視点から声門を直視できる場合，視点から声門までを一直線にできているのは間違いありません．ではなぜMRIで視点から声門までを一直線にできなかったのか，という疑問が残ります．そして，その答えを出したのが千葉大学麻酔科の磯野先生です．彼の説明は，視点から声門までを一直線にしても，その線上に組織が存在していると声門を見ることができないので，喉頭鏡によりそれらの視野を遮る組織を移動させる必要がある，というものです．ではこの理論を確認していきましょう．

まず，視点から声門までを一直線にした時に，この線上に存在して視野を遮る組織は，口腔内の前方の組織と後方の組織の2種類に区分できる，としています．前方の組織は舌，喉頭蓋，下顎などで，後方の組織は上の歯列，上顎，頭などになります（図38.11a）．

頭を持ち上げてスニッフィング位にすると，これら視野を遮る前方と後方の両方の組織が上方に移動します（図38.11b）．そして頭部を伸展すると後方の組織が下

方に移動します（図38.11c）．これらの状況下で喉頭鏡を挿入して展開を試みると，視野を遮る前方組織を物理的に移動させることができるため（図38.11d），視点から声門までの一直線上で，視野を遮る障害物はなくなることになり，声門を直視することが可能になる，という理論です．後の臨床研究により，この理論が正しく，またバニスターの3軸一直線化理論が基本的に正しいことが確認されました．

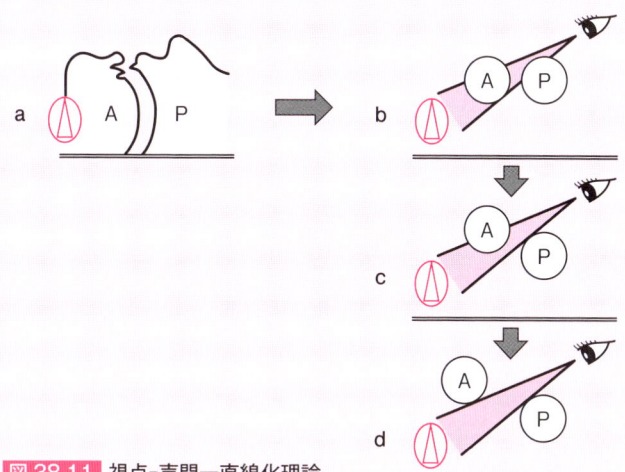

図38.11 視点-声門一直線化理論

　その後，挿管用ラリンジアルマスクやビデオ喉頭鏡の登場により，直視下に声門を確認する必要がなくなりました．そのため，より自然な頭頸位，すなわち頭を枕に置き，開口させただけの状態で気管挿管をする傾向に向かっているといえます（第67章，第2巻第98章参照）．
　このように，気管挿管時の理想的な頭頸位も，時代とともに進化してきたことがわかりますね．

この章のまとめ

- □ 喉頭鏡を用いて声門が見えるようにすることを喉頭展開という．
- □ マッキントッシュ喉頭鏡のブレード先端は喉頭蓋谷に位置させる．
- □ ミラー喉頭鏡のブレード先端は喉頭蓋の内側（声門側）に位置させる．
- □ 通常の喉頭鏡は左手で持つようにデザインされている．
- □ 気管チューブは喉頭鏡の右側から挿入する．

第3部 気管挿管

39 経鼻挿管
経鼻挿管にはコツがいる！

▶ 経鼻挿管の問題点

　気管チューブは口からのみならず，鼻からも挿入することができます．しかし，経鼻挿管は経口挿管に比べて，2つの困難な点があります．
①鼻腔にチューブを通すのが困難
②チューブの先端を気管に挿入するのが困難
　では，これらの困難をどう解決して，鼻から気管にチューブを円滑に差し込んでいくかを見ていきましょう．

▶ チューブを鼻腔に通すコツ

　第24章で，人が仰向きになると，鼻腔はベッドに対して垂直になっていることと，鼻咽頭エアウェイを挿入する場合には，エアウェイをベッドと垂直に挿入していくのがコツであることを確認しました．これは経鼻挿管をする時も同じで，チューブ先端が鼻に挿入できたら，チューブの方向をできるだけベッドに垂直にして進めます．
　チューブの挿入に抵抗があった場合の対処法も，鼻咽頭エアウェイの挿入の場合と同じで，気管チューブを回して鼻腔粘膜を傷つける，ということがないように注意します．チューブ先端に抵抗が感じられる場合には，チューブに圧を持続的に加えます．鼻腔内は軟骨とそれを包む粘膜で構成されているため，チューブ先端から伝えられる圧により狭くなっている通路が次第に広がり，急にチューブを進めることができるようになるのが普通です．もしチューブに圧を加えた時に，チューブが折れ曲がるようであれば，力の入れ過ぎと判断し，圧を下げるようにします．また一定の圧を加え続けてもチューブが進まない場合，鼻中隔変形などがある可能性が高いためチューブを抜去し，もう一方の鼻腔から挿入するようにします．
　鼻粘膜の肥厚などにより鼻腔が狭くなっていると予測された場合には，チューブ挿入前にアドレナリンを含む液体を浸した綿棒を鼻腔に挿入します．この処置により鼻粘膜は収縮するので，チューブも挿入しやすくなります．

▶ チューブ先端を気管に挿入するコツ

　チューブ先端を鼻腔から口腔に挿入することができれば，次はチューブ先端を気管に挿入する必要があります．その時，喉頭鏡を用いるのが普通です．当然ながら，鼻には喉頭鏡を挿入できないので，経口挿管の場合と同じように，口腔に喉頭鏡を挿入して喉頭展開をします．その状態でチューブ先端を目で確認しながらチューブを進めていきます．しかし，単にチューブを進めても，鼻腔から口腔に出てきたチューブの先端は通常は咽頭後壁に接した状態になっているため，食道の方向に向かっていってしまいます．そのため，チューブ先端を声門に誘導する必要があります．この方法は主に2つあります．

▶ ①カフを膨らませる方法

　チューブを気管に挿入する1つ目の方法は，気管チューブのカフを膨らませる方法です．その原理と方法は次の通りです（図39.1）．
　①チューブを鼻腔から口腔内に進め，チューブ先端を声門より2〜3 cm手前まで進める（図39.1a）．
　②カフを膨らませると，チューブ先端は咽頭後壁から前方の声門に向かう（図

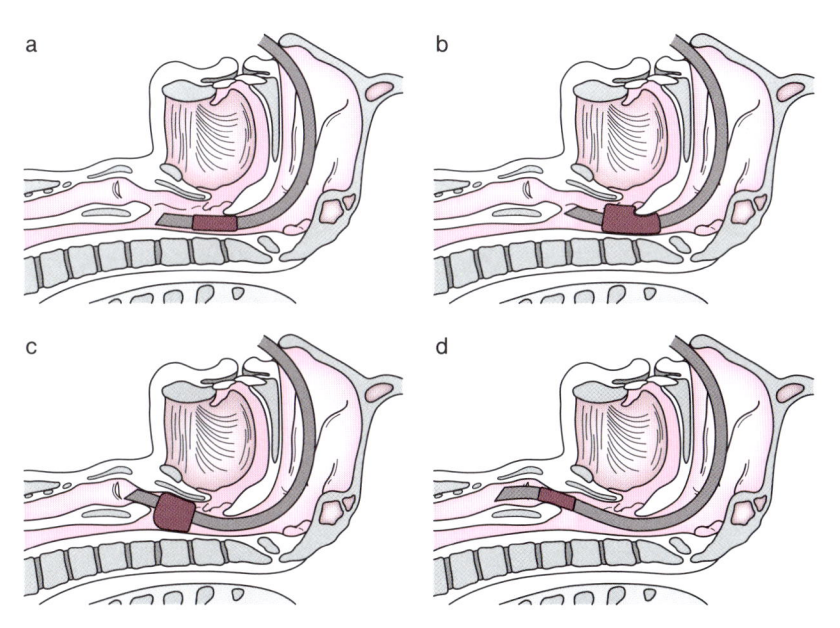

図39.1 気管チューブカフを膨らませてチューブを声門に誘導する方法

39.1b).
③カフを膨らませたままチューブを進め，先端が声門を通過するようにする（図39.1c）．
④チューブ先端が声門を通過した時点でカフを脱気させ，チューブを気管の適切位置にまで進める（図39.1d）．
⑤カフを膨らませ，チューブが正しく気管に挿入されたことを確認する．

▶②鉗子で誘導する方法

チューブを気管に挿入するもう１つの方法が**マギル鉗子（Magill forceps）**（図39.2）の使用です．

マギル鉗子は器具中央部に曲がりがつけられていて，鉗子の先端は丸くなっているため，チューブを挟みやすくなっています．

マギル鉗子で，鼻腔から口腔に出てきているチューブを挟み，咽頭後壁から少し浮き上がらせる（すなわち腹側に移動させる）ことにより，チューブ先端を声門へと誘導します（図39.3）．この時，鉗子でカフを破らないように，カフより近位のチューブ位置を挟むようにします．

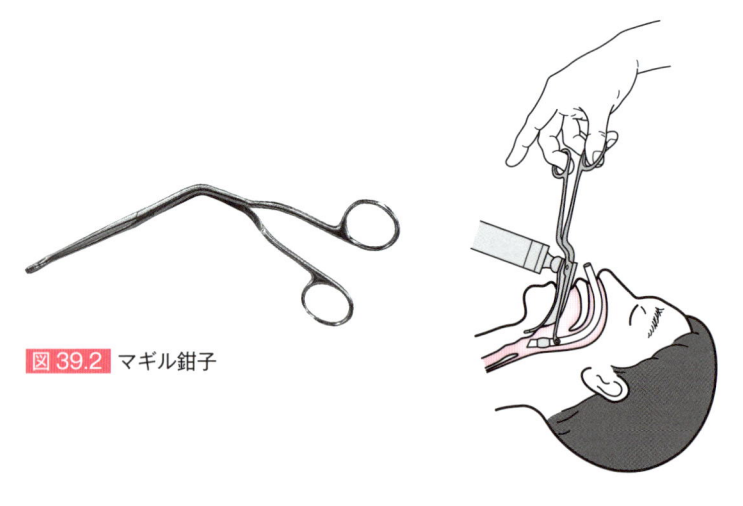

図39.2 マギル鉗子

図39.3 マギル鉗子を用いたチューブ誘導の仕方

この章のまとめ

- [ ] 経鼻挿管の問題点は，①鼻腔にチューブを通すのが困難なことと，②チューブを気管に挿入するのがより困難なことである．
- [ ] チューブを鼻腔に通す時には，チューブ方向をできるだけベッドに垂直に進めるのがコツである．
- [ ] チューブを鼻腔に通すのが困難な時にチューブを回転させると，鼻出血・鼻組織損傷の原因となる．
- [ ] 鼻腔にチューブを挿入する前に，アドレナリンを含む液体を浸した綿棒を鼻腔に挿入することにより，鼻粘膜を収縮させることが可能である．
- [ ] チューブ先端を声門に誘導する1つの方法は，チューブ先端が声門に近づいた時点でカフを膨らませてチューブ先端を腹側に向ける方法である．
- [ ] もう1つの方法として，マギル鉗子でチューブ先端を声門へと誘導する方法がある．

40 第3部 気管挿管
挿管困難
その定義は意外とむずかしい！

▶ 挿管困難

　気管挿管は，常に容易にできるわけではありません．ときどきチューブの気管への挿入が困難（**挿管困難，difficult intubation**）となります．挿管困難の定義は簡単そうですが，そうではありません．なぜなら，「困難とは何か」の定義がむずかしいからです．一般的には，麻酔科医のようにいつも気管挿管をしている者が，気管挿管の試みを 2〜3 回繰り返しても挿管できない場合に，挿管困難と判断します．

▶ 挿管困難の頻度

　挿管困難がしっかりと定義されていないため，その頻度も報告により差があります．一般的に，速やかに気管挿管ができない頻度は 10〜15％程度で，挿管が困難と判断されるのは 1〜2％の頻度だとされています．

▶ 挿管困難の原因

　気管挿管が困難となる最大の原因は，喉頭鏡などの挿管器具を用いても声門を十分に確認できないことです．喉頭展開が困難なこともあれば，病棟や病院外で緊急の気管挿管が必要な時に，吐物や血液，あるいは大量の痰などが口腔，咽頭にあった場合にも挿管が困難となり得ます．さらに声門を十分に確認できても，声門部や声門上部が狭くなっていたり腫瘍が存在していれば，挿管困難となる可能性が高くなります．

この章のまとめ

- □ 気管挿管が困難（挿管困難）の定義は統一されていない．
- □ 一般的に，常に気管挿管をしている者が，2〜3 回の施行で挿管できない場合に挿管困難と判断する．
- □ 挿管困難の頻度は 1〜2％である．　□ 挿管困難の原因は多種多様である．

第3部 ● 気管挿管

41 コルマックとレハンヌ分類
代表的な声門の見え方分類

▶ 声門の見え方分類

　喉頭鏡を用いて喉頭展開をした時の，声門の見え方を分類する方法で，最もよく用いられているのは**コルマックとレハンヌ分類（Cormack & Lehane score）**です．コルマックとレハンヌという2人の麻酔科医が報告した分類法なので，この名がついています．

　声門の見え方は4段階（英語でグレード，grade）に区分します（図41.1）．各々のグレードの定義は次の通りです．

　　グレード1　声門がほとんどすべて見える．
　　グレード2　声門の一部と披裂軟骨部が見える．
　　グレード3　声門と披裂軟骨部が見えず，喉頭蓋のみが見える．
　　グレード4　声門も喉頭蓋も見えない．

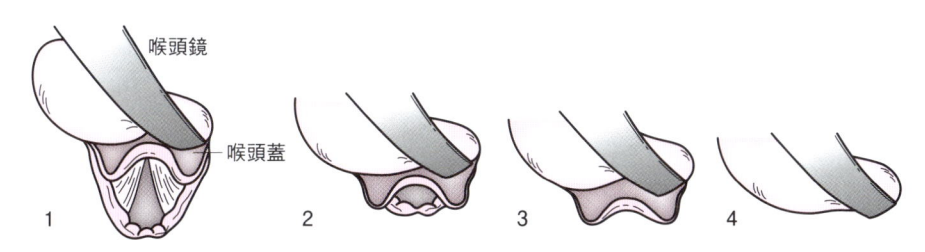

図41.1 コルマックとレハンヌ分類による声門の見え方分類

　このように，グレードが1から4まで大きくなるほど声門が見えにくくなります．

▶ 喉頭展開困難の頻度

　マッキントッシュ喉頭鏡を用いた場合，喉頭鏡で声門が確認できない，すなわちグレード3あるいは4の頻度は意外と高く，ベテランの麻酔科医であっても5～20%の頻度で起こる，と報告されています．

▶ コルマックとレハンヌ分類の解釈

　さて，コルマックとレハンヌの分類は，喉頭展開をした時の声門の見え方を区分した代表例ですが，もともとこの分類は挿管困難の程度を示したものではありませんでした（COLUMN 参照）．しかし，この区分法は簡便なので気管挿管の容易度を示す指標としてよく用いられています．そして一般的に…

　　　グレード 1 あるいは 2　→　声門の確認が容易
　　　グレード 3 あるいは 4　→　声門の確認が困難

と判断します．
　さて，コルマックとレハンヌ分類の解釈の注意点は次の通りです．

> **ここがポイント**
> 声門確認が容易 ≠ 気管挿管が容易
> 声門確認が困難 ≠ 気管挿管が困難

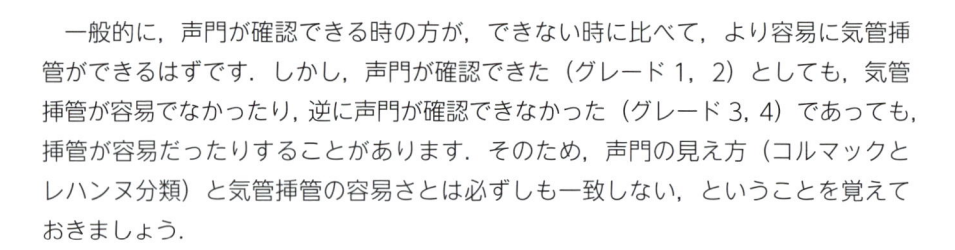

　一般的に，声門が確認できる時の方が，できない時に比べて，より容易に気管挿管ができるはずです．しかし，声門が確認できた（グレード 1，2）としても，気管挿管が容易でなかったり，逆に声門が確認できなかった（グレード 3，4）であっても，挿管が容易だったりすることがあります．そのため，声門の見え方（コルマックとレハンヌ分類）と気管挿管の容易さとは必ずしも一致しない，ということを覚えておきましょう．

COLUMN

コルマックとレハンヌ分類作成の背景

　コルマックとレハンヌ分類は，喉頭展開の容易度を示す指標として最もよく使われています．しかし，コルマック自身が 1984 年に報告した各分類の頻度は，その後報告された頻度とは大きく違っています．
　まず，コルマックらの報告したグレード 3 と 4 の頻度は次の通りです．
　　　グレード 3　0.05%（2,000 人に 1 人）
　　　グレード 4　0.001%
　その後の報告の頻度はおおよそ次の通りになっています．
　　　グレード 3　5〜6%

グレード4　0.3%
　これを見れば，コルマックらの報告した頻度に比べて，明らかに高くなっています．そしてこれらの差の主な理由は次の通りです．

● 判定条件が違うため
　コルマックとレハンヌは，声門の見え方分類を，「"最もよい視野"（best view）を得られた時点で判定する」としています．すなわち，喉頭鏡を挿入して声門が見えにくい時には，より強く頭部後屈をしたり，頸部に圧迫を加えたりして，声門が最もよく見えた時点の視野を区分するとしています．
　一方，現在は頭頸部をスニッフィング位にして喉頭展開を試みた時の声門の見え方で区分，すなわち頸部への圧迫などをしないで区分されることが多いため，グレード3あるいは4が起こる頻度は，コルマックが報告した頻度に比べて高くなっています．

● グレード2の解釈が誤っているため
　コルマックによるグレード3の定義は，「声門と披裂軟骨が見えず，喉頭蓋のみが見える」となっています．しかし，多くの場合，声門の"穴"は見えないが，披裂軟骨の一部は確認できる場合にもグレード3と判定していることが多いことが判明しています．そのため，コルマックとレハンヌの後に出された報告では，グレード3と判定される頻度が高くなってしまっています．

　このように，コルマックとレハンヌの分類は，オリジナル通りの解釈がされていないことが多いため，グレード3，4の頻度に差が出てしまっています．ですから論文を読む時には，どのような条件下で分類しているかをしっかりと確認するようにしましょう！
　さてコルマックとレハンヌは，もともと声門の見え方分類を報告するために論文を書いたわけではありませんでした．
　コルマックは産科麻酔の専門医でした．妊婦での気管挿管は，妊婦以外の人での気管挿管に比べてより困難と考えられている中で，彼は妊婦であっても喉頭展開で声門が見えないことはきわめてまれである，という考えを持っていました．
　コルマックは教育者として，どのようにしたら麻酔科医が妊婦において気管挿管を確実にできるようになるかを考え続けていました．当然ながら，マッキントッシュ喉頭鏡を挿入して喉頭展開を試みただけでは数%で声門が見えないことがある

ため，頸部圧迫などの工夫を徹底的に教育することにしました．それにより，彼自身，そして彼の部下もほぼ100％の気管挿管成功率を得ることができていました．これらの事情を知れば，そもそもコルマック分類は"最もよい視野"（best view）で区分すべきことがわかるはずです．

　コルマックが報告した論文で最も言いたかったことは，実は挿管困難の対処についてでした．彼のオリジナルの定義によると，グレード3あるいは4になるのは2000人に1人の頻度です．英国圏で産科専門医になるのは平均8年掛かりますが，喉頭展開が困難となる頻度が2000人に1人の頻度だと，単純計算では産科麻酔専門医になるまでに4〜5回しか挿管困難を経験しないことになります．これでは，専門医になったとしても挿管困難時の対処をマスターできているとはいえないことになります．コルマックはこれを根拠に，産科麻酔科医は常日頃からきわめてまれな挿管困難に遭遇した時のための気道確保法を練習しておかなければならない，というメッセージを出したわけです．

　コルマックはこの考えに基づき，普段の麻酔中に作為的に声門が見えにくい状態にして，気管挿管ができるように練習させる方法を確立して，その方法を論文で報告したのでした．

　これらのことから，コルマックの報告論文は，単に声門の見え方分類をしたり，頻度を示したりしたのではなく，挿管困難の対処法の教育について書かれたものだということがわかりますね．

この章のまとめ

- [ ] 喉頭鏡で喉頭展開をした時の声門の見え方分類の代表区分はコルマックとレハンヌによるものである．
- [ ] コルマックとレハンヌ分類では1〜4の4段階に区分する．
- [ ] コルマックとレハンヌ分類3あるいは4の場合，喉頭展開が困難と判断する．
- [ ] 喉頭展開が困難な頻度は5〜20％である．
- [ ] 喉頭展開が困難でも気管挿管が容易であったり，喉頭展開が容易でも気管挿管が困難であったりする．

42 その他の声門の見え方分類

第3部 ● 気管挿管

適切な方法を使おう!

▶ コルマックとレハンヌの改変分類

　コルマックとレハンヌ分類にはいくつか問題があるため，改変すべきだと考える人が出てきました．

　コルマックとレハンヌ分類の問題の1つは，グレード2が"幅広過ぎる"という点です．グレード2の定義は，「声門が部分的に確認できる」(第41章参照)ですが，声門の大部分が見える場合から，披裂軟骨部のみが見える場合まで含まれます．常識的に，声門が少しでも見えた時の方が，披裂軟骨部のみが見える時に比べて気管挿管の成功率が高くなるため，グレード2をさらに細かく2aと2bに区分するのがよいという考えがあります．

　2a：声門の一部が見える．
　2b：声門は見えず，披裂軟骨部のみが見える．

　グレード3についても細区分すべきだ，という考えもあります．グレード3は「喉頭蓋のみが見える」ですが，これをさらに3aと3bに区分したものがあります．

　3a：喉頭蓋が咽頭後壁から離れている．
　3b：喉頭蓋が咽頭後壁に乗り掛っている．

　マッキントッシュ喉頭鏡先端を喉頭蓋谷に挿入して，天井に向かってて持ち上げても声門が確認できない最大の理由の1つとして，喉頭蓋が咽頭後壁に乗り掛っていて"立ち上がらない"ことが挙げられます．その場合，声門を確認するのは困難で，気管挿管も困難となります．3aは「喉頭蓋を立ち上げることができる可能性が高い」，3bは「喉頭蓋を立ち上げることができる可能性が低い」と判断し，3bは3aに比べて気管挿管がより困難である指標として用います．

▶ POGO

　POGOとはpercentage of glottic opening ("声門のパーセント") の略で，声門全体のどのくらいが見えるかをパーセントで示す方法です．

　この評価法は，一見便利そうに見えますが，実はこの評価法には大きな問題が2

つあります．第 1 の問題として声門の見えない場合には，POGO は 0 となりますが，これでは喉頭蓋が見える場合（コルマックとレハンヌ分類 3）と喉頭蓋が見えない場合（コルマックとレハンヌ分類 4）の区別ができません．そのため，挿管困難な時，すなわち声門が見えない時の指標としてはあまり役に立つとはいえません．

第 2 の問題は，"声門の何 % が見えるか"を判断するのですが，声門全体（つまり 100%）が見えないかぎり，何 % が見えるかを決めることはできないはずです．ですから，POGO は理論的には"ナンセンス"な区分法といえます．

この章のまとめ

- [ ] コルマックとレハンヌ分類には，グレード 2 を 2a と 2b，グレード 3 を 3a と 3b に細区分した改変分類がある．
- [ ] POGO 分類は，声門全体のどのくらいが見えるかを % で示す方法である．
- [ ] POGO 分類は，声門全体が見えないかぎり，推定に過ぎない．

43 声門が確認しにくい時の対処

第3部 ● 気管挿管

有効な方法を効率的に使おう!

▶ ブレードサイズの変更

声門が見えにくいひとつの原因は，喉頭鏡のブレード先端が喉頭蓋谷に達していないからです．ブレード先端が喉頭蓋谷に十分に奥まで挿入されていないと，喉頭鏡を天井に向かって持ち上げても，喉頭蓋を立ち上げることができません．その場合，ブレードを1サイズ大きなものに変更します．

▶ 頭部後屈

喉頭鏡挿入前にはスニッフィング位にしていても，喉頭展開時に頭部後屈の程度が小さくなってしまっていることがあります．その場合，喉頭展開をしている状態で，介助者あるいは挿管者本人が頭部後屈をし直すようにします．

挿管者本人がする場合，まず右手で開口し，左手で喉頭鏡を挿入して喉頭展開をします．そして，声門が見えにくい場合，右手を口から離し，頭部に置いて頭部後屈をするようにします．

▶ 下顎挙上

声門が確認できない原因のひとつに，喉頭蓋が咽頭後壁にもたれ掛かっている場合があります．この状態は，第42章で確認したように，コルマックとレハンヌ分類3b です．この場合，両側の下顎挙上により，咽頭腔の拡大とともに，喉頭蓋と咽頭後壁との距離を長くすることができると知られています．

▶ バープ（BURP）法

喉頭展開時に声門が見えにくいのは，主に3つの状態になっているからです．
① 喉頭展開で声門が見えにくい時は，ほぼ常に声門の背側（すなわち披裂軟骨側）が見えるのみで，腹側が舌根で圧迫された組織で隠れてしまっている．
② 喉頭が"深すぎる"と，喉頭鏡の先端を喉頭蓋谷の十分奥まで挿入できず，喉頭展開が困難となる．

第3部 ● 気管挿管

③喉頭鏡使用時，体の正中に存在している声門を右斜め方向から見るため，声門が見にくくなることがある．

これらの3つの問題点に対して次のような対処が可能です．
①頸部を前方より圧迫すると，声門が背側（後方）に押されて，声門の見える部分が増えるはずである．
②頸部の前から喉頭を頭側に移動させると，喉頭鏡の先端が達しやすく，声門の確認がより容易となる．
③頸部の前から喉頭を右（すなわち患者の頸部の左側）に圧迫すると，喉頭展開時に見える声門は右側に傾くため，声門を右側から見やすくなり，気管チューブも右側から挿入しやすくなる．

これらの3つの対処，すなわち「後方，上方，そしてやや右側の圧迫」（backward, upward, rightward pressure）が有効で，英語の頭文字を取って，バープ（BURP）と呼んでいます（図43.1）．

バープ法での圧迫部位は，声門のある場所に加えるのが最も有効となります．第28章で確認したように，声門は甲状軟骨部にあるので，BURPは甲状軟骨部に加えるようにします．

輪状軟骨部に圧迫を加える人もいますが，この部位への圧迫では声門の見え方がよくなることもありますが，逆に悪くなってしまうこともあるので注意しましょう．

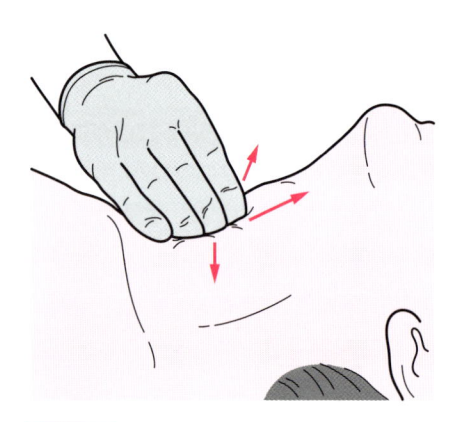

図 43.1 声門の見え方を改善させるバープ法（後方，上方，そしてやや右側の圧迫）

この章のまとめ

☐ 喉頭展開時に声門が確認しにくい場合，ブレードサイズの変更，頭部後屈，下顎挙上，バープ（BURP）法などが有効である．
☐ バープ（BURP）法は，喉頭を後方，上方，やや右側に圧迫する方法である．

第3部 気管挿管

44 気管挿管の確認
複数の方法で確認しよう!

▶ 気管挿管をどう確認するか？

　気管挿管をしたら，次にチューブが正しく気管に挿入できたことを確認します．
　まずカフを膨らませ，換気バッグを用いて陽圧換気を試みます．そして，陽圧換気とともに胸が上がるのを確認します．もしこの時に，胸部よりも上腹部が膨れてきた場合，チューブは誤って食道に挿入された可能性が高いと判断します．
　胸の上がりの確認とともに，聴診器を用いて胸部の呼吸音を確認します．普通，胸部の上下左右の4点を聴診し，呼吸音が聴取できることを確認します．また，上腹部に聴診器を当て，送気ガスが誤って胃内に入っていないことを確認します．もしチューブが誤って食道に挿入された場合，"ゴボゴボ"という胃の中の液体にガスが注入された音がします．このように，上下左右の胸部と上腹部の聴診を **5点聴診 (five point auscultation)** と呼んでいます．
　気管挿管の確認は，表44.1のように他にもいくつかあります．そして，これらの方法をできるだけ多く用いて，チューブが気管に挿入されていることを確認します．複数の検査法で気管挿管を確認する理由は，これら複数の検査法を用いても誤った食道挿管を発見できなかったという報告が少なからずあるからです．食道誤挿管を確実

表44.1 気管挿管の確認法

①チューブが声帯の間を通過したことを目で確認する．
②胸郭が上下する．
③両胸部の聴診で呼吸音が聴取できる．
④上腹部の聴診では呼吸音が聴取できない．
⑤呼気時に気管チューブの内面が曇る．
⑥胸部を圧迫すると空気が気管チューブから出てくる．
⑦頸部に指を置きながら気管チューブのカフを膨らませると，カフの膨らみを経皮的に感じることができる．
⑧気管チューブに20〜50 mLの注射器を（コネクタを介して）接続し，陰圧を掛けると，速やかに空気が戻ってくる．
⑨呼気二酸化炭素濃度が連続的に検出される．

に発見する方法については，第53章でさらに詳しく確認します．

> **この章のまとめ**
>
> - ☐ 気管チューブの挿入後，チューブが正しく気管に挿入されたことを確認する必要がある．
> - ☐ 気管挿管の確認法は複数ある．
> - ☐ チューブが正しく気管に挿入されたことは，複数の方法で確認する必要がある．

第3部 ● 気管挿管

45 チューブ位置調整の理論
まずは理論を知っておこう！

● なぜチューブ位置の調整が必要か？

気管挿管の後，チューブを適切な位置に固定する必要があります．それはチューブが深くなりすぎたり，浅くなりすぎたりすると，以下のような問題が起きてしまうからです．

▶ チューブが浅すぎると…
- →気管から抜け出してしまう危険がある．
- →カフが声帯を物理的に圧迫して，声帯麻痺を起こさせる危険がある．
- →カフが声門直下に存在すると，反回神経麻痺（第55章参照）を起こさせる危険がある．

▶ チューブが深すぎると…
- →チューブ先端が気管支に迷入して，片方の肺が換気されなくなってしまう危険がある．

● 適切なチューブ位置はどこ？

気管チューブを適切な位置に調節するには，2つの要因があります．

> **ここがポイント**
> **適切なチューブ位置の決定要因**
> ①チューブが浅すぎて抜けたり，深すぎて気管支に迷入したりしないようにする．
> ②カフが声門，声門直下に位置しないようにする．

まず第1のポイントを満たすには，"浅すぎず，深すぎない"位置にすることです．単純にはチューブ先端が気管の中央付近にあるとよいことになります．第2のポイントを満たすには，カフは声門より2cm以上奥に位置付けるのが理想，とされてい

第 3 部 ● 気管挿管

　ます．
　さて，ここで成人用の気管チューブで，カフがどの位置に付けられているかを確かめてみましょう．図 45.1 は内径 7.5 mm の気管チューブの例です．

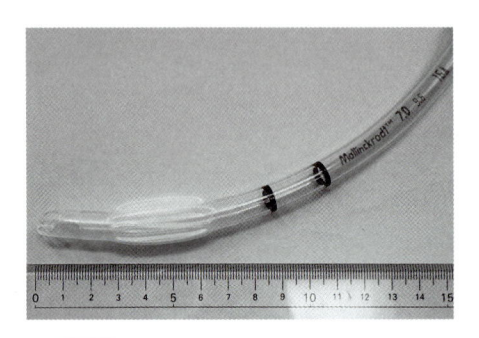

図 45.1　内径 7.5 mm の気管チューブ

　これを見ると，チューブ先端からカフの近位端まで 6 cm であるのがわかります．このチューブを気管に挿入するとどうなるか考えてみましょう．声門から気管分岐部までの長さは約 13〜14 cm あることを第 29 章で確認しました．計算しやすいように，長さを 14 cm として考えていきましょう．
　図 45.2 はチューブを気管に挿入し，カフ近位端が声門から 2 cm 奥に位置させた状態です．チューブ先端からカフ近位部まで 6 cm ですから，チューブは気管に約 8 cm 入っています．そのため，チューブ先端は，気管分岐部から 14 cm マイナス 8 cm の，6 cm 手前にあることになります．

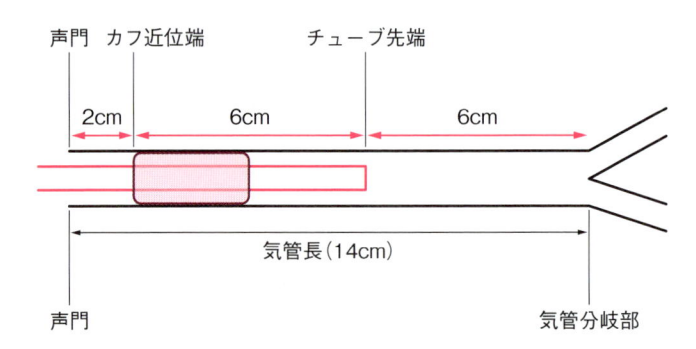

図 45.2　内径 7.0 mm のチューブを気管（長さ 14 cm）に挿入した状態

　第 1 のポイントで，成人の場合には単純には声門から気管支分岐部までの中央部にあるべき，ということでしたが，カフ近位端が声門より 2 cm 奥に位置させると，

チューブ先端は自動的に声門から気管支分岐部までの中央部に位置することになります．

また，チューブの先端から気管分岐部まで6cmありますから，チューブはあと2〜3cm深くなっても気管支挿管になる危険性は低いといえます．

多くの気管チューブには，カフの近位端より2cm手前（コネクタ側）に黒い線が入っています．この線を声門のところに位置づけると，カフ近位部が声門より2cm奥に位置することになります．また一部のチューブではカフ近位端より4cm手前にも線が入っています（図45.1）．喉頭鏡を用いて気管挿管をする時にはこれらの黒い線，あるいは2本の黒い線の間が声門に位置するようにチューブを挿入するとよいことになります．

これらのポイントをまとめると，つぎのようになります．

ここがポイント

成人では，気管チューブのカフ手前の黒い線を声門部に位置づけ，カフ近位端が声門より2〜4cm奥に位置づけるようにすると適切な位置となる．

この章のまとめ

- □ 気管チューブは適切な位置に調整する必要がある．
- □ 気管チューブが浅すぎると，①気管から抜け出してしまう，②カフが声門を物理的に圧迫して声帯麻痺を起こす，③カフが声門直下に位置して反回神経麻痺を起こす，危険性が高くなる．
- □ 気管チューブが深すぎると，①チューブ先端が気管支に迷入して，片方の肺が換気されなくなる危険性が高くなる．
- □ 声門から気管分岐部までの長さは13〜14cmである．
- □ チューブ先端の理想的な位置は，声門から気管分岐部までの中央付近である．
- □ 気管チューブの適切な位置は，気管チューブのカフ手前の黒い線を声門部に位置づけるのが目安となる．
- □ 気管チューブのカフ手前の黒い線を声門部に位置づけると，カフ近位端は声門より2〜4cm奥の理想的なチューブ先端位置になる．

46 気管の中央はどこ？
第3部 ● 気管挿管
意外と知られていないかも!?

▶ 胸部レントゲン画像で確認

　第45章で，気管挿管をした場合，チューブ先端は声門から気管分岐部までの中央にあるのがよいことを確認しましたが，その中央は周囲の臓器とどういう位置関係にあるか考えてみましょう．

　声門から気管分岐部までの長さは約13〜14 cmですから，中央は約6〜7 cmになります．周囲の臓器との位置関係を理解するには，胸部レントゲン画像（図46.1）を見るとわかりやすいので，それを使いながら確認していきましょう．

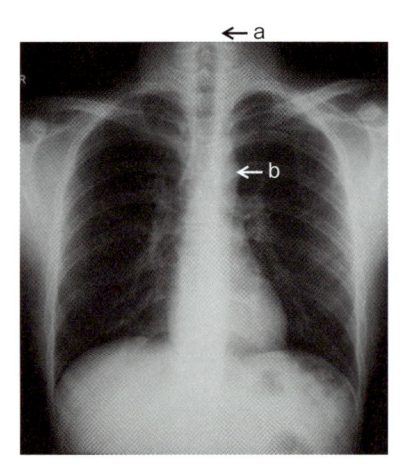

図46.1　胸部レントゲン画像（a：声門の高さ，b：気管分岐部の高さ）

　第28章で確認しましたが，声門は甲状軟骨の中央部にあるはずです．普通，胸部レントゲン画像では甲状軟骨は画面の上限ギリギリに撮れているかいないかに位置します．この図の場合，おそらく矢印aの部位になるはずです．

　次に気管の下端，すなわち気管分岐部がどこにあるかを確認しましょう．特に心臓・大血管との関係を確認してください．レントゲン画像を見れば明らかなように，心臓

より頭側で，大動脈弓の近く（矢印 b）にあることがわかります．

では，声門（矢印 a）と気管分岐部（矢印 b）の中間がどこにあるかを確認しましょう．次の図 46.2 を見てください．

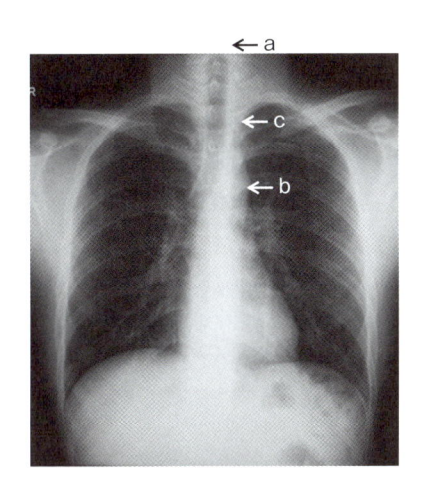

図46.2 胸部レントゲン画像（a：声門の高さ，b：気管分岐部の高さ，c：気管の中央）

どうですか？　特に鎖骨との位置関係を確認してください．そうです，声門から気管分岐部までの中央は，鎖骨の付け根の部位にあることになります．

● 頸部気管と胸部気管

さて，このレントゲン画像からわかるように，気管はそのすべてが胸腔内にあるわけではありません．喉頭から続く部位は頸部に，すなわち胸腔の外に存在しています．そして，頸部にある気管を**頸部気管（cervical trachea）**，胸部にある気管を**胸部気管（thoracic trachea）**と呼びます（図 46.3）．

そうすると，ポイントは次の通りになります．

> **ここがポイント**
> **声門から気管分岐部までの中央は，頸部気管と胸部気管の境界部位にある．**

声門から気管の中央部までは頸部気管，気管中央部から気管分岐部までは胸部気管に存在していることになります．気管のほとんどは胸腔内にあると思っている人が多いようですが，そうではないことがわかりましたね？

第 3 部 ● 気管挿管

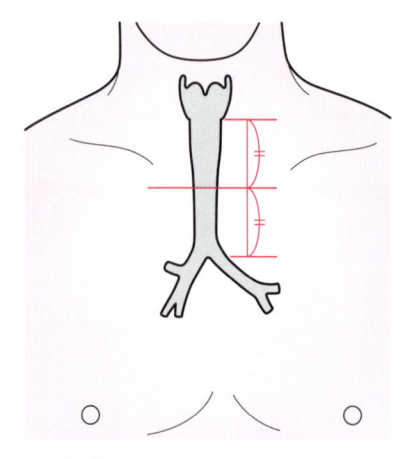

図 46.3 頸部気管と胸部気管

この章のまとめ

- □ 声門から気管分岐部までの中央は，鎖骨の付け根の位置になる．
- □ 気管は頸部気管と胸部気管に区分できる．
- □ 声門から気管分岐部までの中央は，頸部気管と胸部気管の境界付近になる．

47 チューブ位置はどう調整?

第 3 部　気管挿管

深さの"目安"を知っておこう!

▶ 深さの"目安"

　気管チューブの適切な位置の理論を，第 45 章と第 46 章で確認しました．この理論に基づいて，実際にどのくらいチューブを挿入すればよいのかの目安があれば便利ですね．当然ながら，新生児から背の高い大人までいろいろな人がいるため，チューブ位置の深さが同じことはありません．しかし，平均身長などと同じく，気管に挿入するチューブの深さの"目安"があるので，覚えておきましょう．

▶ 成人

　経口挿管の場合，西洋人成人を対象とした研究結果から，チューブ先端から 22～23 cm，成人女性では先端から 20～21 cm のチューブマークを上下歯列間に位置させるのが目安とされています．

　しかしながら，東洋人は西洋人に比べ比較的身長が低いため，次のように，これらの西洋人での値より短めが適切だといえます．

> **ここがポイント**
> **経口挿管後のチューブの適切位置の"目安"(東洋人の場合)**
> 　門歯部で
> 　　成人男性：21～22 cm
> 　　成人女性：20～21 cm

　経鼻挿管の場合，チューブはもう少し深くなります．普通，経口挿管の時の深さに比べ，2 cm ほど深いチューブマークが鼻孔に位置するように挿入すると適切な深さになる，とされています．

　当然ながら，これらの値はあくまで"目安"なので，各症例で胸部聴診などでチューブ位置の調整をする必要があります．長期の気管挿管が予定されている場合には，気管支ファイバースコープや胸部レントゲン画像で確認するようにします．

▶ 小児

新生児と乳児のチューブの深さの目安は次の通りです．

新生児
　　未熟児（体重 1000 g）： 7 cm
　　未熟児（体重 2000 g）： 8 cm
　　正常児（体重 3000 g）： 9 cm
乳児　　　　　　　　　　：10 cm

小児での適切な深さ予測の方程式がいくつか示されています．そのうちの代表的な例は次の通りです．

挿入長（cm）＝年齢（歳）/2＋12

この数式を用いて，いくつかの例で計算してみましょう．

　　1 歳　→　12.5 cm
　　2 歳　→　13 cm
　　3 歳　→　13.5 cm
　　　⋮
　　16 歳　→　20 cm

これらの数値も"目安"ですから，両肺野の聴診で確認し，チューブを適切な位置に調整すべきです．

小児では，簡易的な位置の確認法もあります．

- まずチューブを作為的に気管深くに挿入する．聴診で片方の胸での呼吸音が聴取できなければ，チューブ先端が聴取できない側の気管支に挿入されていると判断できる．
- その部の胸部聴診をしながら，チューブをゆっくり抜いていく．そして呼吸音が聴取できるようになった時点で，チューブ先端が気管支から気管に引き戻された，と判断する．
- 最後に推測される気管の長さの半分（通常 1〜2 cm）をさらに引き戻して，チューブ先端が気管中央に位置するようにする．

気管チューブの位置を確実に確認できるのは，気管支ファイバースコープおよび胸部レントゲン画像の使用です．小児で長時間の気管挿管が予定されている場合には，これらを用いて確認すべきでしょう．

▶ チューブ位置の変動

　気管挿管時にチューブを理想的な位置に固定しても，状況によって，チューブ位置が変わることが知られています．例えば，頭頸位が変化すると，チューブ位置も変化します．そのポイントは次の通りです．

> **ここがポイント**
> **頭頸部位置変化による気管チューブ先端位置変化**
> 　屈曲（前屈）→チューブ先端は気管分岐部に近づく
> 　伸展（後屈）→チューブ先端は気管分岐部から遠のく

　そのため，頭頸部の屈曲（前屈）により，チューブが深くなり，チューブ先端が気管支に迷入して，反対側の肺換気ができなくなる危険性があります．逆に頭頸部の伸展（後屈）により，チューブが浅くなり，カフが声門に近づいて，声帯麻痺や事故抜管の危険性が高くなります．

　チューブの位置は，体全体の傾きを変えても変化します（図47.1）．

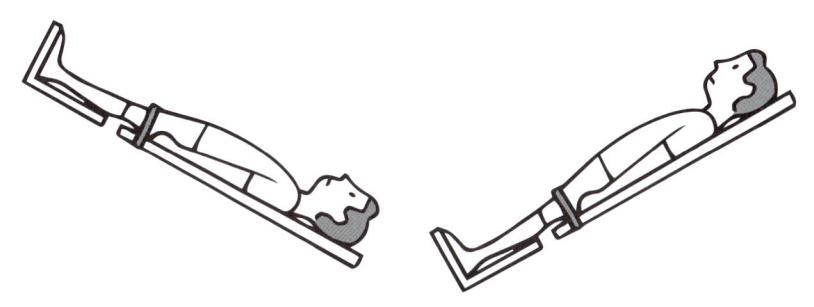

図 47.1 体全体の傾きによるチューブ位置の変化
左：頭側低下（トレンデレンブルグ位）→気管チューブ先端は気管分岐部に近づく．
右：頭側挙上（逆トレンデレンブルグ位）→気管チューブ先端は気管分岐部から遠のく．

　これらの変化は，主に横隔膜の位置が変化するためです．頭側を低下させると，腹部内臓が重力に従って頭側に移動するため，肺や気管などの胸部内臓は頭側に圧縮されます．そのため気管チューブの先端は，相対的に気管分岐部に近づくことになります．逆に頭側を挙上させる体位にすると，腹部内臓による胸部への圧迫が減るため，気管チューブの先端は，気管分岐部から遠ざかることになります．

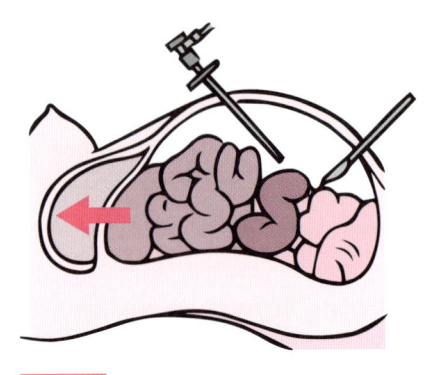

図 47.2 腹腔鏡手術中
気管チューブ先端は気管分岐部に近づく．

　腹腔鏡手術の時には横隔膜を介して胸部内臓を圧縮するため，気管チューブの先端は，気管分岐部に近づきます．さらに，腹腔鏡手術中に頭側を低下させる場合，気管チューブの先端は気管分岐部に近づき，一方の気管支に先端が迷入してしまう危険性が高くなります（図 47.2）．

この章のまとめ

- □ 経口挿管後のチューブ先端の適切位置の目安は成人男性で 21〜22 cm，成人女性で 20〜21 cm ある．
- □ 新生児でのチューブ先端の適切位置の目安は 9 cm である．
- □ 小児でのチューブ先端の適切位置の目安は，年齢（歳）/2＋12 cm である．
- □ 気管チューブは手術中のさまざまな原因で位置が変化する．
- □ 頭部の屈曲でチューブ先端は気管分岐部に近づき，伸展で気管分岐部から遠のくことが多い．
- □ 頭側低下（トレンデレンブルク位）でチューブ先端は気管分岐部に近づくことが多い．
- □ 気腹により，チューブ先端は気管分岐部に近づくことが多い．

第 3 部　気管挿管
48 カフ量の調節
不適切なカフ量はトラブルの元！

▶ カフの目的

成人，そして一部の小児で気管挿管をした後は，チューブのカフを膨らませます．カフを膨らませる理由は主に 2 つあります．
　①チューブ周囲からの送気ガス漏れを防止する．
　②誤嚥を防止する．

▶ カフ量調節が必要な理由

カフ量を正しく調節する必要があります．その理由は次の通りです．
- **カフ量が少なすぎると…**
　→送気ガスがチューブ周囲から漏れ出す危険性がある．
　→誤嚥の危険性が増加する．
- **カフ量が多すぎると…**
　→カフに接触している組織に過剰な圧が加わり，気管粘膜の虚血が起こり，合併症（気管浮腫，術後の嗄声，反回神経麻痺など）が増加する．

▶ 気管チューブのカフ量はどう調節？

では，カフ注入量はどう調整すればよいのでしょうか？　第 33 章で，高容量低圧カフを用いた場合，臨床上次の関係があることを確認しました．

　　　カフ内圧 ≒ 気管粘膜に加わる圧

陽圧換気中にカフ周囲からの送気ガスが漏れるのを防ぐには，単純にはカフ圧を最高気道内圧に保てば可能となります．ですから，陽圧換気時に送気ガスが漏れない最少量の空気でカフを膨らませると，次の方程式が成り立ちます．

　　　カフ内圧 ≒ 気管粘膜に加わる圧 ≒ 最高気道内圧

陽圧換気をしている時の最高気道内圧は普通 25 cmH$_2$O 以下ですから，ガス漏れ

第3部 ● 気管挿管

を防ぐ最少のカフ量で膨らませておくと，カフが粘膜に加える圧も 25 cmH$_2$O 以下になるはずです．

さて，気管粘膜の毛細血管血流はどのくらいの圧が加わると減少するのかを覚えておきましょう．

> **ここがポイント**
> 気管粘膜の毛細血管血流は，約 30 cmH$_2$O の圧で減少し始め，
> 約 50 cmH$_2$O の圧で閉塞状態となる．

陽圧換気時のガス漏れを防ぐ最少量の空気でカフを膨らませると，カフが気管粘膜に加える圧は 25 cmH$_2$O 以下ですから，気管粘膜の毛細血管血流を阻止する可能性は低いことになります．

一般的には，気道内圧を 20～25 cmH$_2$O 程度に保った状態でカフを徐々に膨らませていき，送気ガスが漏れなくなった時点の最少のカフ量に調整します．時々，"念のため"という意味で 1 mL を追加する人がいますが，これをすると急激にカフ圧が上昇してしまいます（図 48.1）．ですから"念のため"の追加はしないようにしましょう．

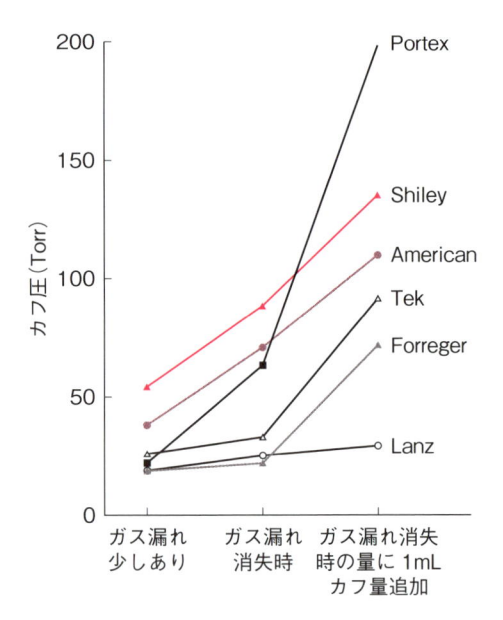

図 48.1 気管チューブカフ量とカフ圧（Wu WH, et al. Crit Care Med. 1973: 1: 197-202）

パイロットバルーンによる確認

　カフに空気を注入して膨らませていくと，パイロットバルーンも膨らんできます．そのため，パイロットバルーンの膨らみの程度を確認することにより，見えないカフの膨らみの程度も推測できるとされています．

　もしパイロットバルーンがパンパンに膨らんでいるとカフも過剰に膨らんでいると判定します．一方，パイロットバルーンを指で軽くつまんで"ほどほどの"柔らかさ，例えば"耳たぶ"くらいの柔らかさであればちょうどよい，とされています．

　しかしながら，パイロットバルーンによるカフ圧の推測は信頼性がそれほど高くないことが判明しています．そのため，上で確認したカフ量の調節をした後で，パイロットバルーンの膨らみは参考程度に使用するのがよいといえます．

この章のまとめ

- 気管チューブのカフの目的は，①チューブ周囲からのガス漏れの防止と②誤嚥の防止である．
- カフ量が少なすぎると，①チューブ周囲からの送気ガス漏れと②誤嚥の危険性が高くなる．
- カフ量が多すぎると，カフに接触している組織に過剰な圧が加わり，気管粘膜の虚血が起こり，合併症（気管浮腫，術後の嗄声，反回神経麻痺など）が増加する．
- 高容量低圧カフの場合，陽圧換気時に送気ガスが漏れない最少量の空気でカフを膨らませると，カフ内圧，気管粘膜に加わる圧と最高気道内圧がほぼ同じになる．
- 気管粘膜の毛細血管血流は約 30 cmH_2O で低下し始め，約 50 cmH_2O でなくなる．
- そのため，最少量でカフを膨らませ，気道内圧を 20〜25 cmH_2O に保つと，気管粘膜の毛細血管血流は保たれる．
- 最少必要カフ量に 1 mL の空気を追加すると，カフ圧が急上昇することがあるので，追加しない．
- パイロットバルーンの膨らみの程度からカフ内圧を推定する方法の精度は低いため，参考程度とする．

第3部 ● 気管挿管

49 気管挿管中のカフ量調節
挿管直後の調整のみでは不十分!

▶ 気管挿管中のカフ量の変化

　気管挿管をした後にカフ量を正しく調整すれば，その後は問題ないか，というとそうではありません．カフ量は時間経過とともに，変化することが知られているからです．そのため，カフ量が適切かどうかを時々確認し，カフ量を再調整する必要があります．

　気管挿管中のカフ量の変化は，送気ガスに亜酸化窒素（笑気）が含まれている場合といない場合により違いがあります．

▶ 亜酸化窒素を使用する場合

　麻酔中に亜酸化窒素を用いていると，カフ内の量が増加し，気管粘膜に加わる圧が上昇することが知られています．これはカフ内に亜酸化窒素が入り込んでしまうために起こります（図49.1）．

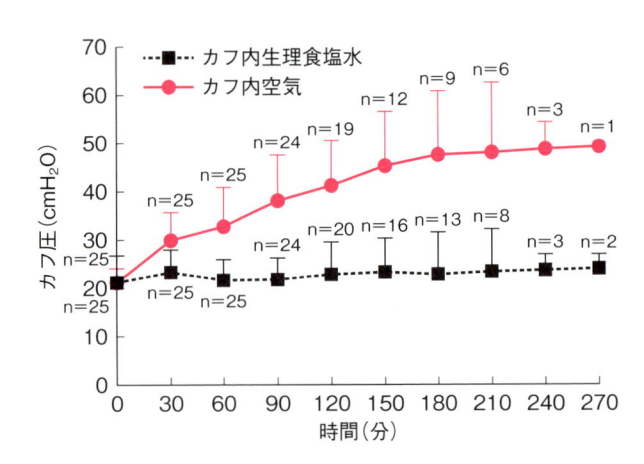

図49.1　亜酸化窒素が送気ガスに含まれている時の経時的カフ内圧変化（Combes X, et al. Anesthesiology. 2001; 95: 1120-4）

第48章で，パイロットバルーンでカフ圧を推測する方法は，信頼度が低いことを確認しました．しかし，相対的変化を確認するには役立ちます．そのため麻酔中にパイロットバルーンが使用開始時に比べて膨らんできていると，カフ内圧が過剰に上昇してきていると推定できます．その場合，カフ内のガスを少し抜いて，カフ量を調整する必要があります．

● 亜酸化窒素を使用しない場合

　亜酸化窒素が送気ガスに含まれてない場合，時間が経つとともに，カフ内の空気が少しずつ抜け出して，カフ内圧が徐々に低下することがあります．もしチューブ周囲からガス漏れが起こった場合，カフ量を追加して再調整をします．

この章のまとめ

- ☐ 麻酔中に亜酸化窒素を用いていると，気管チューブのカフ内圧が上昇する．
- ☐ 麻酔中に亜酸化窒素を用いていないと，気管チューブのカフ内圧は徐々に低下する．
- ☐ 麻酔中のカフ内圧の変化はパイロットバルーンの膨らみの変化で察知できる．
- ☐ 麻酔中にカフ内圧の変化があった場合，カフ内空気量を微調整する．

第3部 ● 気管挿管

50 チューブの固定
チューブは"命綱"，しっかり固定しよう！

● 確実な方法で固定

　気管チューブを正しい位置に挿入しても，チューブが固定されていないと，使用中に抜けてしまったり*，深く入りすぎたりしてしまいます．気管チューブは"命綱"なので，しっかりと固定する必要があります．
　チューブの固定法は主に3つあります．
　①絆創膏（粘着テープ）による固定
　②ひもによる固定
　③固定器具による固定

● 絆創膏（粘着テープ）による固定

　全身麻酔中あるいは集中治療室では，日本では多くの場合，絆創膏（粘着テープ）で固定します．テープは通常幅1cm程度の細いものを使います．
　固定の仕方は決まってはいませんが，チューブを周辺の皮膚に広範囲に固定するのが合目的といえます．具体的には，チューブの周辺の皮膚に，左右上下均等にテープで固定するのが最も確実なはずです（図50.1）．
　この時の注意点として，テープを唇の上に貼らないようにします．また，頬に過度の張力が掛かって，しわができないように注意します．

● ひもによる固定

　英国圏では，気管チューブはひもで固定するのが一般的となっています．この方法では，真田紐のように扁平で，幅5mm程度のものが最適です（図50.2）．ひもの中央部でチューブを1～2周させ，ひもがチューブからずれないようにしっかりと縛ります．そして，ひもの両端で首を1周させて結び，チューブが抜けないように固定します．

---

*気管チューブが抜けてしまうことを事故抜管（accidental extubation）と呼びます（第54章参照）．

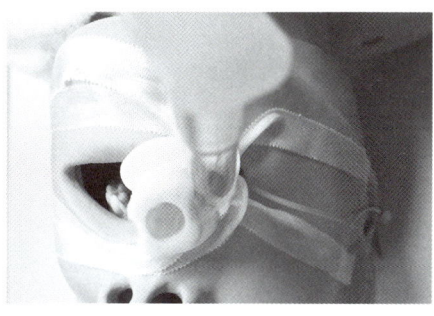

図50.1 気管チューブの固定法 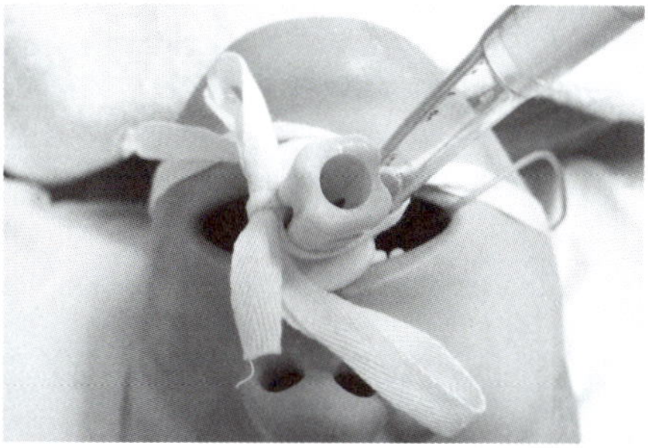　　**図50.2** ひもを用いた気管チューブの固定法

　ひもを結んでチューブを固定するため，長いひげが顔全体に生えていたり，吐物で顔が汚れていたりしても，粘着テープに比べ，より確実にチューブを固定することが可能です．

● 固定器具による固定

　気管チューブを固定する器具として，日本においては**トーマスチューブホルダー（Thomas Tube Holder）**（図50.3）がよく用いられています．

　このホルダーはプラスチック製のネジでチューブを固定する原理になっているため，迅速な固定が可能です．また，吐物などで顔に粘着テープで固定できない場合にも有効です．そのため，心肺蘇生時に，救急救命士が使用することが多くなっています．

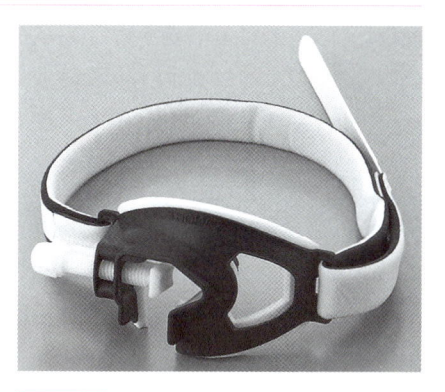

図50.3 トーマスチューブホルダー

この章のまとめ

- ☐ 気管チューブは正しい位置に固定する．
- ☐ 気管チューブは絆創膏（粘着テープ），ひも，固定器具（トーマスチューブホルダーなど）などで確実に固定する．

第 3 部 ● 気管挿管

51 チューブ閉塞を防止する
チューブが閉塞すると命取り！

▶ チューブ閉塞は致死的！

　気管チューブが歯で噛まれたり，折れ曲がったりすると，閉塞してしまいます．チューブが完全に閉塞すると，酸素を体内に供給できなくなってしまうため，チューブが閉塞しないように常に注意しておく必要があります．

▶ バイトブロックの使用

　チューブが噛まれて閉塞するのを防ぐ 1 つの有効な方法は**バイトブロック（bite block）**（図 51.1）の使用です．"バイト"は"噛む"という意味なので，バイトブロックはチューブを噛む（bite）のを防止（ブロック，block）する器具になります．

　バイトブロックは，噛まれても変形しない棒状の器具で，気管チューブに比べて太く設定されています．気管チューブの挿入後，バイトブロックをチューブの横に位置させて，固定する（図 50.1 参照）ことによって，噛まれてもチューブが閉塞することがないようになっています．

　バイトブロックの端から約 1〜2 cm の部位に鍔が付けられていて，この鍔を歯肉より外に位置させて固定することにより，バイトブロックが誤って口腔内に落ち込むのを防止できます．

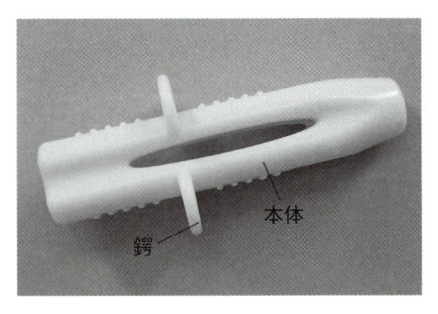

図 51.1　バイトブロック

気管チューブは歯で噛まれると容易に内腔が狭くなってしまいます．そのため，バイトブロックの使用は必須です．また，レインフォースドチューブは折れ曲がりにくい特徴がありますが，噛まれるとやはり閉塞する危険性があるので，レインフォースドチューブの使用時にもバイトブロックの使用が必須です．

● 気管チューブの切断

気管チューブの折れ曲がりは，口や鼻から出た部位で最も高頻度に起こります．これはチューブに接続した換気回路の重みがチューブに掛かるためです．それを防止する 1 つの方法が，口から出ているチューブを切って短くする方法です（第 37 章 COLUMN 参照）．

● 蛇管ホルダーの使用

気管チューブの折れ曲がりを防止するもう 1 つの有効な方法は，呼吸回路を保持する装置（図 51.2）を用いて，呼吸回路の重みが気管チューブに伝わらないようにすることです．呼吸回路は蛇管とも呼ばれるので，蛇管ホルダーあるいは蛇管立てともいわれます．

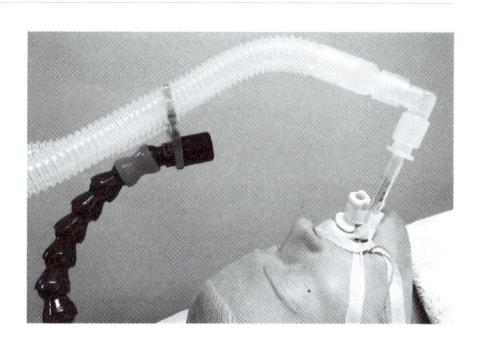

図 51.2 蛇管ホルダー

この章のまとめ

- □ 気管挿管中にはバイトブロックを用いてチューブの閉塞を防止する．
- □ 気管チューブの折れ曲がりは，口から出ているチューブを切って短くすることにより減らすことができる．
- □ 気管チューブの折れ曲がりは，蛇管ホルダーで呼吸回路を保持することにより減らすことができる．

第3部 ● 気管挿管

52 気管挿管に伴う合併症
致死的な場合もあるので注意しよう!

● "聖域"へのチューブ挿入

気管挿管は，下気道という"聖域"にチューブを差し込む，という自然界ではあり得ないことをしているのですから，ヒトの体はあらゆる方法でそれを阻止しようとする反応が起こります．

また，普段は気体のみが通る下気道の壁は，柔らかい粘膜で覆われています．その場所にチューブという固体を差し込むのですから，チューブやカフにより，喉頭や気管を傷つけるなどのさまざまな合併症が起こることがあります．

過去には，気管挿管により気道狭窄，反回神経麻痺などの重篤な合併症が起こることが比較的多くありました．これは，気管チューブが初期には金属製，そして1920～1980年ごろまではゴム製と固く(第32章COLUMN参照)，またカフが気管粘膜に高い圧を加える危険性が高かったため，とされています．

その後，喉頭鏡や気管チューブの改良がなされてきたため，今では気管挿管による気道合併症は減少してきています．しかし，気道損傷は，気管挿管が円滑に行われても起きる可能性があることが判明しています．

気管挿管に伴う合併症を表52.1で確認しておきましょう．

次章から，これらの問題点や合併症について確認していきましょう．

表52.1 気管挿管に伴う合併症

- 食道誤挿入
- チューブ位置異常
- 気道損傷
  - 口唇損傷
  - 歯牙損傷
  - 鼻出血
  - 鼻甲介損傷
  - 披裂軟骨脱臼
  - 声帯損傷
  - 気道閉塞
  - 反回神経麻痺
  - 気道狭窄
  - 食道損傷
- 気道反射
  - バッキング，咳
  - 喉頭痙攣，閉塞性肺水腫
  - 気管支痙攣

この章のまとめ

- [ ] 気管挿管は，下気道という"聖域"にチューブを挿入するため，さまざまな合併症が起こることがある．
- [ ] 過去には，気管挿管により気管狭窄や反回神経麻痺などの重篤な合併症が起こることがあったが，チューブの改善などにより，それらの頻度は低下した．
- [ ] 気管挿管が円滑に行われても気道損傷が起こる可能性がある．

53 食道誤挿入

第3部 ● 気管挿管

気がつかないと死に至る！

● 誤判定が起こりえる！

　気管チューブが誤って食道に入り，それに気づかないと死に至ってしまいます．そのため，誤って挿入された食道挿管は確実に発見する必要があります．

　第44章で確認したように，チューブが正しく気管に挿入されているのか，それとも食道に迷入してしまっているのかを鑑別する方法はいくつか報告されています．

　①チューブ先端が声門を通過したのを目で確認できた．
　②胸郭が上下する．
　③両胸部の聴診で呼吸音が聴取できる．
　④上腹部の聴診では呼吸音が聴取できない．
　⑤呼気時に気管チューブの内面が曇る．
　⑥胸部を圧迫すると空気が気管チューブから出てくる．
　⑦頸部に指を置きながら気管チューブのカフを膨らませると，カフの膨らみを経皮的に感じることができる．
　⑧気管チューブの20〜50 mLの注射器を（コネクタを介して）接続し，陰圧を掛けると，速やかに空気が戻ってくる．
　⑨呼気二酸化炭素濃度が連続的に検出される．

　しかしながら，①〜⑦に関しては食道挿管になっていても確認できてしまうことがあります．そのため，誤診をしてしまう危険性があり，もしそうなると換気ができず，致死的になります．この中で唯一⑨の呼気二酸化炭素濃度波形の検出が確実な方法となります．

ここがポイント
気管チューブが誤って食道に挿入されたのを確実に見つけ出す方法は，呼気二酸化炭素濃度波形の検出のみ！

呼気に二酸化炭素が検出できるかどうかを色で判定できる器具があります．しかしこの器具でも食道誤挿入を見つけ出すことができないことがあります．この器具で色が変わるのは，呼気の二酸化炭素で化学反応を起こすのが原理ですが，炭酸飲料を飲んだ後に食道挿管された場合にも，色が変わってしまいます．また，色の変化は，二酸化炭素のみならず，胃酸でも起こることが判明しています．そのため，チューブが誤って食道に挿入されていても，胃酸の影響で，二酸化炭素が出てきているように器具の色が変化することがあるので，誤判定をしてしまうことがあります．

炭酸飲料を飲んだため胃に溜まった二酸化炭素が食道に戻ってきたり，胃酸が戻ってきたのと，気管から出てきた二酸化炭素を鑑別できるのは，二酸化炭素の波形を確認する必要があります．チューブが正しく気管に挿入されていると，呼吸に同期して，二酸化炭素濃度が上がったり下がったりするはずです．一方，食道に誤挿入されていれば，呼吸に同期した濃度波形は出ません．二酸化炭素濃度波形を検出できる器具を**カプノメータ（capnometer）**，その波形を**カプノグラフ（capnograph）**（図 53.1）と呼びます．これを常にチェックする必要があります．

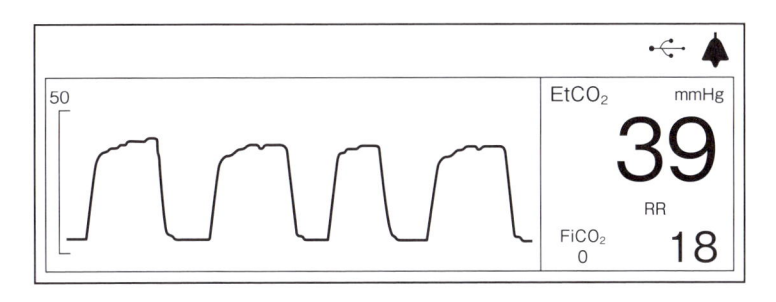

図 53.1 カプノグラフ

この章のまとめ

- □ チューブの食道への誤挿入は，気づかないと致死的となる．
- □ 食道誤挿入を発見する方法はさまざまあるが，呼気二酸化炭素濃度波形での判定のみが信頼性が高い．
- □ 呼気二酸化炭素濃度を色の変化で判定できる器具があるが，胃酸でも変色するため，確実な方法とはいえない．

第3部 ● 気管挿管

54 チューブ位置異常
気管挿管ができても安心しない！

● 気管チューブ位置異常の種類

気管チューブを正しく気管に挿入できても，チューブの位置が適切でないことがあります．

- チューブが浅すぎる　→　事故抜管　　（第 45 章参照）
- チューブが深すぎる　→　気管支挿管　（第 45 章参照）
- チューブの閉塞　　　→　気道の閉塞　（第 51 章参照）

● 事故抜管

麻酔中にチューブが気管に十分に挿入されていない場合や，集中治療室などで気管挿管されている人の体動などでチューブが抜けてしまうことがあります．このように不本意にチューブが抜けてしまうことを，事故抜管（accidental extubation）と呼びます．これを防ぐため，第 50 章で確認したように，しっかりとチューブを固定しておきましょう．

● 気管支誤挿管

気管チューブを深く挿入し過ぎると，チューブ先端が気管支に誤って挿入されてしまいます．そうなると，チューブ先端が入った気管支と反対側の気管支には送気ガスが送り込まれず，一方の肺の換気ができなくなります．

気管チューブが深く挿入し過ぎると，チューブ先端は右気管支に挿入される確率が高いことが判明しています．これは，左右の気管支が，気管の縦軸に対して違う角度で分岐しているのに起因しています．図 54.1 を見ればわかるように，左の

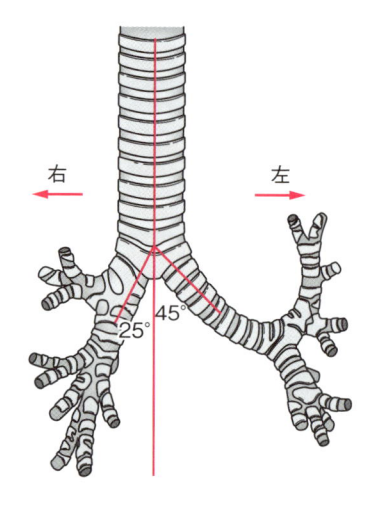

図 54.1 左右気管支の気管縦軸に対する分岐角度

気管支は右に比べ，大きな角度で分岐しています．これは，左胸には心臓があり，気管支が心臓に衝突しないように，分岐しているからだとされています．

このように，右の気管支の方が分岐角度が小さいため，気管チューブはより高い頻度で気管支に挿入され，左肺が換気されなくなります．

気管支誤挿管は片肺挿管とも呼ばれることがありますが，肺に挿管するわけではないので，適切な呼び方ではありません．

▶ チューブの閉塞

気管チューブが閉塞することがあります．チューブが閉塞すると，換気ができなくなってしまいます．また，吸気時に胸腔内が過度に陰圧状態となり，肺水腫を起こすことが知られています．

気管チューブが閉塞の原因はいくつか知られています（表54.1）．

表 54.1 気管チューブ閉塞の原因

- チューブの折れ曲がり
- 噛まれて閉塞
- 痰などで閉塞
- 気道内の腫瘍による閉塞
- 気管壁によるチューブ先端の閉塞

チューブの折れ曲がりと噛まれて閉塞することについては第51章で確認しました．チューブの痰などによる閉塞は，風邪をひいている小児で起こりやすくなります．また，集中治療室などで長期に気管挿管がされていると，徐々にチューブ壁に痰などが付着し，閉塞してきます．そのような場合，陽圧換気中は気道内圧が上昇してくるはずです．それを確認し，閉塞が疑われる場合には，気管支ファイバースコープで確認します．また長期の気管挿管の場合，新しいチューブに交換するようにします．

チューブはその先端の斜端（ベーベル）が気管壁に密着している場合にも閉塞します．特に，気管が変形している時に起こりやすいとされています（図54.2）．

また，甲状腺摘出術のように気管近くの手術中

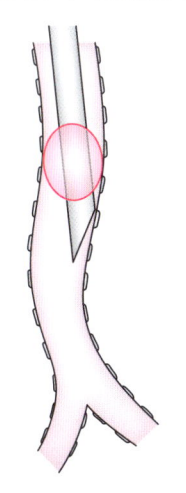

図 54.2 チューブ先端が気管壁で閉塞した状態

にも気管が変形されてチューブ先端が閉塞することがあります．レインフォースドチューブを用いておくと，手術中に気管が変形されてもチューブ先端が閉塞しにくいので，それを使うようにします．

この章のまとめ

- ☐ 気管挿管の合併症の1つに，チューブが不本意に抜けてしまう（事故抜管）がある．
- ☐ チューブが深すぎると気管支挿管になる危険性がある．
- ☐ チューブが深すぎると，チューブ先端は右気管支に入りやすい．
- ☐ チューブの閉塞は換気不能や肺水腫の原因となる．

55 気道損傷
第3部 気管挿管
起こさないように注意しよう！

　喉頭鏡を不注意に挿入すると，歯や唇を損傷させてしまうことがあります．また気管チューブを無謀に挿入しようとすると，咽頭，喉頭，気管，食道を損傷する危険性があります．この章では，これらの気道損傷の種類を確認し，それらを起こさせない方法をマスターしましょう．

▶ 口唇損傷，歯牙損傷

　気道確保の時に唇を損傷させたり，歯を損傷（歯牙損傷といいます）させたりしてしまうことがあります．気管挿管の時に歯牙損傷が起こる頻度は，麻酔科医が手術室で施行した場合，0.02〜0.1％です．一方，心肺蘇生時などの緊急時では，この頻度は高くなってしまいます．気管挿管時の歯牙損傷は，挿管操作前から歯がぐらついていた場合や，気管挿管が困難であった場合に起こりやすいことが知られています．
　歯牙損傷が起きないようにするには次のような工夫をします．
- 指で開口するのを避ける，あるいはできるだけやさしくする．
- マッキントッシュ喉頭鏡が上の歯に当たらないように注意する．特に，てこの原理を用いないで喉頭展開をするようにする．
- 喉頭展開が困難な場合，無理に挿管しようとせずに気管支ファイバースコープなどを積極的に使用する．
- マウスピースなどの歯牙損傷の予防器具を装着する．

などがあります．
　今にも抜け落ちそうな歯（動揺歯と呼びます）は，術前に抜歯しておいてもらう方が安全であることを説明します．事前に抜歯できない場合には，もし歯が抜けても気道異物にならないように，太い絹糸を用いて歯の根本を結わえて頬などに固定しておきます．

▶ 鼻出血，鼻甲介損傷

　経鼻的にチューブを進めると，鼻腔の損傷を起こすことがあります．その頻度は高

く，20〜80％で鼻出血が起き，約50％で鼻中隔あるいは下鼻甲介に損傷が起こることが判明しています．さらに損傷させた甲介の組織片をチューブの先端で押し込んで，気道異物にしてしまったという報告もされています．これらの損傷を減らすためには，チューブをゆっくり，ていねいに挿入する必要があります．また，アドレナリンを鼻腔に投与して，あらかじめ鼻粘膜を収縮させておくのも有効です（第39章参照）．

● 声帯損傷

気管チューブにより，声帯を損傷させてしまうことがあります．声帯が損傷されると，声が嗄れてしまいます．この声の嗄れのことを嗄声（hoarseness）と呼びます．

気管挿管の後は20〜30％の頻度で嗄声が起こります．通常は数日以内に正常化しますが，1年以上嗄声が持続する場合があります．

嗄声を防ぐには，できるだけ細い気管チューブを使用するようにします．また，カフが声門近くに位置していないことを確認します．

● 気道閉塞

繰り返して気管挿管を試みると，喉頭の浮腫を起こして気道が閉塞状態となることがあります．その場合，フェイスマスクを用いた換気が困難，あるいは不可能になる危険性があります．フェイスマスクを用いた換気が困難となる確率は0.1〜5％と報告されています．特に小児で起こりやすいことが判明しています．

気道閉塞を防ぐためには，気管挿管が困難な場合には，挿管操作を繰り返さずに，マスク換気で維持，あるいは気管支ファイバースコープを用いた気管挿管などに変更するようにします．

● 披裂軟骨脱臼

気管挿管時に，誤ってチューブ先端で披裂軟骨を強く押してしまうと，披裂軟骨脱臼（dislocation of arytenoid）を起こします．披裂軟骨は声帯の動きを調整する軟骨ですから，この軟骨が脱臼すると，嗄声が起こることがあります．

気管チューブの挿入時に声門部で抵抗がある場合には，無理に挿入せずに，細めのチューブに変更，あるいはパーカーチューブや挿管用ラリンジアルマスク用気管チューブ（第31章参照）のように，チューブ先端が柔らかく，鈍化処理が加えられているチューブに変更します．

▶ 反回神経麻痺

　気管チューブのカフが声門からすぐ下に存在し，過剰な圧で膨らませていると，反回神経麻痺（recurrent nerve palsy）（COLUMN 参照）が起こることがあります．反回神経は声帯を動かす筋肉を支配しているので，この神経が麻痺すると嗄声や息切れを起こしてしまいます．

　反回神経が損傷しているかどうかは，気管支ファイバースコープで声帯の動きを観察して判断します．

　反回神経麻痺を起こさせないように，細めのチューブを気管に挿入し，カフが声門近くに位置しないように注意します．

▶ 気道狭窄

　長期の気管挿管をしていると，気道が狭窄がすることがあります．特に小児で長期間挿管をしていると，カフで圧迫を受けていた喉頭や気管粘膜が壊死を起こし，その部に後に肉芽が形成され，気道が狭窄しやすくなります．

　細めの気管チューブを使用し，カフ圧が過剰に上昇していないことを常に確認するようにします．そして気管挿管をしている気管をできるかぎり短くするようにします．

▶ 食道損傷

　気管チューブを誤って食道に挿入すると，食道粘膜を損傷することがあります．また，もし食道粘膜のみならず，筋層まで損傷すると，気道内に食物が入り込み，縦隔炎を起こし，致死的になることがあります．

　食道損傷は救急の現場で起こりやすいと報告されています．心肺蘇生中に気管チューブの挿入が困難であれば，気管挿管を中止し，マスク換気を選択するようにします．

COLUMN

反回神経は神様の大失敗作！？

　反回神経（はんかい）（laryngeal recurrent nerve）は，迷走神経から分岐した神経で，右と左に 1 本ずつ計 2 本あります．この神経は，声を出したり飲み込んだりするのをコントロールする重要な役割を持っています．

　この神経が"反回"と呼ばれる理由は，頭から頸部，そして胸腔内へと伸びた迷

55 気道損傷

走神経が，胸腔内で反回，すなわちUターンして再び頸部に戻って来るからです．

　頭の第Ⅹ脳神経である迷走神経から出る反回神経は，右は鎖骨下動脈，左は大動脈弓（正確には動脈管索）の前を下行し，血管の後ろに反回します．そして，気管と食道の間の溝を上行して，心臓，気管，食道に枝（下心臓枝，気管枝，食道枝）を出しながら喉頭に到着します（下喉頭神経）．また，下咽頭収縮筋を貫いて喉頭筋と喉頭にも枝を送っています．

　さて，反回神経は，「神様が生き物を創造された」と信じる人にも，ダーウィン進化論を信じている人にとっても，"大失敗作だ！"と言わざるを得ません．というのは，頭から出た神経が胸部まで伸びてきて，また頸部に戻ったりしているのですから，完璧な神様が造された"作品"にしては，確かになんとも非合理的で，あまり"美しい"作品とはいえません．

　進化論としても，どうもカッコよくありません．魚などでは頭から出た神経は，心臓，そして呼吸器のエラへと，尾側に向かって順番に神経の枝を出していっています．さて，進化の過程で，ほ乳類では首が長くなり，また心臓が尾側に移動していった，とされています．その時，頭から心臓，そして呼吸器の入り口（エラや喉頭）に行く神経が心臓と大血管に絡まってしまったため，神経がUの字型に引き延ばされて，今のような反回神経となった，といいます．

　キリンの首は長〜いですが，キリンの反回神経も例外ではありません．頭から出た神経は，あの長い首の中を下行して，心臓の周りを回って，また首の上の方にある喉頭に戻って上行しています．キリンの首は2m近くあります．それでも，頭から喉頭まではすぐです．しかし神経が心臓，大血管に絡まったため，キリンの首を上り下りする反回神経は4〜5mも迂回して喉頭に到達しています．このように，進化論からしても，なんともブザマな進化ということになりますね．

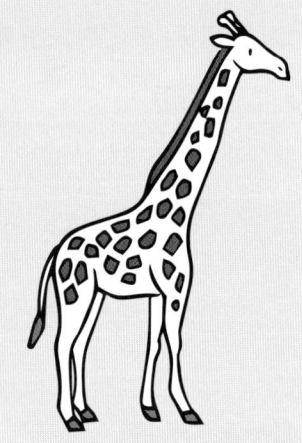

図55.1　キリンの反回神経はブザマな作品？

この章のまとめ

- [ ] 気管挿管時に歯牙損傷を起こすことがある．
- [ ] 気管挿管時の歯牙損傷の頻度は手術室内では0.02〜0.1％と低いが，心肺蘇生時にはより高頻度に起こる．
- [ ] 経鼻挿管時の鼻出血および鼻腔組織損傷の頻度は高い．
- [ ] 気管挿管により声帯を損傷すると，抜管後に嗄声を起こす危険性がある．
- [ ] 気管挿管操作を繰り返すと気道閉塞を起こす危険性が高くなる．
- [ ] 気管チューブで披裂軟骨を脱臼させてしまうことがある．
- [ ] 気管チューブのカフが声門近くに存在していると，反回神経麻痺の原因となる．
- [ ] 長期間の気管挿管で，気道狭窄を起こすことがある．
- [ ] 食道誤挿入により，食道損傷を起こすことがある．

第3部 ● 気管挿管

56 気道反射
気管挿管でどのような反射が起こる?

▶ 気道反射の種類

　気管挿管では気管にチューブという異物を挿入するため，これに伴う気道反射が誘発されます．気道反射には，咳，バッキング，ファイティング，喉頭痙攣，気管支痙攣などがあります．

▶ 咳，バッキングとファイティング

　咳（coughing）は，風邪になった時によく出る気道反射の代表例です．これは多くの場合，気道に溜まった痰を気道の外に追い出すために起こります．また，アンモニアなどの臭いガスを吸い込んだ時や誤嚥した時には激しい咳が誘発され，吸い込んだガスや誤嚥したものを気道から追い出そうとします．

　チューブを気管に挿入した場合にも当然ながら激しい咳が誘発されます．しかしながら，全身麻酔を導入した後に気管挿管をしても咳は普通出ません．これは，麻酔の導入時に筋弛緩薬を投与して咳反射が出ないようにしているからです．

　バッキング（bucking）も気道反射の1つです．これは，気管挿管をされている人が，全身麻酔中に咳き込んだ状態になった時に，外科医が麻酔科医に対して，「バッキングしています，なんとかしてください！」というような表現をします．

　さらに，集中治療室で気管挿管がされ，人工呼吸がされている人が咳き込んだ状態になると，「ファイティングを起こしている」という表現をします．

　これら，咳，バッキング，ファイティングは意味があって違うので，しっかりと使い分けを理解しておきましょう（これらの違いについてはCOLUMN参照）．

▶ 喉頭痙攣

　喉頭痙攣（laryngospasm）は，麻酔の導入時や心肺蘇生時に筋力が残っている場合に気管チューブの刺激などで声門部が閉塞する状態です．また，気管チューブを抜去した後に起こることもあります．喉頭痙攣は文字通り，喉頭部が痙攣状態となり，声門部を閉塞してしまいます．そうなると息ができなくなりますから，早急に対処す

る必要があります（詳しくは第2巻第137章参照）．

● 気管支痙攣

気管支痙攣（bronchospasm）は気管支が痙攣した状態で，喘息発作（asthmal attack）がその代表例です．気管支痙攣が起こると，空気が肺胞に十分に出入りできなくなり，低酸素血症になってしまいます．気管支痙攣も気管チューブの挿入の刺激により起こることがあります（詳しくは第2巻第139章参照）．

COLUMN

咳，バッキング，ファイティングは違うもの！

　全身麻酔下に気管挿管がされている人が咳き込むと，「バッキングが起きた」といいます．一方，集中治療室で気管挿管がされ，陽圧換気がされている人では，「ファイティングが起こった」，といわれます．このバッキングとファイティング，なぜ単に「気管挿管中に咳をした」といわないのでしょうか？

　普段の生活での咳は，肺の中の空気を短時間に勢いよく吐き出すことにより，痰などをその風圧で追い出す反射です．

　大きな咳やくしゃみをする時の様子を思い浮かべてみてください．まずは胸いっぱいに大きく息を吸い込み，そして勢いよく空気を吐き出しますね？　さて，この大きく息を吸った時と勢いよく息を吐き出した時の間，すなわち息を吐き出す直前はどうなっているかを，注意深く観察してみてください．そうです．息を一瞬止めているはずです．じつはこの息を止めることが，咳をする時に最も重要な瞬間なのです．

　胸いっぱいに息を吸い込んで息が止まるのは，この時に声門が閉鎖しているからです．声門が閉鎖すると同時に，胸がギュッと締め付けられます．これにより，胸腔内の空気圧は急激に高くなります．そして，空気圧が十分に高くなった状態で，突然に声門が開きます．そうすると，圧縮された空気が勢いよく出るので，痰を吐き出しやすくなる，というのが咳の原理です．咳を何度も繰り返すと胸が痛くなるのは，息を止めている時に，肋骨などで胸をギュッと締め付けるように動くからです．

　気管挿管がされている人で咳をした場合，チューブがこの声門の閉鎖を阻止するので，胸腔内圧が十分に上がりません．そのため，有効に痰などを吐き出すことはできなくなります．そして，何度も咳き込む状態になってしまいます．このような状態を**バッキング（bucking）**と呼んでいます．英語では**力む（straining）**という表現をする場合もあります．

第 3 部 ● 気管挿管

　一方，集中治療室で起こる**ファイティング（fighting）**，これは咳やバッキングとはまた違った現象です．まず，ファイティングという英語（fighting）は，"争う"，"けんかをする" という意味です．そして，ファイティングは "むせる" に近い意味で使います．これは，自発呼吸で息を吐き出そうとしている時に，人工呼吸器が送気ガスを押し込むと起こります．すなわち，吐き出したい息が吐き出せずに押し戻されてくるため，むせてしまう状態です．
　このように，咳，バッキング，ファイティングは違う現象を呼んでいるので，正しく使い分けましょう．

この章のまとめ

- ☐ 気管挿管により気道反射が誘発される．
- ☐ 気道反射には，咳，バッキング，喉頭痙攣，気管支痙攣などがある．
- ☐ 咳，バッキング，ファイティングは違う状況下で起こる違う現象である．
- ☐ 喉頭痙攣が起こると気道が閉塞するため，ただちに対処する必要がある．
- ☐ 気管支痙攣が起こると低酸素血症となる危険性がある．
- ☐ 喘息発作は気管支痙攣が起こっている状態である．

第 **4** 部
声門上エアウェイを用いた換気

第4部 声門上エアウェイを用いた換気

57 声門上エアウェイとは？
実ははっきりした定義はない！

▶ 声門上エアウェイとは？

これまでフェイスマスクと気管チューブという2種類の気道確保器具について見てきました．この章からは第3の気道確保器具とされる**声門上エアウェイ（声門上器具，supraglottic airway）**について見ていきましょう．

まずは，声門上エアウェイには厳格な定義がない，ということを知っておきましょう．そして一般的には，口腔・咽頭に挿入して上気道閉塞を防ぐ気道確保器具のことを呼んでいると覚えておいてください．

定義が厳格に決められていないため，どの器具が声門上エアウェイに含まれるかも不明瞭なことがあります．例えば，口咽頭エアウェイも口腔・咽頭に挿入して上気道閉塞を防ぐための器具ですが，声門上エアウェイに含めないのが普通です．

▶ 声門上エアウェイの区分

声門上エアウェイは，狭義の声門上エアウェイと食道閉鎖式エアウェイの2種類に区分できます（表57.1）．そして，狭義の声門上エアウェイは，さらに咽頭プラグ式エアウェイと喉頭マスクに区分できます*．

▶咽頭プラグ式エアウェイ

咽頭プラグ式エアウェイ（pharyngeal plug airway）は，声門より頭側に換気チューブを位置させ，口腔・咽頭内でのチューブ周囲の隙間に"栓（プラグ，plug）"をすることにより，送気ガスが漏れるのを防ぐ器具です．咽頭プラグ式エアウェイは声門上エアウェイの中でも最も古くに開発され，1930年代にはいくつか存在していました（第2巻第82章参照）が，1940年代に気管挿管が主流になってから，声門上エアウェイが用いられるのはまれになりました．しかし，1990年代になってから

---

*声門上エアウェイの定義は厳格にはないため，これらの区分は著者による暫定的なもので，絶対的なものではありません．

表 57.1 主な声門上エアウェイ

- 狭義の声門上エアウェイ
    - 咽頭プラグ式エアウェイ
        - コパ（製造中止）
        - コブラエアウェイ
    - 喉頭マスク
        - ラリンジアルマスク
            - クラッシック
            - ユニーク
            - フレキシブル
            - ファーストラック
            - プロシール
            - スプリーム
            - C-トラック（国内未発売）
        - Air-Q
            - ディスポーザブルタイプ
            - リユースタイプ
            - Air-Qブロッカー
        - TOKIBO-Ambuラリンゲルマスク
            - ストレートタイプ
            - フレキシブルタイプ
            - アングルタイプ
            - アングルタイプi
        - i-gel
- 食道閉鎖式エアウェイ
    - コンビチューブ（Esophageal tracheal combitube）
    - ラリンジアルチューブ
        - ラリンジアルチューブ
        - ラリンジアルチューブサクション（リユース）
        - ラリンジアルチューブサクション（ディスポ）

（浅井　隆．臨床麻酔．2011; 35: 517-23より改変）

素材が改良化されたこともあり，咽頭プラグ式エアウェイとして，**コパ（cuffed oropharyngeal airway: COPA）**（現在製造中止）や**コブラエアウェイ（Cobra airway）**などが開発されました．

▶喉頭マスク

喉頭マスク（laryngeal mask）は，喉頭をマスクで覆うことにより換気を可能とする器具で，その代表例が**ラリンジアルマスク（laryngeal mask airway）**です．麻酔中に声門上エアウェイを使う場合，喉頭マスクが最も高頻度に用いられています．

▶食道閉鎖式エアウェイ

食道閉鎖式エアウェイ（esophageal obturator）は心肺蘇生時の気道確保器具と

して開発され，基本構造として器具の遠位部を食道上部に挿入し，"食道を閉鎖"しながら換気を可能にするものなので，こう呼ばれています．

第1世代・第2世代声門上エアウェイ

声門上エアウェイも時代とともに進化し，より性能がよく，より安全な器具が開発されています．そのような新たな器具で，表57.2で示されている4つの機能を有している器具を第2世代声門上エアウェイと呼んでいます．そして，それ以前の器具は第1世代として扱います．

表57.2 第2世代声門上エアウェイの特徴

- 器具周囲からのガス漏れを起こす気道内圧が比較的高い．
- 食道入口部での密閉性が高い．
- 胃内容物ドレーン機能を有する．
- バイトブロック機能を有する．

表57.3は，第1世代・第2世代の声門上エアウェイの例を示しています．

表57.3 第1世代と第2世代声門上エアウェイ例

- 第1世代声門上エアウェイ
  - コパ（製造中止）
  - コブラエアウェイ
  - ラリンジアルマスク
    - クラッシック
    - ユニーク
    - フレキシブル
    - ファーストラック
  - ラリンジアルチューブ
  - Air-Q
    - ディスポーザブルタイプ
    - リユースタイプ
  - TOKIBO-Ambuラリンゲルマスク
  - インターサージカルラリンゲルマスク
  - Portexラリンゲルマスク

- 第2世代声門上エアウェイ
  - ラリンジアルマスク
    - プロシール
    - スプリーム
  - Air-Qブロッカー
  - i-gel
  - コンビチューブ（Esophageal tracheal combitube）
  - ラリンジアルチューブサクション（リユース，ディスポ）

この章のまとめ

- [ ] 声門上エアウェイの厳格な定義はない．
- [ ] 声門上エアウェイは狭義の声門上エアウェイと食道閉鎖式エアウェイに区分できる．
- [ ] 狭義の声門上エアウェイは，咽頭プラグ式エアウェイと喉頭マスクに区分できる．
- [ ] ラリンジアルマスクは喉頭マスクの代表例である．
- [ ] 麻酔中に用いる声門上エアウェイの中では，喉頭マスクが最も高頻度に使用されている．
- [ ] 食道閉鎖式エアウェイは心肺蘇生時の気道確保器具として開発された．
- [ ] 声門上エアウェイは第1世代と第2世代に区分される．
- [ ] 第2世代の声門上エアウェイの特徴は，①器具周囲からのガス漏れを起こす気道内圧が比較的高い，②食道入口部での密閉性が高い，③胃内容物ドレーン機能を有する，④バイトブロック機能を有する，ことである．

第4部 ● 声門上エアウェイを用いた換気

58 声門上エアウェイの適応と禁忌
ここはしっかりと認識しておこう！

▶ 声門上エアウェイの適応

声門上エアウェイの適応の原則は次の通りです．

> **ここがポイント**
> 声門上エアウェイは原則として，
> フェイスマスクが適応となる症例で適応となる．

　例えば全身麻酔に関しては，体表面の手術，四肢や鼠径ヘルニア手術などの小手術への麻酔を受けている人が適応となります．心肺蘇生時は，従来からフェイスマスクが使用されてきているため，声門上エアウェイの使用がよい適応となります．
　これらの原則の他に，声門上エアウェイの開発されたころには誰も適応と考えていなかった症例，特に気管挿管が必須と考えられてきた症例での声門上エアウェイの使用法が報告され続けています．その中には適応でないと考えるべき症例もありますが，気管挿管に比べて声門上エアウェイの方が利点が多いと考えられる症例もあります．例えば，気管切開，扁桃摘出術あるいは喉頭部の生検での使用などがその例です．このように，声門上エアウェイ法の適応は時代とともに変化してきているといえます．

▶ 声門上エアウェイの禁忌

　声門上エアウェイは胃内容物の誤嚥を完全には防ぎ得ないため，誤嚥の危険性のある症例での使用は原則的に禁忌となります（第 17, 18 章参照）．ただし，心肺蘇生時には誤嚥の危険性があっても，フェイスマスクを用いた換気をすることが多いため，声門上エアウェイはその代用となり得ます．特に食道閉鎖式エアウェイは有用とされています（第 18 章参照）．

この章のまとめ

- [ ] 声門上エアウェイは原則として,フェイスマスクが適応となる症例で適応がある.
- [ ] 声門上エアウェイの適応範囲は時代とともに変化している.
- [ ] 声門上エアウェイは誤嚥の危険性のある症例では原則的に禁忌と判断する.

第4部 ● 声門上エアウェイを用いた換気

59 ラリンジアルマスク
声門上エアウェイの代表!

▶ なぜラリンジアルマスクは普及したのか？

　声門上エアウェイは，咽頭部ガスエアウェイ（pharyngeal bulb gasway）などが1930年代から存在していました．そして，これらの器具は出現しては消えていく経過をたどり，普及するには至りませんでした（第2巻第82章参照）．

　しかし1988年に**ラリンジアルマスク（laryngeal mask airway）**（図59.1）が発売され，その後20年以上も経った今も使用され続けています．そしてラリンジアルマスクの出現により，声門上エアウェイが世に出て半世紀以上経ってようやく，フェイスマスク，気管挿管に次ぐ第3の有用な気道確保器具として認識されるようになったといっても過言ではありません．

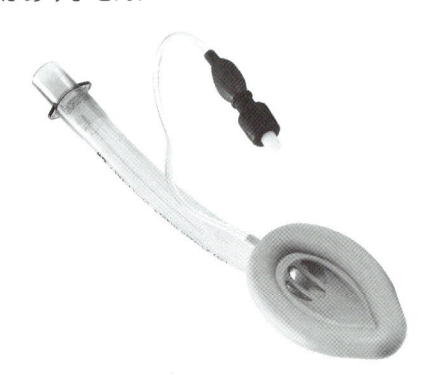

図59.1 ラリンジアルマスク

▶ 基本構造

　ラリンジアルマスクの発明者ブレイン（COLUMN参照）は喉頭をすっぽりと包み込んでガス漏れを防ぐ構造をつくりました．これにより，上気道閉塞の3大部位（舌根部，軟口蓋，喉頭蓋）（第3章参照）をすべてバイパスすることが可能となりました．ブレインは彼の造った器具のことを，マスクが喉頭（英語でラリンクス〔larynx〕と呼ばれます）を包み込む構造なので，ラリンジアルマスク（laryngeal mask）と命

名しました．
　ラリンジアルマスクはマスクと換気チューブで構成されています．

▶ マスク
　マスクは喉頭全体を包み込み，その遠位部は下咽頭にすっぽりと挿入されるようにデザインされています．
　マスクの近位端にはインフレーションチューブが付いており，その先端のバルブポートに注射器を接続することにより，カフを膨らませたり，しぼませたりすることが可能です（図 59.2）．バルブポート内には一方向弁があり，カフの空気が自然に抜け出さないようになっています．またバルブポート近くにはパイロットバルーンがあり，この膨らみ具合によりカフ内圧が推定できるようになっています．

▶ 換気チューブ
　換気チューブには，なだらかな彎曲が付いています．チューブはシリコン製の透明チューブで，内部の状態を確認できるようになっています．換気チューブはマスクに30°の角度で接合しています（図 59.3）．
　換気チューブ遠位端には 2 本の開口部に柵（バー）が付いています（図 59.4）．これらは喉頭蓋が換気チューブ内に嵌入して気道を閉塞するのを防ぐために付けられています．

図 59.2　注射器によるラリンジアルマスクのカフ量調整

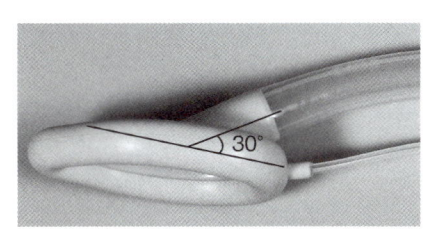

図 59.3　ラリンジアルマスクのマスクと換気チューブの接合角度（30°）

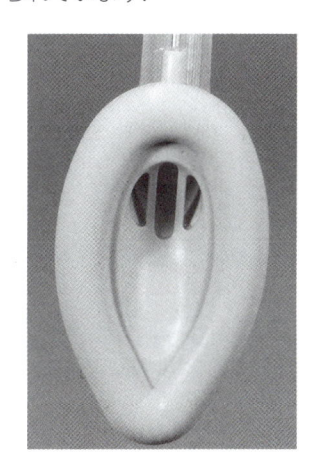

図 59.4　ラリンジアルマスク開口部の柵（バー）

第4部 ● 声門上エアウェイを用いた換気

COLUMN

ラリンジアルマスク開発秘話―その1

ラリンジアルマスクは1981年に英国のブレイン医師（Archie Ian Jeremy Brain）（図59.5）によって発明されました．

30歳代半ばのブレイン医師は，日々の麻酔で行っている気道確保法は不完全と思っていました．

"フェイスマスクを使用した場合，上気道閉塞を起こすのが問題となる．一方，気管挿管は上気道閉塞を防ぐことができるが，チューブという異物を気管に挿入するため理想的とはいえず，また気管挿管による気道反射を防ぐために筋弛緩薬や高濃度の麻酔薬の投与が必要となってしまう"．

ブレインがこう思っていた1980年ごろには，気管挿管が必要な場合は，不整脈や心停止発生の危険性のある筋弛緩薬のスキサメトニウム（サクシニルコリン）を投与した後に，太くて硬いガスホースのようなゴム製チューブ（第32章参照）を気管に挿入しなければなりませんでした．そのため麻酔科医はできるだけフェイスマスクを用いて換気をしていました．しかし，フェイスマスク使用中は上気道閉塞を解除するために，手術中ずっと下顎挙上をし続ける必要がありました．

そのような時代にブレインは，あるアイデアが浮かんだ，といいます．

"もし換気用チューブが声門に直接向き合う構造にすれば，気管に異物を挿入せずに，上気道閉塞を解除できるはずだ"．

このアイデアに基づき，歯科麻酔で用いていたマスク（ゴールドマンマスク）のカフ部を用いて，喉頭を包み込む構造にし，それに気管チューブを連結させた器具を開発しました（図59.6）．

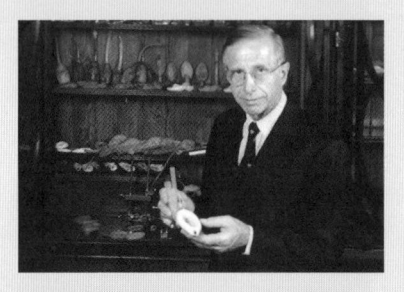

図 59.5 ラリンジアルマスク発明者ブレイン（ラリンジアルマスク資料館）（発明者ブレインの許可を得て使用）

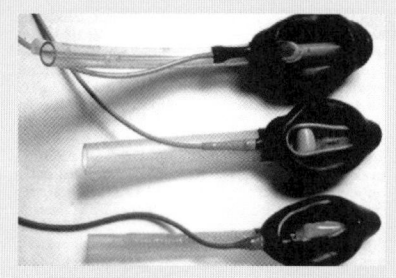

図 59.6 ラリンジアルマスク試作品．気管チューブとマスクを接合して作成（発明者ブレインの許可を得て使用）

その当時，自動血圧計，パルスオキシメータ，カプノメータ，微量輸注ポンプなどはありませんでした．また，人工呼吸器もほとんど普及していなかった時代です．そのような状況下では，一方の手で下顎挙上を維持しながらフェイスマスクを保持し，もう一方の手で麻酔バックを用いて換気をする必要がありました．それをし続けながら，同時に数分に1回，聴診器を耳に掛け，手動の血圧計で血圧を測定し，薬の投与，点滴ボトルの交換，麻酔チャートの記載などを行わなければなりませんでした．2つの手でよくできたものです．

　また，いくら努力してもフェイスマスク周囲から吸入麻酔薬が漏れ，担当麻酔医は常に頭が重く，気分が悪くなったりすることがしばしばありました．すなわち，麻酔科医も麻酔にかかった状態になっていたわけです！

　このような時代に，ブレインはただ1人，副作用の多い筋弛緩薬を投与することもなく，お手製の発明器具を全身麻酔下に手術を受ける患者の口に挿入し，下顎挙上や漏れ出した吸入麻酔薬を吸ってしまうこともなく，優雅に麻酔を行っていたといいます．

　当時では本当に画期的な発明であったことがわかりますね．

この章のまとめ

- [ ] 声門上エアウェイは1930年代から存在していたが，それらの有用性は疑問視されていた．
- [ ] ラリンジアルマスクの登場により，声門上エアウェイはフェイスマスク，気管挿管に続く第3の有用な気道確保器具と認識されるようになった．
- [ ] ラリンジアルマスクはマスクが喉頭を包み込む構造となっている．
- [ ] ラリンジアルマスクは下咽頭の形状に基づいてデザインされている．
- [ ] ラリンジアルマスクは，上気道閉塞の3大原因部位（舌根，軟口蓋，喉頭蓋）をバイパスして気道を開通させる．
- [ ] ラリンジアルマスクの開口部の柵（バー）は喉頭蓋が換気チューブに嵌入するのを防ぐためにある．

60 ラリンジアルマスクファミリー

第4部 ● 声門上エアウェイを用いた換気

さまざまな種類で多様なニーズに対応!

▶ ラリンジアルマスク・クラシック

　ブレインがラリンジアルマスクを発明した時には，器具は1種類しかありませんでした．しかし器具の普及とともに，ブレインは多様な用途に合わせてさまざまな種類のラリンジアルマスクを開発しました．これらの複数のラリンジアルマスクが存在するようになったため，初めてつくった器具のことを**ラリンジアルマスク・クラシック（laryngeal mask Classic）**と呼ぶようになりました．

▶ ラリンジアルマスクファミリー

　ラリンジアルマスクは現在9種類あります．日本では，これらのうち8種類が発売されました．そのうちのいくつかは現時点（2016年）で発売終了となっています．
　ラリンジアルマスクは，再使用が可能な器具と，単回使用器具の2種類に区分できます（表60.1）．

表 60.1 ラリンジアルマスクの使用可能回数による区分

再使用可能器具	クラッシック（Classic） フレキシブル（Flexible）（発売終了） プロシール（ProSeal） ファーストラック（Fastrach）（発売終了） C-トラック（C-Trach）（日本未発売）
単回使用器具	ユニーク（Unique） フレキシブルSU（Flexible SU） スプリーム（Supreme） ファーストラックSU（Fastrach SU）

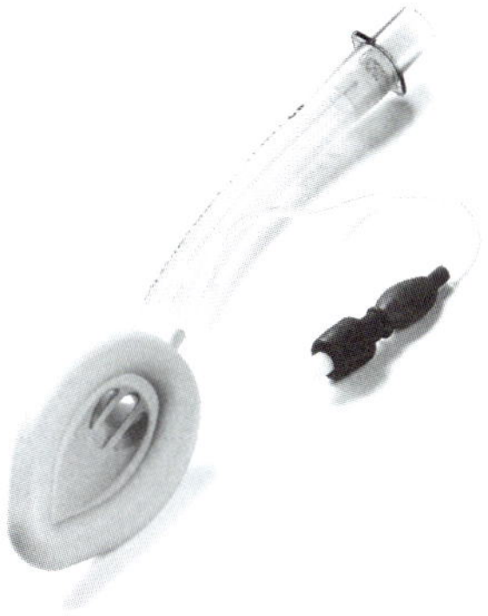

図60.1 LMA Classic 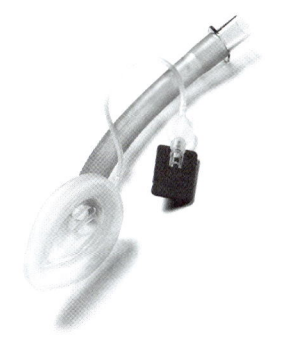　　図60.2 LMA Unique 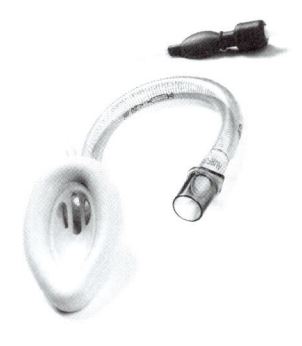　　図60.3 LMA Flexible
（発売終了）

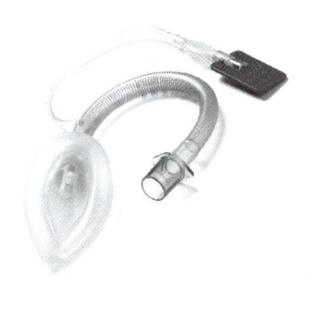

図60.4 LMA Flexible SU*　　図60.5 LMA ProSeal 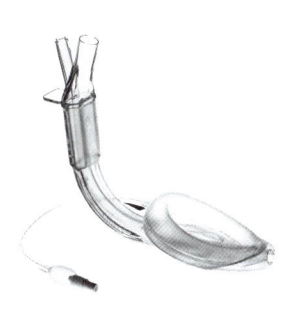　　図60.6 LMA Supreme
（*SU：単回使用（single use））

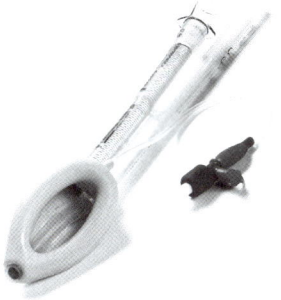

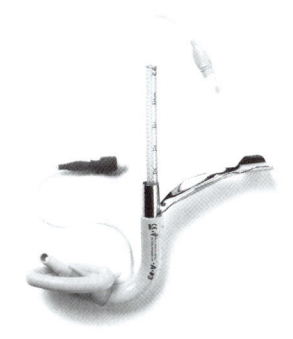

図60.7 LMA Fastrach　　図60.8 LMA Fastrach SU　　図60.9 LMA C-Trach
（発売終了）　　　　　　　　　　　　　　　　　　　　（日本未発売）

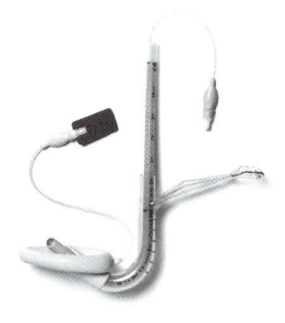

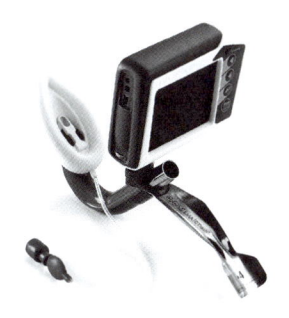

60 ラリンジアルマスクファミリー

COLUMN

ラリンジアルマスク開発秘話――その2

　ラリンジアルマスクは今ではすばらしい器具だと認識されていますが，発明後しばらくはまったく普及しませんでした．発明当時の写真（図60.10）を見ればわかるように，当時の彼はどう見ても"オタク"っぽい人物で，1人でマスクとチューブを切ったり貼ったりしている"変なヤツ"だと思われていた，といいます．

　この発明をするまでに，医学論文も短いレターを1枚書いた経験しかありませんでした．そして，ラリンジアルマスクについての論文を自分なりに書いて，イギリスの麻酔科医が

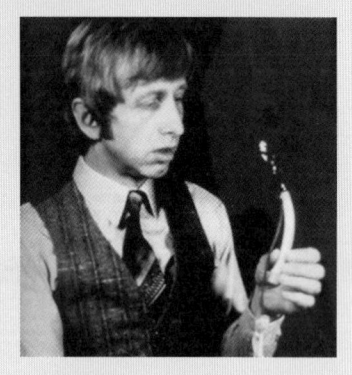

図60.10 発明当時のブレイン医師（発明者ブレインの許可を得て使用）

よく読む雑誌，Anaesthesia誌に投稿しました．しかし編集部からは，"くだらない"というコメントとともに，雑誌掲載が拒否されてしまいました．そこで，彼はイギリスのもう1つの雑誌，British Journal of Anaesthesia誌に投稿したところ，ギリギリで掲載してもらえたようです．図60.11がその論文の第1ページですが，発明品のイラストを見ると，確かにいかにも素人っぽくて，あまり有用そうに見えませんね？　事実，この論文が出版された後もほとんど誰も興味を示さず，これを製品化してくれる企業は長年出てこなかったようです．

　しかしある日，予測もしていなかった転機を迎えました．当時，ブレインは次の職場を探していました．イギリスでは数年ごとに職場を変えるのが普通でしたので，彼も皆と同じようにそうしていたようです．そしてある日，オックスフォード大学病院麻酔科の事情を知るために，"麻酔学の神様"といわれるナン（Nunn）麻酔科教授を訪問することになりました．

　ブレインが訪問した時，ナン教授は麻酔業務中だったので，手術室での面会となりました．しばらくの話し合いの後，ブレインは残念ながらここで職を得ることはできないことが解ったため，帰ろうとしました．しかし帰り際に，ナン教授が，「それはそうと，君の名前はブレイン君だったね？　その特徴的な名前をどこかで見たことがあるな．以前に論文を出していたことがあるのではないかね？」と言われたといいます．

Br. J. Anaesth. (1983), 55, 801

THE LARYNGEAL MASK—A NEW CONCEPT IN AIRWAY MANAGEMENT

A. I. J. BRAIN

SUMMARY

A new type of airway is described, which may be used as an alternative to either the endotracheal tube or the face-mask with either spontaneous or positive pressure ventilation. The results of a pilot study involving 23 patients are presented and the possible merits and disadvantages of the device are discussed, bearing in mind that the study is of a preliminary nature.

Viewed mechanically, tracheal intubation is a procedure in which two tubes, one man-made and the other anatomical, are connected together by inserting one into the other, a cuff being inflated on the inner tube to effect a gas-tight seal. In engineering terms, this solution to the problem of forming a gas-tight junction between two tubes is rather unsatisfactory, since it necessarily involves a degree of constriction at the point of junction unless the outer tube is itself expanded to compensate. Ideally, it is desirable that both tubes are of the same internal diameter at their point of junction, since this has clear advantages in terms of gas flow. This involves connecting them end to end, since the option of expanding the anatomical tube is not practicable.

An examination of postmortem specimens of the adult male and female larynx was made to assess how such a joint might be achieved. It was noted that an airtight seal could be effected against the perimeter of the larynx posteriorly by an elliptical cuff inflated in the hypopharynx. This observation led to the concept of the Laryngeal Mask.

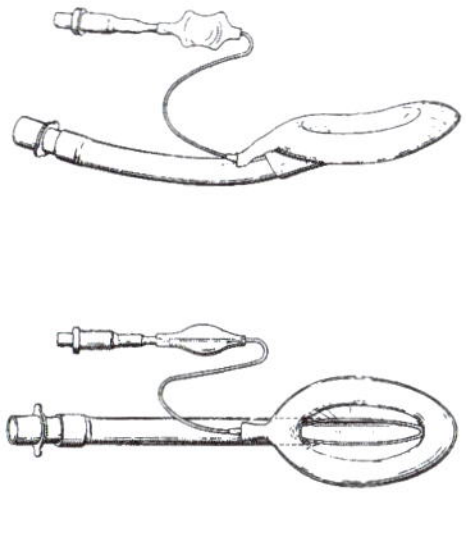

FIG. 1. Prototype of the laryngeal mask.

MATERIALS AND METHODS

A prototype was constructed (fig. 1) by forming a shallow mask with an inflatable rubber cuff, joined to a tube communicating with the lumen of the mask at right angles. The rubber cuff of a Goldman paediatric dental mask was stretched onto the diagonally-cut endotracheal end of a Portex 10-mm clear plastic tube and fixed in position using acrylic glue. The resulting apparatus resembles a spoon. A means of inflating the elliptical cuff was provided by re-routing the pilot tube used to inflate the endotracheal cuff. The pilot tube was provided with a non-return valve.

Further reference to anatomical specimens served to confirm that the device could be inserted easily into the hypopharynx via the mouth, provided that it was inserted facing backwards and then rotated through 180 degrees as it was passed downwards into position behind the larynx (fig. 2).

Twenty-three patients who gave informed consent were studied. Sixteen were female patients undergoing laparoscopic investigation or sterilization, or both. These were studied first to assess the feasibility of positive pressure ventilation using the laryngeal mask. Premedication was with either

A. I. J. BRAIN, F.F.A.R.C.S.I. Anaesthetics Unit, The London Hospital, Whitechapel, London E1 1BB.

© The Macmillan Press Ltd 1983

図 60.11　ラリンジアルマスクに関する初めての論文 (British Journal of Anaesthesia 誌の許可を得て転載)

ブレインは，麻酔学の神様が自分の論文を読んでくれていたのみならず，自分の名前まで覚えてくださっていたことにうれしくなりました．そして，「今，器具を持っています」と答えながら，おもむろにポケットから器具を取り出して，ナン教授がフェイスマスクを用いて麻酔をしている患者の口にさっと差し込みました．実はその時，ナン教授はフェイスマスクを用いた換気が容易でなく，上気道閉塞を解除するのに難渋していました．しかし，ブレインがポケットから取り出した彼の手作りの器具を差し込んだ途端に気道閉塞はうそのように消え去ったのです．これを見たナン教授は感動してしまいました．

ブレインは「ではそろそろ失礼させていただきます」と言って帰ろうとしました．ナン教授が「君の器具は持って帰らなくていいのかね？」と聞くと，「あっ，そうですね」と答えて，今度は気管チューブを取り出し，それを先ほどに挿入した器具の

中にスッと差し込みました．そして，彼の作った器具を抜き取とり，気管チューブだけを患者に残して，ブレインは部屋を出て行ったといいます．喉頭鏡を用いることもなく，あっという間に手製の器具を通して気管挿管をやってのけたのを目撃したナン教授はさらに驚いたといいます．これがきっかけで，ナン教授が全面サポートをして，1988年についに念願の製品化，販売に至ったのでした．

現在，英国圏では，ラリンジアルマスクは全身麻酔中の50％以上の頻度で使用され，これまでに数億人以上の症例で用いられた，と推定されています．当初"オタクのつくった胡散臭い器具"が，今では気道確保器具としての確固たる地位を得ているといえます．発明者ブレイン自身も，1995年に英国アイルランド麻酔科学会の最高賞のマギル金賞（Sir. Ivan Magill gold medal）を受賞し，著名な麻酔科医の"殿堂入り"をしました．そして2010年に，日本において最終講演をしたのち（図60.12），引退されました．

「麻酔科医を引退した後はどうされているのかな？」と思い，ブレインさんに連絡をすると，現在は作曲活動をしているとのことです．才能のある人はいろんな分野で活躍されるものなのですね！

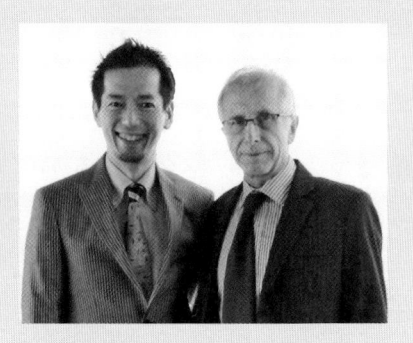

図60.12 ブレイン医師と著者（2010年，最終講演で）

この章のまとめ

- ☐ ラリンジアルマスクは現在9種類ある．
- ☐ ブレインが初めてつくったラリンジアルマスクは，現在クラッシックと呼ぶ．
- ☐ ラリンジアルマスクは再使用が可能なものと，単回使用のものがある．

第 4 部 ● 声門上エアウェイを用いた換気

61 ラリンジアルマスク類似品
性能はピンからキリまである！

● 山ほどある類似品

　ブレインがつくったラリンジアルマスクのさまざまなバリエーションは，1 社が製造していました．しかし特許が切れた後，他社も類似品を作成するようになりました．

　これらの類似品には，ブレインのラリンジアルマスクを単にコピーしたものから，変形を加えたものまであります．現在，いったい何種類あるかはわかりませんが，これらの類似品の性能は"ピン"から"キリ"まであります．そのため，それぞれの器具の性能を比較した研究で，性能がよいと判断されるものを使用すべきことになります．図 61.1～61.9 は日本において入手可能なラリンジアルマスク類似品の例です．

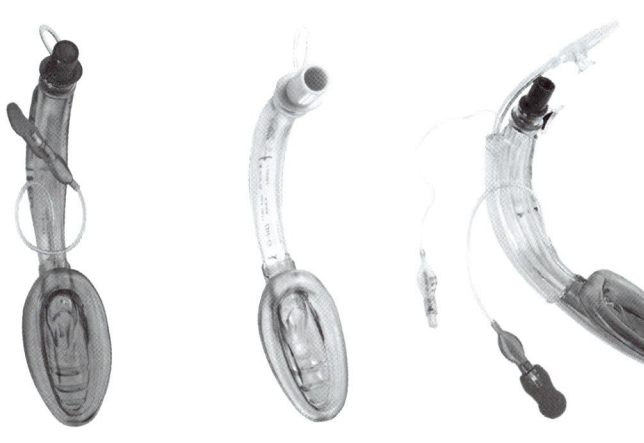

図 61.1　Air-Q シングルユースタイプ

図 61.2　Air-Q リユースタイプ

図 61.3　Air-Q ブロッカータイプ

第4部 ● 声門上エアウェイを用いた換気

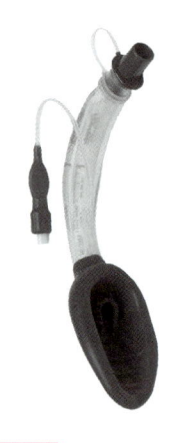

図61.4 Air-Q SP タイプ

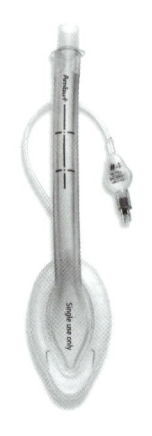

図61.5 TOKIBO-Ambu ラリンゲルマスク・ストレートタイプ

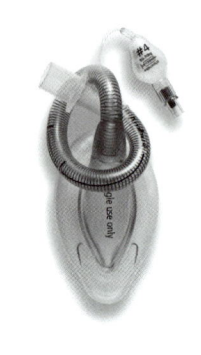

図61.6 TOKIBO-Ambu ラリンゲルマスク・フレックスタイプ

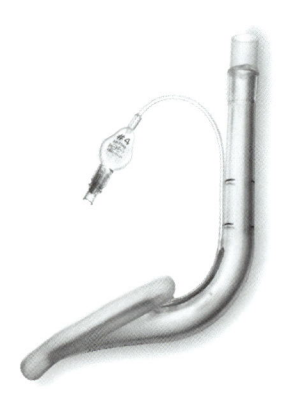

図61.7 TOKIBO-Ambu ラリンゲルマスク・アングルタイプ

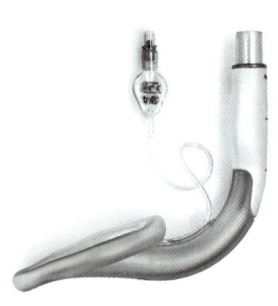

図61.8 TOKIBO-Ambu ラリンゲルマスク・アングルタイプ i

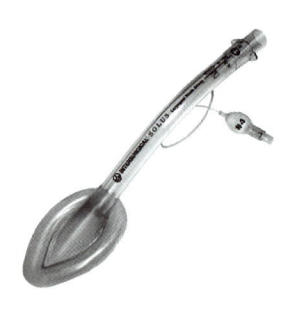

図61.9 インターサージカル ラリンゲルマスク

この章のまとめ

- □ ラリンジアルマスクの"成功"とともに，現在，他社によるラリンジアルマスク類似品がいくつか販売されている．
- □ ラリンジアルマスク類似品の性能は，ラリンジアルマスクと同じとは限らないため，性能の研究結果を基に使用の是非を決めるべきである．

第4部 ● 声門上エアウェイを用いた換気

62 ラリンジアルマスクの正常位置
意外と知られていない事実!

▶ 下咽頭が最も大切

　ラリンジアルマスクの正常な位置がどこなのかを誤解して覚えている人が多いようですので，ここでバッチリ理解しておきましょう．

　ラリンジアルマスクの正常位置は，発明者ブレインが器具をどのようにデザインしたかがポイントになります．そのポイントとは次の通りです．

ここがポイント
ラリンジアルマスクは，下咽頭（喉頭部咽頭）形状に基づいてデザインされた．

　図62.1は，成人遺体の下咽頭の石膏型を取ったものです．

　第2章で確認したように，下咽頭は喉頭部咽頭とも呼ばれ，喉頭の背側に存在する部位です．披裂軟骨の上端から，輪状軟骨の下端レベルまでの3～4 cmの縦幅があります．図62.1を見ればわかるように，下咽頭は頭側で広く，尾側に向かって狭

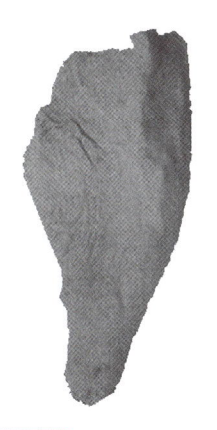

図 62.1 下咽頭の石膏型（発明者ブレインの許可を得て転載）

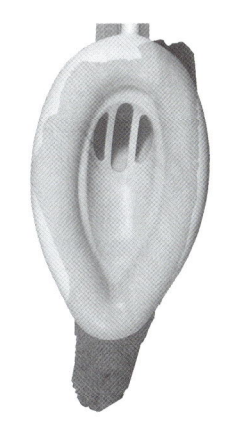

図 62.2 下咽頭の石膏型にラリンジアルマスクを合成で重ねた画像

くなった漏斗状の形をしていて，輪状軟骨の下端のレベルで食道に移行します．

この下咽頭の形状に合うようにラリンジアルマスクはデザインされています．図62.2は，下咽頭の石膏型にラリンジアルマスクを合成で重ねた画像です．

これを見れば，マスクの遠位1/3～1/2が下咽頭全体に挿入されることがわかります．よく，「ラリンジアルマスクはその"先端"が食道入口部に挿入されているだけだから，麻酔中や心肺蘇生中に抜けやすい」といわれることがあります．しかし，ラリンジアルマスクの1/3～1/2が下咽頭にすっぽりと挿入されることになるので，正しく挿入されていれば容易に抜け出さないことを知っておきましょう．

このように，マスク遠位部が十分に深く挿入されると，マスク位置に関して次のポイントがあります．

> **ここがポイント**
> ラリンジアルマスクが正しく挿入されると，
> 開口してもマスクはほとんど見えない．

「マスクは口腔に位置する」と思っているかもしれませんが，正しく挿入されると，マスク全体は下咽頭と中咽頭に位置することになります．マスクの近位端は通常，扁桃より奥に位置することになるため，開口してもマスクはほとんど，あるいはまったく見えないはずです．この特徴を生かして，英国を中心に，ラリンジアルマスクが扁桃摘出術中の気道確保器具として使用されています（第2巻第82章参照）．

ラリンジアルマスクが正しい位置に挿入されると，マスクの内側は自動的に喉頭に向き合う構造になっています（図62.3）．そして，図62.3で見えるように，周囲組織の隙間は，カフを膨らませて埋めることにより，送気されたガスが隙間から漏れな

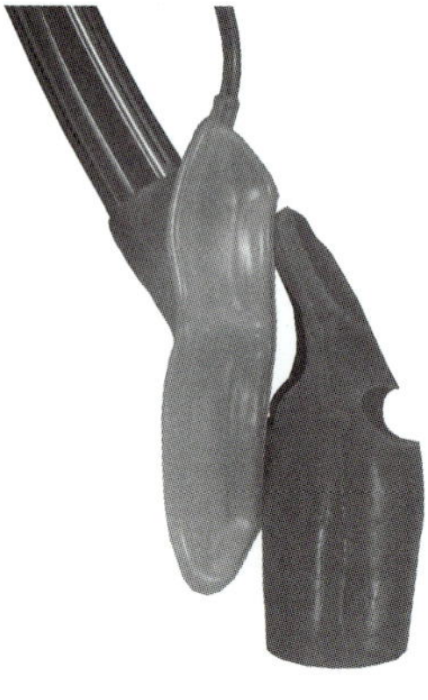

図62.3 ラリンジアルマスクと喉頭の位置関係（マネキン画像）

図62.4 ラリンジアルマスク換気チューブ開口部位置から見える喉頭

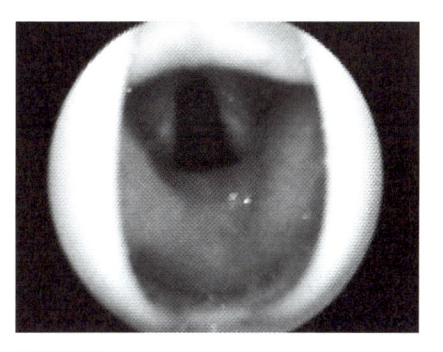

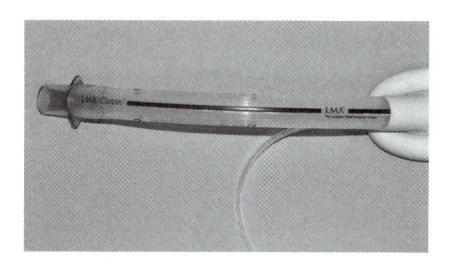

図62.5 ラリンジアルマスク換気チューブ上の黒線

いような仕組みになっています．

　ラリンジアルマスクが正しく挿入されると，換気チューブの出口は声門に真正面に向き合います．図62.4は，気管支ファイバースコープを換気チューブに挿入し，換気チューブの出口から見える画像です．上気道の閉塞部位がすべてバイパスされて，チューブ開口部の数cm先に声門がはっきりと見えています．ですから，上気道閉塞を起こさせずに換気が可能なことが理解できるはずです．

　換気チューブ上に黒の縦線が走っています（図62.5）．この線は，マスク開口部と反対側，すなわちチューブの大彎側の中央に引いてあるため，器具を正しく挿入すると，この線は頭側中央に位置するはずです（図62.5）．もし，チューブ上の黒線が左右どちらかに向いていれば，マスクが咽頭に対して横向きになってしまっていることを示しています．

この章のまとめ

- [ ] ラリンジアルマスクは下咽頭の形状に基づいてデザインされた．
- [ ] ラリンジアルマスクの1/3～2/3が下咽頭に挿入される．
- [ ] 正しく挿入されると，開口してもマスクはほとんど見えないはずである．
- [ ] 正しく挿入されると，換気チューブの出口は声門に真正面に向く．
- [ ] 換気チューブの大彎側中央に黒線があるため，マスク位置を推定できる．
- [ ] 正しく挿入されていると，換気チューブ上の黒線は頭側中央に位置する．

第4部 声門上エアウェイを用いた換気

63 i-gel
ラリンジアルマスクと似て非なる器具！

▶ i-gel の特徴

　i-gel（図63.1）は，一見ラリンジアルマスクに似ていますが，その概念はまったく違っています．そのため，他の"コピー製品"とは違い，i-gel の開発には長い年月を要しています（COLUMN参照）．その概念の違いによって，i-gel はカフ構造なしで陽圧換気を可能にすることに成功しています．

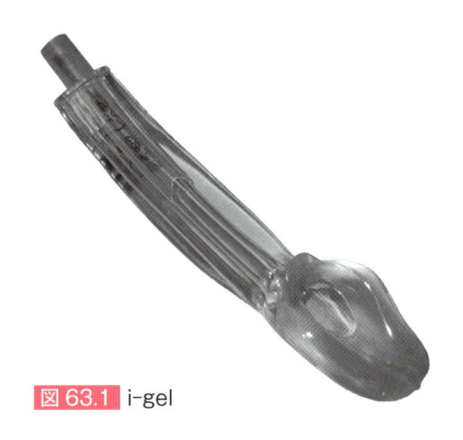

図 63.1　i-gel

　第62章で，ラリンジアルマスクは下咽頭の形状を基につくられていて，マスク部位で喉頭をすっぽりと包み込む構造になっていることを確認しました．しかし喉頭とマスクに隙間があるため，有効な換気をするには，カフを膨らませて送気ガスがマスク外に漏れないようにする必要があります．
　一方，i-gel のマスク形状デザインの概念は次の通りです．

ここがポイント

i-gel の構造は，喉頭の形状に基づいている．

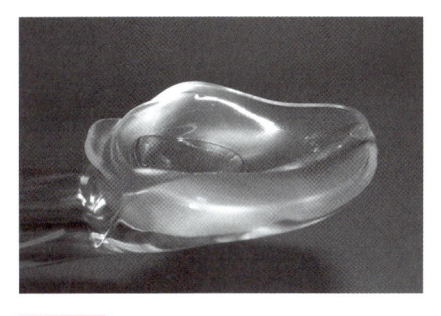

図 63.2 i-gel のマスク辺縁部

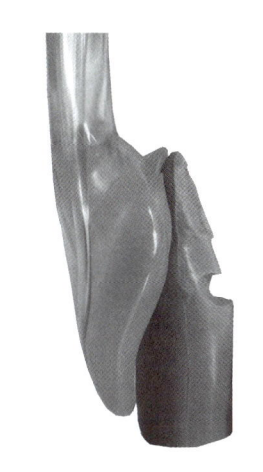

図 63.3 i-gel と喉頭の関係

　i-gel のマスクの辺縁は複雑な形状になっています（図 63.2）．この形状は，何十体もの遺体の喉頭の石膏型を基に形成されています．

　ラリンジアルマスクの場合には，マスクは喉頭に向き合う構造になっていますが，マスクと喉頭の間に隙間があるため，カフを膨らませて埋める必要があります（第62章図 62.3 参照）．一方，i-gel の場合，マスク辺縁が喉頭の形にピッタリと向き合い，喉頭とマスクの間に隙間はできません（図 63.3）．i-gel のマスク部は柔らかいゴム様物質（styrene ethylene butadiene styrene: SEBS）のため，挿入すると各個人の咽頭の大きさによって，ある程度変形しながら喉頭に密着し，高い気密性を保てるようになっています．そのため，カフ構造を使うことなく喉頭とマスクの隙間を埋めることが可能となっています．

● 基本構造

　i-gel はラリンジアルマスクと同様，マスクと換気チューブで構成されています．換気チューブは，口腔・咽頭のつくる彎曲に合わせて，なだらかに彎曲しています．チューブ断面は，正円筒状のラリンジアルマスクのチューブと違い，扁平な楕円形になっています（図 63.4）．チューブの近位側は強化されているため，バイトブロックは不要です．

　チューブは 2 腔構造で，1 方は換気用，もう 1 方は胃管挿入用になっています（図63.4）．

　i-gel の特徴は，何と言ってもマスクにカフ構造がないことです．包装バックから出した i-gel に水溶性潤滑剤を塗布して挿入するだけで換気が可能となります．

第4部 ● 声門上エアウェイを用いた換気

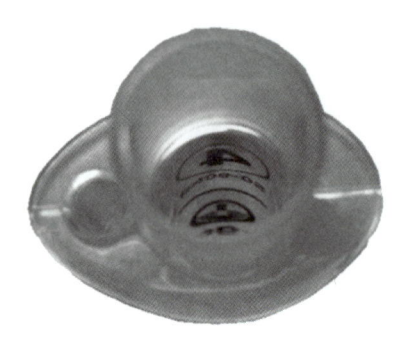

図 63.4 i-gel 近位部

COLUMN

i-gel 開発の経緯

　i-gel は，ナジール医師（Dr. Muhammed Aslam Nasir）（図 63.5）によって発明された声門上エアウェイです．2007 年に英国で，そして 2010 年に日本で発売されています．

　ナジールは，研修医であった 1987 年に，日々の臨床をしながら，「フェイスマスクより確実に気道確保ができ，気管挿管ほど侵襲が強くない器具があればよいのに」と思っていました．この考えはラリンジアルマスクを発明したブレインとまったく同じ発想（第 59 章 COLUMN 参照）で，当時盛んに用いられていた麻酔中のフェイスマスクによる気道確保がどれほど不便で，気管挿管がどれほど侵襲的で

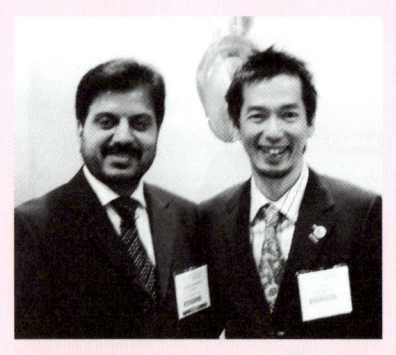

図 63.5 i-gel 発明者ナジール医師と著者

あったかが垣間見られます．

　彼は，さまざまな気道確保器具の限界点を検討して，今まで誰も喉頭の解剖に基づいて器具を作ったことがないことに気がつきました．そして，1990 年に MRI や CT 画像などを参照しつつ，解剖学的構造に基づく器具を作り始めて，12 年後に初めての試作品を作り上げました（図 63.6）．そして構想から苦節 19 年後に，ようやく製品化に至っています．

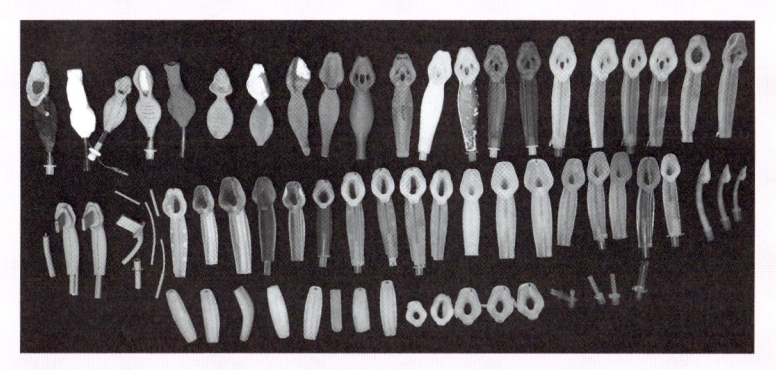

図 63.6　i-gel の初期の試作品（発明者ナジール医師から許可を得て掲載）

この章のまとめ

- □ i-gel はラリンジアルマスクの概念とは違う概念で設計され，ラリンジアルマスクのコピー製品ではない．
- □ i-gel は喉頭の形状に基づいてデザインされた．
- □ i-gel にはカフがなく，挿入するとマスク辺縁が喉頭の形にぴったりと向き合うことにより換気を可能にする．

第4部 ● 声門上エアウェイを用いた換気

64 コンビチューブ
食道閉鎖式エアウェイの代表!

　コンビチューブ（Combitube）（図64.1）は，1980年代後半にオーストリアのフラス（Frass）医師により開発された食道閉鎖式エアウェイで，主に救急救命士による心肺蘇生中の気道確保器具として用いられています．コンビチューブは，心肺蘇生時の初めての食道閉鎖式エアウェイになります（COLUMN参照）．

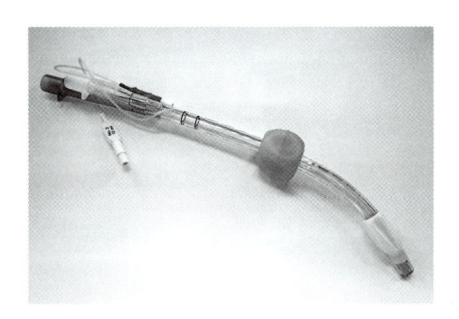

図64.1 コンビチューブ

▶ 構造

　コンビチューブは2本のチューブで構成されています．器具の正式名は **esophageal-tracheal combitube（ETC）** で，訳すると"食道と気管用のチューブを組み合わせ（コンビネーション）たもの"となり，コンビチューブと略されて呼ばれるようになりました．

　器具先端付近に付けられた小さなカフと，中央部の大きなカフにより，次の仕組みでガス漏れを防ぎます（図64.2）．

①食道に挿入したチューブ先端の遠位カフを膨らませることにより，"食道を閉鎖"させて送気ガスが食道に入るのを防ぐ．

②チューブ中央部のカフが咽頭プラグとして働き，口腔・鼻腔から送気ガスが漏れるのを防ぐ．

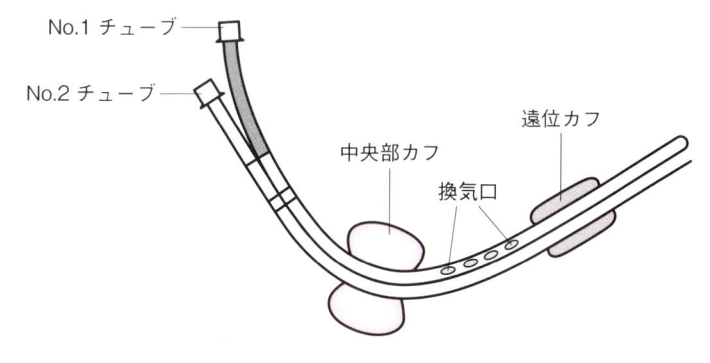

図 64.2 コンビチューブの構造模式図

コンビチューブの 2 本のチューブは，それぞれ "No.1 チューブ" と "No.2 チューブ" と名付けられていて，次のような違いがあります（図 64.2）.
　"No.1 チューブ": 先端が閉じられていて，送気ガスはチューブの両カフ間の側面に付けられた 8 つの換気口を通る構造になっている．
　"No.2 チューブ": 通常のチューブと同じく，先端の開いた単純なチューブ構造になっている．
"No.1 チューブ" の近位部は青色透明，"No.2 チューブ" の近位部は無色透明で，"No.2 チューブ" 近位部は "No.1 チューブ" に比べて短くなっています（図 64.3）．

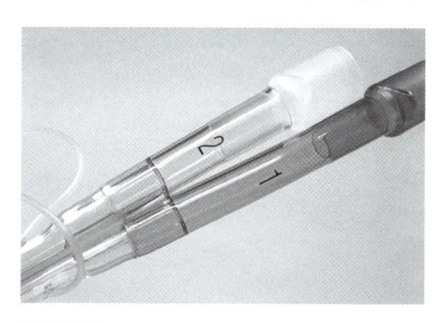

図 64.3 コンビチューブの No.1/No.2 チューブ

コンビチューブのこれらの 2 本のチューブの近位端には両方ともコネクタが付いていて，呼吸回路が接続できるようになっています（図 64.2, 図 64.3）．

▶ 挿入

コンビチューブは通常，喉頭鏡を用いずに盲目的に挿入します．頭頸部はスニッフィ

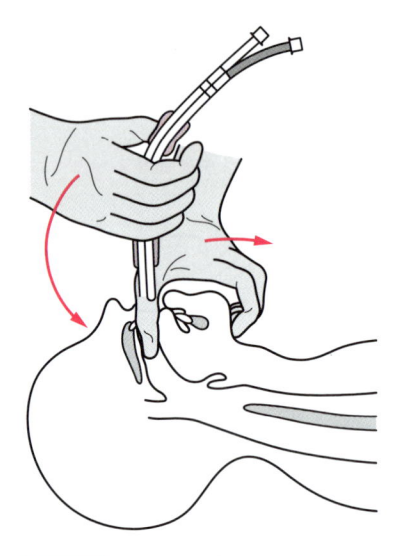

第 4 部 ● 声門上エアウェイを用いた換気

図 64.4 コンビチューブの挿入のための下顎の引き上げ

ング位にする必要はなく，自然な位置での挿入が可能です．挿入時に指で下顎をつかんで，天井に向かって持ち上げると挿入がより容易になる，といわれています（図64.4）．

▶ 呼吸回路の接続

コンビチューブを挿入してカフを膨らませた後，呼吸回路を接続しますが，No.1 と No.2 チューブの両方のコネクタに接続するのではありません．どちらか一方のみに接続し，換気をします．ここで重要なポイントがあります．

> **ここがポイント**
> コンビチューブの 2 本のチューブのうち，
> 正しい方に呼吸回路を接続する必要がある．

"正しい方"のチューブに呼吸回路を接続しなければならないのは，もし接続を間違えると肺に送気ガスを送り込めず，致死的になってしまう危険性があるからです．どちらのチューブに接続するかは，次の通りにします．

コンビチューブを奥まで挿入すると，チューブ先端はほとんどの場合，食道に挿入されます．その場合，"No.1 チューブ"のコネクタに呼吸回路を接続して換気を行

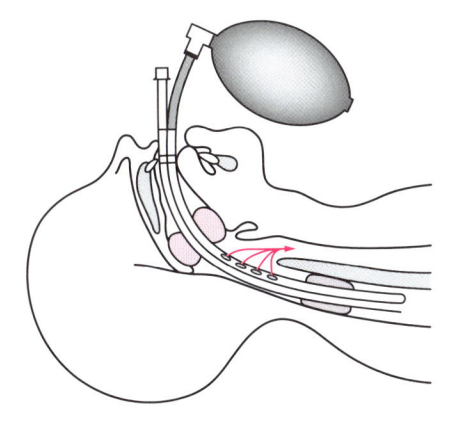

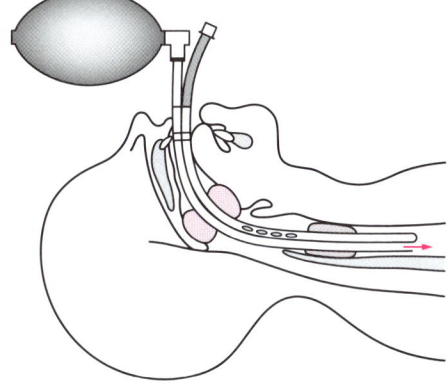

図 64.5 コンビチューブが食道に挿入された場合の呼吸回路の接続法

図 64.6 コンビチューブが気管に挿入された場合の呼吸回路の接続法

います（図 64.5）．

　チューブ先端が食道に入った場合，No.1 チューブを用いて換気を試みると，送気ガスは 2 つのカフの間にあるチューブ側面の 8 つの換気口から出て，気管，肺へと到達させることが可能です（図 64.5）．

　チューブ先端が食道に挿入されているのに，もし No.2 チューブのコネクタに呼吸回路を接続してしまったら，No.2 チューブの先端から食道・胃にしか送気ガスが入らず，気がつかなければ死に至ることになってしまいます．

　チューブ先端はまれに気管に挿入されることもあります（図 64.6）．その場合，No.2 チューブのコネクタに呼吸回路を接続します．すると，No.2 チューブが通常の気管チューブとして働き，No.2 チューブを介して送気ガスが肺に到達します（図 64.6）．この状態でもし No.1 チューブのコネクタに呼吸回路を接続しても，No.1 チューブの側面から咽頭に送り込まれた送気ガスは，No.2 チューブが気管に挿入されているため気管に入っていきません．

　これらの原理をまとめると，つぎの通りになります．

> **ここがポイント**
>
> | コンビチューブの先端位置 | 呼吸回路接続位置 |
> |---|---|
> | 食道 → | No.1 チューブ |
> | 気管 → | No.2 チューブ |

　コンビチューブの先端部が食道か気管のどちらに挿入されたかを確認するには，第

44章の気管確認法と，第53章の食道誤挿入の確認法を用います．チューブ先端はほとんどの場合，食道に挿入されるため，まず"No.1 チューブ"に呼吸回路を接続し，胸が膨らむが腹部が膨らまない，胸部聴診で呼吸音が聞こえる，などの確認をします．もし，これらが確認できなければ，"No.2 チューブ"に呼吸回路を接続し，換気が可能かどうかを調べるとよいでしょう．

第53章で確認したように，チューブ先端が気管か食道のどちらに挿入されたかを確実に確認する方法は，呼気二酸化炭素波形の有無の確認しかありません．しかし，心肺蘇生中は，呼気二酸化炭素波形を確認することは少ないため，コンビチューブ挿入後には常に誤ったチューブに呼吸回路を接続していないかどうかを確認し続ける必要があります．

COLUMN

食道閉鎖式エアウェイの発達

コンビチューブやラリンジアルチューブなどの食道閉鎖式エアウェイは声門上エアウェイのカテゴリーに入っていますが，初期の食道閉鎖式エアウェイは声門上エアウェイではありませんでした．

食道閉鎖式エアウェイが初めて開発されたのは1960年代末でした．当時は，口対口呼吸をするために使用する器具（**"口対肺" エアウェイ〔"mouth-to-lung" airway〕**）として開発され，長いチューブの先端付近にカフが付いた構造でした（図64.7）．

このチューブを食道に挿入し，カフを膨らませることにより食道を閉鎖し，チューブを通して救助者が口で息を吹き込む仕組みでした．

1980年に，口で息を吹き込むのではなく，フェイスマスクを用いて換気をする器具が開発されました（図64.8）．この器具は**食道閉鎖式エアウェイ（esophageal obturator airway）**という名称であったため，このころから，食道にチューブを挿入し，カフで食道を閉鎖して換気を可能とする器具全体を，食道閉鎖式エアウェイと呼ぶようになりました．

このように，これらの初期の食道閉鎖式エアウェイは，声門上でカフを膨らませて換気を可能とするのではないので，声門上エアウェイのカテゴリーに入りません．

コンビチューブは1980年代後半にフラス医師（Frass）が開発した器具で，フェイスマスクを取り除き，チューブ中央部のカフを口腔内で膨らませることにより，換気を可能にしました．発明者フラスは麻酔科医ではなく，救急・集中治療医

図64.7 最初期の食道閉鎖式エアウェイ（"口対肺"エアウェイ（"mouth-to-lung" airway））

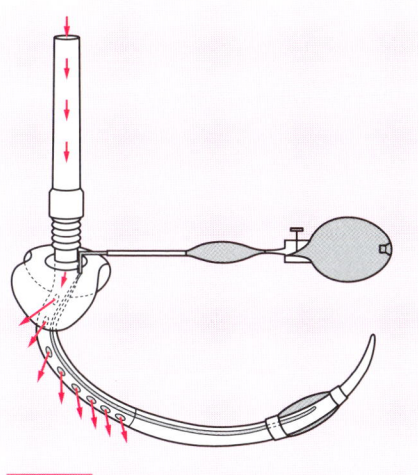

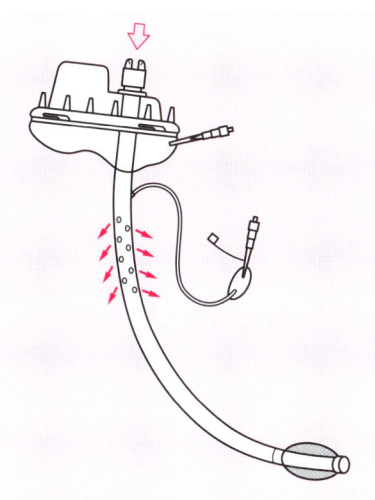

図64.8 食道閉鎖式エアウェイ（esophageal obturator airway）

であったので，心肺蘇生時の気道確保器具としてこの器具をつくったとされています．コンビチューブは機能的には声門上エアウェイとしての役割を持つため，声門上エアウェイの一種として区分されるようになりました．

この章のまとめ

- □ コンビチューブは心肺蘇生中の気道確保器具として開発された食道閉鎖式エアウェイである．
- □ コンビチューブは2本のチューブが接合された構造である．
- □ コンビチューブの先端は食道あるいは気管に挿入される．
- □ コンビチューブの先端が食道と気管のどちらに挿入されたかにより，呼吸回路の接続方法が違う．
- □ コンビチューブの先端は，普通食道に挿入される．
- □ コンビチューブ先端が食道に挿入されたと判断した場合，No.1 チューブに呼吸回路を接続する．
- □ コンビチューブ先端が気管に挿入されたと判断した場合，No.2 チューブに呼吸回路を接続する．

第4部 ●声門上エアウェイを用いた換気

65 ラリンジアルチューブ
日本での心肺蘇生時のメイン器具

● 心肺蘇生時によい適応

　ラリンジアルチューブ（図65.1）は，ドイツのVBM社が開発した，食道閉鎖式エアウェイです（COLUMN参照）．全身麻酔中のみならず，救急救命士による心肺蘇生中の使用が承認されています．現在4種類のバリエーションがあります（表65.1）．

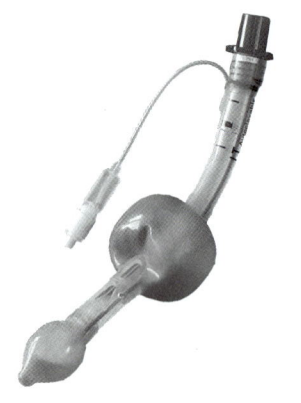

表 65.1　ラリンジアルチューブの種類

・ラリンジアルチューブ（再生可能）
・ラリンジアルチューブ（シングルユース）
・ラリンジアルチューブ・サクション
　（LT-S，再生可能）
・ラリンジアルチューブ・サクション
　（LT-SD，シングルユース）

図 65.1　ラリンジアルチューブ

● 基本構造

　基本構造として，換気チューブと，その先端に付いた小さなカフと中央部の大きなカフにより構成されています．換気チューブの開口部は2つのカフの間にあり，この部分が声門に向き合うように設計されています．また，左右に小さな開口部があり，換気をさらに有効にできるような仕組みになっています（図65.2）．
　コンビチューブとの違いは，ラリンジアルチューブのチューブは1本で，先端は閉じられていることです．そのため，コネクタは1つで，呼吸回路の接続を間違え

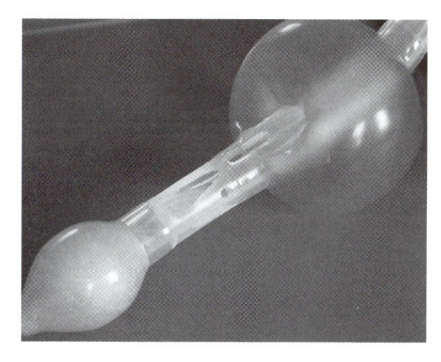

図 65.2 ラリンジアルチューブ遠位開口部

ることはありません．

　送気ガスが漏れるのを防ぐ仕組みは，基本的にはコンビチューブと同じです．
　①食道上部に挿入したチューブ先端のカフを膨らませることにより，送気ガスが食道に入るのを防ぐ．
　②チューブ中央部のカフで口腔・鼻腔からガスが漏れるのを防ぐ．

ラリンジアルチューブ・サクション

　ラリンジアルチューブ・サクション（laryngeal tube-suction: LT-S）（図65.3）は，従来のラリンジアルチューブに，この器具よりも少し長いドレーン用チューブを接続した構造になっています．器具を挿入すると，先端部が食道に挿入されるため，このドレーン用チューブを通して胃管を挿入することが可能です．再使用可能な器具（LTS）とシングルユース（LTS-D）があります．

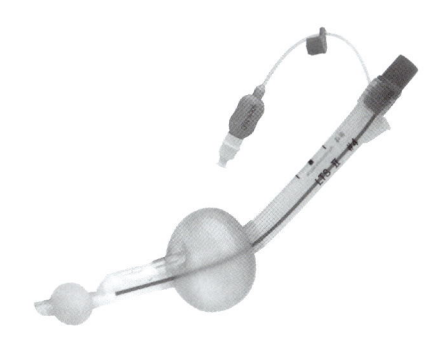

図 65.3 ラリンジアルチューブ・サクション（LT-S）

COLUMN

ラリンジアルチューブ開発秘話

　声門上エアウェイの多くは，麻酔科医や内科医により開発されました．一方，ラリンジアルチューブはドイツVBM社のバートラム（Volker Bertram）氏（図65.4）が1995年に開発した器具です．

　私も初期のころから関わり，次のような改良が加えられました．

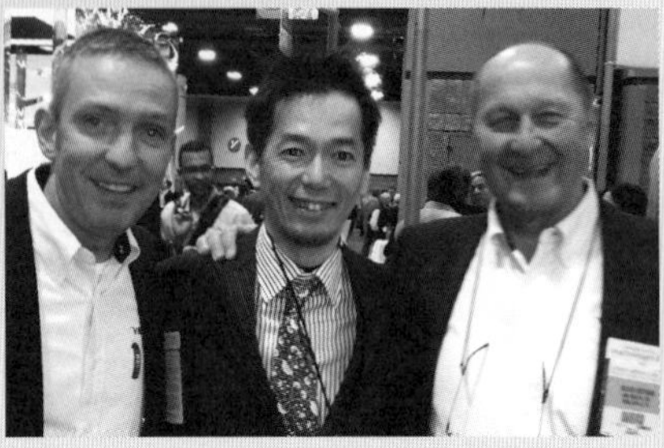

図65.4　ラリンジアルチューブの発明者バートラム氏（右），社員のフランクヘーゲル氏（左）と著者

- 2つのカフを膨らませるインフレーションチューブは2本あったのを1本にした．
- 挿入時の粘膜損傷の可能性を低下させるため，チューブの先端に柔らかいシリコンクッションを付け加えた．
- チューブ上の開口部を1つから2つ，そして4つに増やした．
- カフを膨らませるため，各サイズの適量を示した専用の注射器を添え付けた．

　これらの改良により，より迅速かつ確実に換気ができるようになったといえます．
　開発者のバートラム氏は当初，全身麻酔中の使用を主に考えていました．しかし私は，ラリンジアルチューブの構造や特徴から，心肺蘇生時のコンビチューブに代わる器具としてより有用であると思い，そのことを開発者に伝えました．これがきっかけで，主に心肺蘇生中に使用する，と方向転換がされ，救急の現場で便利と思われる専用のカフ注入器を付属させるなどの対応がされました．そして2002年に，世界に先駆けて日本における救急救命士による心肺蘇生中の気道確保器具としての使用が認可されました（後に，全身麻酔中の使用認可も下りています）．
　認可が下りて間もなく，島根県で2人の救命士（森山尚治，西田吉治）を中心に，現場で使用したのが世界初の心肺蘇生時の使用となっています．そして数年もしないうちに，日本の救急の現場でラリンジアルチューブが最も高頻度に用いられるようになりました．
　現在ではラリンジアルチューブは，世界においても主に心肺蘇生器具として認識されるようになっています．ドイツの製品ながら，日本から世界に広がった救急気道確保器具の1つです．

この章のまとめ

- [ ] ラリンジアルチューブは食道閉鎖式エアウェイである．
- [ ] ラリンジアルチューブは心肺蘇生時の気道確保器具として最も高頻度に使用されている．
- [ ] ラリンジアルチューブはコンビチューブと違い，呼吸回路を接続するコネクタは1つのみである．
- [ ] ラリンジアルチューブは，従来型と，ドレーン機能を加えたラリンジアルチューブ・サクションがある．

第4部 ● 声門上エアウェイを用いた換気

66 サイズの選択
サイズの違いで成功率が変わる！

▶ 適切なサイズの選択

　声門上エアウェイは，どの器具も複数のサイズが揃っています．これは，対象者の年齢や性別，そして体格の違いに合わせて使用する必要があります．

　声門上エアウェイは小児用サイズがあるものとないものがあります（表66.1）．そのため，小児で声門上エアウェイを使用する場合には，小児用サイズのあるものを選択する必要があります．

▶ ラリンジアルマスク

　ラリンジアルマスクの適切なサイズの選択法として，製造元は体重を目安に選ぶ（表66.2）としています．

　しかし，さまざまな研究により，成人では体重を基準にするよりは，性別と身長を基準にするのがよいことが判明しています．そしてこの時のポイントは次の通りです．

ここがポイント

ラリンジアルマスクは，女性でサイズ4，男性でサイズ5と"大きめ"のサイズを第一選択とする．

　その主な理由は，"大きめ"のサイズ（男性でサイズ5，女性でサイズ4）の方が，"小さめ"（男性でサイズ4，女性でサイズ3）に比べて，マスク周囲からの送気ガスが漏れにくいからです．

　当然ながら，小柄な人では小さいサイズを選ぶようにします．研究によると，身長150 cm未満の女性ではサイズ3がよいとされています．挿入後の適切なサイズの確認法として，開口をします．そして，口腔内にマスク近位端が見える場合，マスクが大きすぎると判断し，1サイズ小さいものに変更します．

表 66.1 各声門上エアウェイの成人用・小児用サイズの有無

	成人用	小児用	乳幼児用
ラリンジアルマスク			
クラッシック	○	○	○
ユニーク	○	○	○
フレキシブルSU	○	○	×
プロシール	○	○	×
スプリーム	○	○	○
ファーストラックSU	○	×	×
Air-Q			
ディスポーザブルタイプ	○	○	○
リユースタイプ	○	○	×
Air-Qブロッカー	○	△（30 kg～）	×
TOKIBO-Ambuラリンゲルマスク			
ストレートタイプ	○	○	○
フレックスタイプ	○	○	×
アングルタイプ	○	○	○
アングルタイプi	○	○	○
サクションタイプ	○	○	○
Portexラリンゲルマスク			
ソフトシール	○	○	○
シリコーン	○	○	×
インターサージカル			
ラリンゲルマスク	○	○	○
i-gel	○	○	○
コブラエアウェイ	○	○	○
コンビチューブ	○	×	×
ラリンジアルチューブ			
ラリンジアルチューブ	○	○	○
サクションリユース	○	○	○
サクションディスポ	○	×	×

表 66.2 製造元の示すラリンジアルマスク適切サイズ

サイズ	対象
1	5 kg 以下の新生児/乳幼児
1.5	5～10 kg の乳幼児
2	10～20 kg の乳幼児/小児
2.5	20～30 kg の小児
3	30～60 kg の小児
4	50～70 kg の大人
5	70～100 kg の大人

● i-gel

　i-gelの製造元は，ラリンジアルマスクの製造元と同様，体重によるサイズ選択を示しています（表66.3）．

表66.3 製造元の示すi-gel適切サイズ

サイズ	体重
1	2～5 kg
1.5	5～12 kg
2	10～25 kg
2.5	25～35 kg
3	30～60 kg
4	50～90 kg
5	>90 kg

　i-gelに関しても，体重よりは性別でサイズを選択するのが一般的によい，とされています．成人女性でサイズ3あるいは4を，成人男性でサイズ4あるいは5を選択します．

● コンビチューブ

　コンビチューブは普通サイズ（41 Fr）とスモールサイズ（37 FrSA）の2種類があります．コンビチューブは基本的に身長が150 cm以上ある成人で適応となり，小児用はありません．そして，身長150～180 cmの人はスモールサイズの使用が推奨されています（表66.4）．そのため，日本ではスモールサイズが第一選択となります．

表66.4 製造元の示すコンビチューブの適切サイズ

サイズ	身長
37 FrSA	150～180 cm
41 Fr	>180 cm

● ラリンジアルチューブ

　ラリンジアルチューブに関して製造元は，小児では体重を，成人では身長を基準にサイズを決めるのがよいとしています（表66.5）．

表 66.5 製造元の示すラリンジアルチューブ適切サイズ

サイズ	対象
0	5 kg 以下の新生児
1	5〜12 kg の乳幼児
2	12〜25 kg の小児
2.5	125〜150 cm の小児
3	＜155 cm の成人
4	150〜180 cm の成人
5	＞180 cm の成人

この章のまとめ

- [ ] 声門上エアウェイは，対象者の年齢・性別・体格の違いに合わせた設定のサイズが揃っている．
- [ ] 声門上エアウェイは小児用サイズのあるものと，ないものがある．
- [ ] ラリンジアルマスクの製造元は，体重を目安にサイズを選ぶとしているが，研究により性別を目安に選ぶのがよいと判明している．
- [ ] ラリンジアルマスクは，女性でサイズ 4，男性でサイズ 5 と，"大きめ"のサイズを第一選択とする．
- [ ] コンビチューブは，身長 150 cm 以上の成人用サイズしかなく，小児では使用できない．

第4部 ● 声門上エアウェイを用いた換気

67 正しい挿入法
正しい挿入法をマスターしよう！

▶ 挿入はそれほど簡単でない！

"声門上エアウェイの挿入は簡単！"といわれることが多いようです．確かに喉頭鏡を用いずに挿入できるので，気管挿管に比べて簡単かもしれません．しかしながら，本当はそれほど簡単ではありません．正しい方法を用いないと，1回目の挿入成功率は50～80％と低くなってしまいます．そのため，しっかりと正しい挿入法をマスターする必要があります．

声門上エアウェイを正しく挿入するにはいくつかの"コツ"，があり，これらのコツをしっかりと把握して挿入すると成功率が高くなります．これらを簡単に確認していきましょう．

▶ 挿入のコツ

ラリンジアルマスクなどの声門上エアウェイの挿入は，筋弛緩薬を投与しなくても可能であるのが特徴です．しかしながら"下手"に挿入しようとすると，咳反射や嘔吐反射を誘発してしまったり，器具を吐き出されてしまったりします．そうならないようにするためには，いくつかのコツがあります．

1つ目のコツは次の通りです．

> **ここがポイント**
> **挿入のコツ①**
> 　全身麻酔は十分に深い状態にしておく．

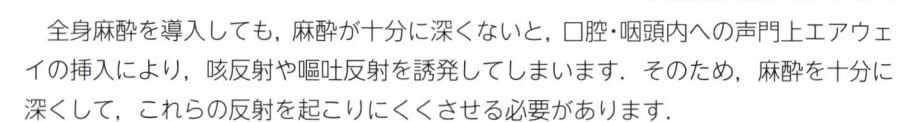

全身麻酔を導入しても，麻酔が十分に深くないと，口腔・咽頭内への声門上エアウェイの挿入により，咳反射や嘔吐反射を誘発してしまいます．そのため，麻酔を十分に深くして，これらの反射を起こりにくくさせる必要があります．

麻酔の深さが十分であるかどうかの目安としては，麻酔の導入後に強めに下顎挙上

をすることにより確認できます（第2巻第85章参照）．下顎挙上により手足を動かすようであれば，麻酔は十分とはいえません．一方，強く下顎挙上をしても体動がなければ，麻酔は十分に深くなっていると判断します．

2つ目のコツは次の通りです．

> **ここがポイント**
> 挿入のコツ②
> 　声門上エアウェイは食物の移送経路と同経路を挿入する．

　私たちがご飯を食べている時，誤嚥しないように食べ物を咽頭後壁に圧迫しながら，「ごくん」と嚥下して食道の方へと移動させています．この時，食べ物は舌根部にはほとんど接触しません．もし，食べ物が誤って舌根部から気管に入りそうになったら，嘔吐反射や咳反射が誘発され，誤嚥しないようになっています．そのため，声門上エアウェイの挿入による嘔吐反射や咳反射を誘発しないようにするには，器具の挿入経路を食物の移送経路と同じにするとよいことになります．

　そして，声門上エアウェイの挿入の3つ目のコツは次の通りです．

> **ここがポイント**
> 挿入のコツ③
> 　声門上エアウェイは，挿入するのではなく，
> 　口蓋・咽頭壁を常に滑らせて"置き"にいく．

　すなわち器具を硬口蓋および咽頭後壁に圧迫しながら，舌根および喉頭蓋に触れないように進めるのがコツです．このことをよく理解している人は，英語論文でinsertion（挿入）ではなく，placement（置きにいく）と表現しています．

　声門上エアウェイの挿入でよくする"まちがい"は，器具を口から背中側（すなわちベッド側）に向けて進めてしまうことです（図67.1）．そのような挿入法を用いて器具の先端が咽頭後壁に衝突すると，今度は尾側に約90°方向転換しなくてはならなくなります．その時，マスクは方向転換できずに壁で立ち往生したり，逆向き（頭側）に転換してしまったりしてしまうことがあります（図67.2）．この状態で無理に挿入しようとすると，咽頭後壁を傷付けてしまいます．器具を抜去したら器具に血がべったりついていた，というのはほとんどこれが原因です．

第 4 部 ● 声門上エアウェイを用いた換気

図 67.1 誤った挿入法

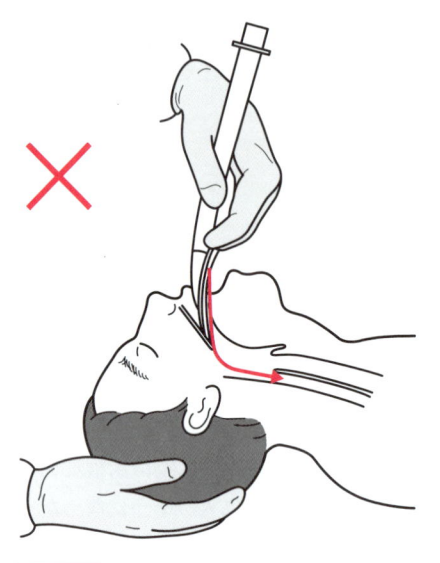

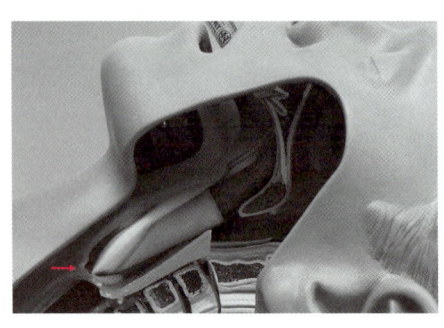

図 67.2 誤った挿入法により先端が逆向きに反転

　声門上エアウェイの挿入中，最初から最後まで器具を硬口蓋と咽頭後壁上を滑らせていくことにより，器具先端が咽頭後壁での急な方向転換はなくなり，弧を描くように方向が自然に変わっていくはずです（図 67.3）．

　エアウェイを口蓋・咽頭壁上を滑らせていくには，口腔軸と咽頭軸の接点（図

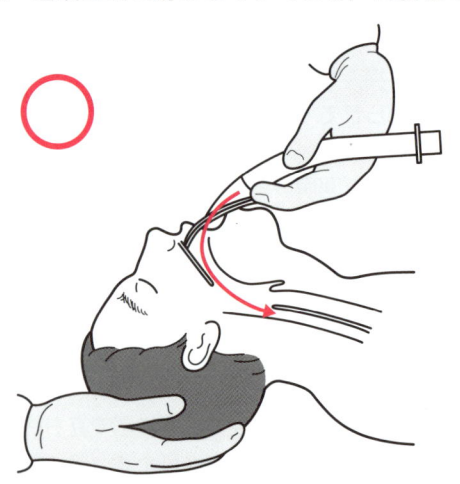

図 67.3 声門上エアウェイの正しい挿入法
硬口蓋と咽頭後壁上を弧を描くように挿入する．

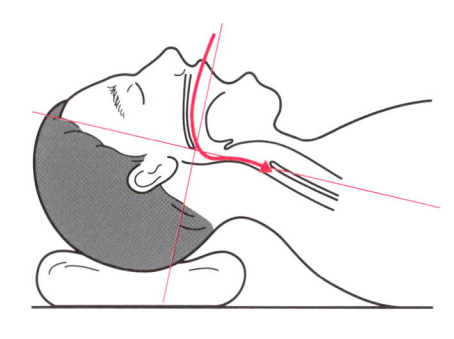

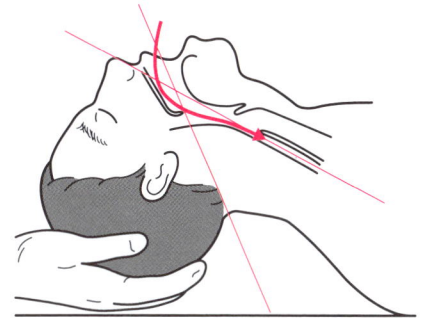

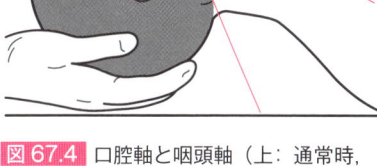

図 67.5 不適切なラリンジアルマスクの挿入法

図 67.4 口腔軸と咽頭軸（上：通常時，下：スニッフィング位）

67.4a）をできるだけ 180°に近づかせて，なだらかなカーブにすると有利です．通常の頭頸位（図 67.4a）からスニッフィング位（図 67.4b）にすると，口腔軸と咽頭軸が 180°に近づきます．

　ラリンジアルマスク・クラッシックの場合，チューブを持って挿入しようとすると，マスク背面は口蓋・咽頭壁には密着しません（図 67.5）．そのため，その状態で挿入すると，マスク先端が咽頭後壁にぶつかってしまいます．

　口蓋・咽頭壁に密着させるには，壁に向かってマスクを押し付けることにより達成できます．ラリンジアルマスク・クラッシックの挿入では，人差し指をマスクとチューブの間に差し込み，器具を保持します．マスク先端を上の門歯のすぐ後ろの硬口蓋に置き，人差し指の腹で換気チューブに対して垂直の方向に圧迫すると，マスクが彎曲して口蓋・咽頭の彎曲した壁に密着するようになります（図 67.6a）．

　この時，指と手がどうなっているか確認しましょう．人差し指は手術台ではなく，自分のおへそに向いているはずです（図 67.6a）．

　人差し指で，常に口蓋・咽頭壁に向かって垂直の力を加えているだけで，マスク背

第 4 部 ● 声門上エアウェイを用いた換気

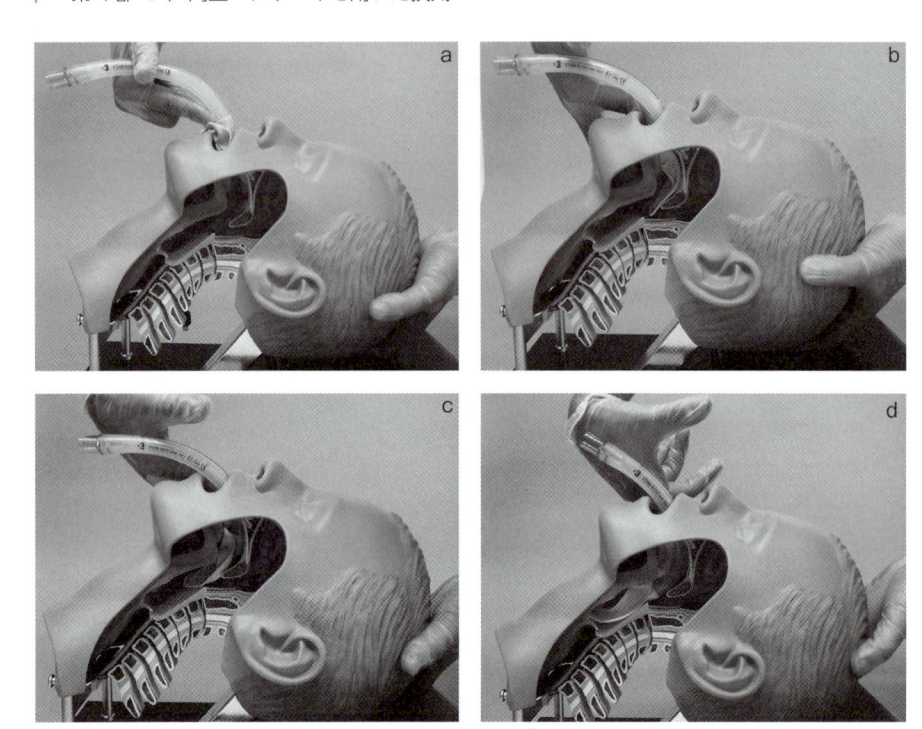

図 67.6 正しいラリンジアルマスクの挿入法

面に潤滑剤をよく塗っておけば，マスクは自然に自分のおへそに向かって滑り出してきます（図 67.6b）．そして，指先が自然に弧を描くように方向転換していくはずです（図 67.6c）．

　方向転換すると，今度は指は自然に自分のおへそから遠ざかっていき，足側に向いて進んでいくはずです．このころには指は完全に反り返っているはずです（図 67.6c）．あとはマスク先端が下咽頭に挿入されるまで，可能なかぎり指を進めていきます（図 67.6d）．

　ラリンジアルマスク・クラッシックの挿入時の人差し指の動く軌道をイメージするには，ラリンジアルマスク・ファーストラックの挿入法を思い浮かべるとよいでしょう．硬口蓋・咽頭後壁の彎曲に合わせた形のチューブを持つファーストラックを挿入しようとすると，マスクの先端は挿入者のおへそに向いているのがわかるはずです．挿入するにつれ，マスク先端が下顎の周りをぐるっと回って，最後は患者の尾側に向かうようになります．

▶ 下咽頭までしっかりと挿入しよう

　ラリンジアルマスク挿入の最終目標である下咽頭は，咽頭後壁の最終部位なので，マスクを咽頭後壁に密着させて進めれば自然に到達するはずです．しかしマスクが少しでも咽頭後壁から浮き上がっていると，下咽頭ではなく，その前にある喉頭に向かってしまいます．もし，マスク先端が喉頭に向かってしまうと，声門部での気道閉塞や喉頭痙攣を誘発してしまう危険性があります．そのため，挿入の最後の最後まで咽頭後壁との隙間ができないように，マスクをグッと組織に密着させておきましょう．

▶ エアウェイカフ形状の調整

　声門上エアウェイを口腔・咽頭壁に沿って滑らせていく場合，滑らせる物の表面も滑らかな方がよいに決まっています．カフの形を調節せずに脱気をすると，表面が凸凹して滑りにくくなります（図67.7）．そのため，マスク全体にしわがないようにしながら，カフの空気をしっかり脱気します．

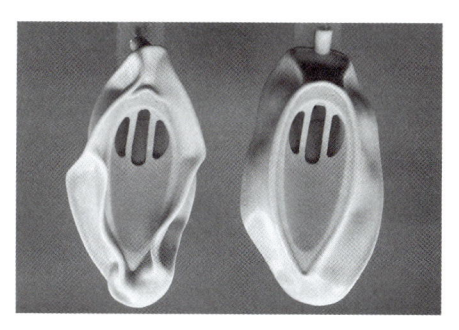

図67.7 しわだらけのカフ（左）と理想的なカフ（右）

▶ ラリンジアルマスク・クラッシック以外の器具の挿入

　ラリンジアルマスク・ファーストラックやスプリームなどのように，換気チューブがあらかじめ曲げ加工がされているものがあります．これらのチューブの形状は頭部を枕に乗せた時の硬口蓋，軟口蓋，咽頭後壁がつくるカーブに基づいています．そのため挿入は，頭の下に枕を置くべきですが，頭部を頸椎に対して伸展しないで挿入するのがコツです．

　換気チューブがラリンジアルマスク・クラッシックに比べ強化されている i-gel や Air-Q などの喉頭マスクでは，換気チューブのなだらかな彎曲は変形しにくいので，

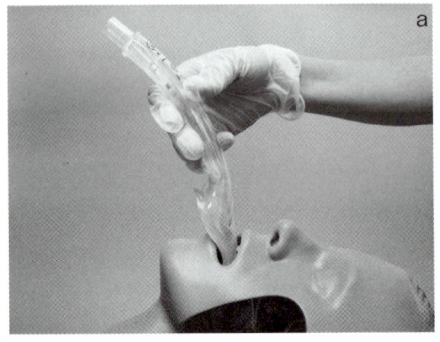

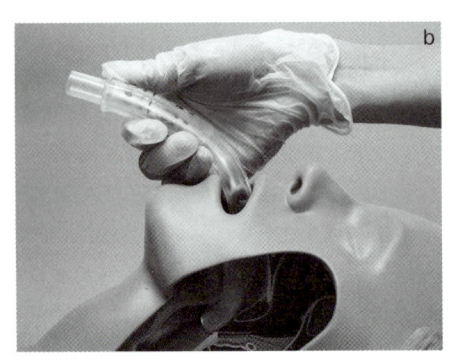

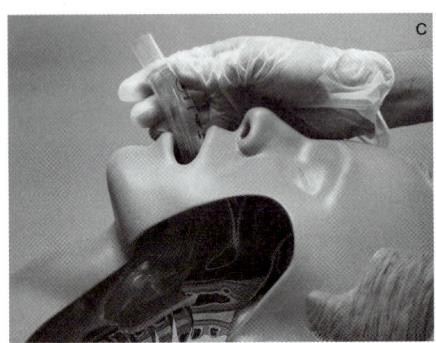

図 67.8 i-gel の挿入法

指を口腔内に挿入する必要がありません．チューブ近位端を持ち，硬口蓋を滑らせて挿入することによって高い成功率を得ることができます（図 67.8）．

ラリンジアルチューブの挿入は，i-gel と同様で，頭頸部をスニッフィング位にして，換気チューブの近位部を保持して挿入します．そのため，口腔・咽頭内に指を挿入する必要はありません．

▶ 器具挿入の失敗？ それとも"息ごらえ"？

声門上エアウェイの挿入は，気管挿管に比べて刺激が小さいため，全身麻酔の導入後に筋弛緩薬の投与は必要がありません．しかしながら，麻酔が十分に深くないと，"息ごらえ"をしてしまうことがあります．

もし息ごらえが起こると，声門上エアウェイを挿入したあと，陽圧換気を試みても換気が困難となってしまいます．器具の挿入位置が不適切で，気道が閉塞されている場合も換気が困難となりますが，息ごらえと器具の位置異常とでは対処法が違います．

息ごらえの場合，エアウェイの挿入後に普通 20〜30 秒間声門が閉鎖します．こ

れは食物の摂取により咽頭から食道入口部が刺激されると，誤嚥を防ぐため声門が一時的に閉鎖する反応と同じと考えられています．この時点で器具を抜去すると，それが刺激となり喉頭痙攣が起こる危険性が高くなってしまいます．動脈血ヘモグロビン酸素飽和度が低下し始めていない場合，プロポフォールなどの静脈麻酔薬を追加投与しながら陽圧換気を持続することにより気道が開通するのを待ちます．

一方，麻酔は十分に深いと考えられるにもかかわらず気道閉塞が解除できない場合は，不適切に挿入された器具により気道が閉塞されていると考えられます．そのような場合には器具を抜去し，再挿入あるいは気管挿管をします．現実にはこれらの2原因の鑑別が困難なことも多いので，このような困難な状況を避けるためにも十分に深い麻酔をしてから声門上エアウェイを挿入する習慣をつけておくべきでしょう．

この章のまとめ

- ☐ 声門上エアウェイの挿入は簡単ではなく，正しく挿入するには練習が必要である．
- ☐ 声門上エアウェイの違いにより，適切な挿入法にも違いがある．
- ☐ 声門上エアウェイの挿入にはいくつかのコツがある．
- ☐ ラリンジアルマスクでは，マスク遠位部を下咽頭に十分に挿入する必要がある．
- ☐ ラリンジアルマスクの挿入時にカフはしっかりと脱気し，しわができないようにしておく．
- ☐ 声門上エアウェイの挿入後に換気ができない場合，挿入位置が悪い場合と，息ごらえの場合がある．

第4部 ● 声門上エアウェイを用いた換気

68 カフ量はどう調節？
適切なカフ量の調節も重要!

▶ なぜカフ量の調節が必要？

　気管チューブの場合と同様，声門上エアウェイ，特にラリンジアルマスクのカフに注入する空気量は必要最少限に調節すべき，とされています．その理由は2つあります．

▶**理由1：カフを膨らませすぎると口腔・咽頭粘膜の血流が減ってしまう**

　気管チューブの場合と同様で，必要最少量を超えてカフを膨らませると，カフが周囲組織に加える圧が上昇し，口腔・咽頭粘膜の血流が減ってしまう可能性があるからです．咽頭粘膜の毛細血管血流は，次の圧で低下，閉塞してしまいます．

> **ここがポイント**
> 咽頭粘膜の毛細血管の血流は…
> 　30〜35 cmH$_2$O の圧 → 低下し始める．
> 　70〜75 cmH$_2$O の圧 → 閉塞状態となる．

ですから，カフ圧がこれらの圧以上にならないように努力する必要があります．

▶**理由2：カフを膨らませすぎると送気ガス漏れが増えてしまう**

　気管チューブのカフ量が必要最少量を超してしまっていても，ガス漏れ防止効果が低下するわけではありません．一方，ラリンジアルマスクの場合，カフ量を増やすと，送気ガス漏れ防止機能が再び低下してしまいます．それを模式的に示しているのが図68.1です．カフを膨らませ過ぎると，下咽頭が拡張し，カフと組織の隙間がある面積が広くなってしまうのが原因と考えられています．

▶ ラリンジアルマスクの適切なカフ量

　ラリンジアルマスクの場合，マスク周囲からの送気ガスの漏れを最も有効に防止で

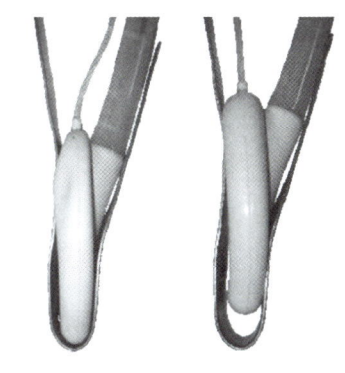

図 68.1 ラリンジアルマスクの過剰カフ量によるガス漏れのメカニズム

きるカフ量は，次の通りです．

ここがポイント

ラリンジアルマスクの適切なカフ量は…
　製造元の示す最大カフ注入量の 1/2〜2/3 量

表 68.1 は製造元の示す最大カフ注入量です．

表 68.1 製造元の示すカフの"最大"空気注入量

サイズ	推奨最大空気注入量
1	4 mL
1.5	7 mL
2	10 mL
2.5	14 mL
3	20 mL
4	30 mL
5	40 mL

　さて，これらの量は，製造元の示すこれらのカフ量が"適切な量"と思っている人がいるようですが，それは間違いです．図 68.2 はラリンジアルマスクのチューブに記載されている空気量です．

　これを見れば，数字（この場合，20 mL）の前に"未満"を表す"＜"の記載がされています．そのため次のことがわかります．

第 4 部 ● 声門上エアウェイを用いた換気

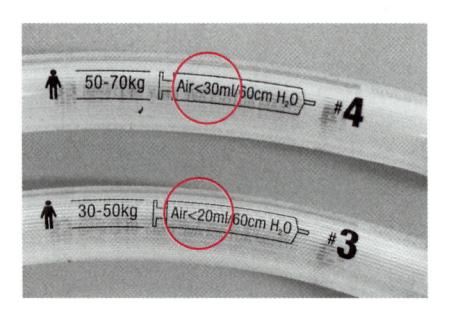

図 68.2 ラリンジアルマスクのチューブ側面のカフ量記載

> **ここがポイント**
> ラリンジアルマスクに記載されているカフ量は最大量で，適切な量ではない！

　ですから，換気チューブ側面に記載されている 20 mL や 30 mL は，「最大」空気注入量で，推奨する注入量ではないことが明らかです．製造元の示す最高量でカフを膨らませると，マスクによる圧迫で組織の毛細血流を減少させてしまう危険性があります．ですから，少なくとも表示されている量以上の空気でカフを膨らませないようにします．
　一般的には，サイズ 3，4，5 ではまず 15 mL 程度の空気でカフを膨らませます．そして，陽圧換気中にマスク周囲からガス漏れがない場合，漏れを起こさせない最少限の空気量にまで脱気します．そしてもし，最大カフ量まで膨らませてもマスク周囲からのガス漏れが多い場合，サイズが小さすぎると判断し，1 サイズ大きなマスクに変更します．

● コンビチューブ

　コンビチューブの 2 つのカフは，それぞれのインフレーションチューブを用いて膨らませます．膨らませる順序として，製造元は，まず口腔内の大きなカフを膨らませ，その後に食道内の遠位のカフを膨らませるよう推奨しています．
　口腔内カフを膨らませる適切な空気量は表 68.2 の通りで，100 mL 近くあるいはそれ以上の量が必要とされています．

表 68.2 コンビチューブの口腔内カフの適切な空気量

サイズ	口腔内カフ量	遠位カフ量
37 FrSA	約 85 mL	5〜12 mL
41 Fr	100〜150 mL	5〜15 mL

　コンビチューブのカフはゴム製で，またカフに比較的多量の空気を注入するため，気道粘膜に加わる圧は毛細血管血流を超えてしまいます．特に，遠位のカフ圧が過剰に上昇する危険性は高いことが判明しています．そのため，コンビチューブの全身麻酔中の長期の使用は不適切で，主に心肺蘇生時のみで使用される理由の１つになっています．

▶ ラリンジアルチューブ

　コンビチューブと違い，ラリンジアルチューブの２つのカフ内の空気は繋がっているため，１本のインフレーションチューブから膨らませることができます．

　取り扱い説明書によるとカフ圧は，カフプレッシャーゲージ（図 68.3）により 60〜70 cmH$_2$O に調節するように記載されています．カフプレッシャーゲージがない場合や，緊急時には，付属の注射器に記載されているカフ量を目安に膨らませます（図 68.4，表 68.3）．

図 68.3 カフプレッシャーゲージ

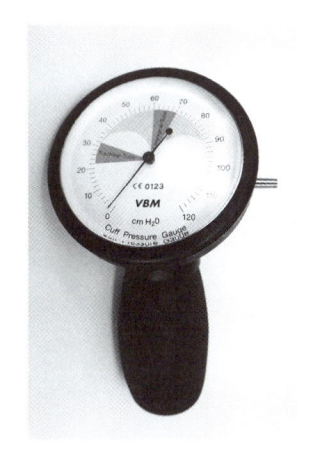

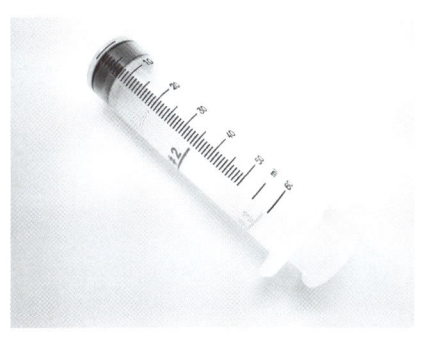

図 68.4 ラリンジアルチューブカフ注入専用注射器

第 4 部 ● 声門上エアウェイを用いた換気

表 68.3 付属の注射器に記載されているカフ量の目安

サイズ	カフ量
1	20 mL
2	35 mL
2.5	45 mL
3	60 mL
4	80 mL
5	90 mL

　救急救命士が行った研究によると，ラリンジアルチューブに実際に注入した空気量は，サイズ 3 で平均 68 mL，サイズ 4 で 88 mL と報告されています．これらは付属のシリンジに示されている目安空気量より両サイズともに 8 mL 多く必要であった，ということになります．このことから，現場で目安の空気量を注入後，ガス漏れが発生した場合は 8 mL 程度の空気を追加し，ガス漏れが減るかどうかを確認するのがよいといえます．

この章のまとめ

- [ ] 声門上エアウェイのカフを膨らませすぎると，口腔，咽頭粘膜の血流が低下する．
- [ ] 咽頭部の毛細血管血流は，30〜35 cmH$_2$O の圧で減少し始め，70〜75 cmH$_2$O の圧で閉塞状態となる．
- [ ] ラリンジアルマスクが適切なカフ量は，製造元の示す最大カフ量の 1/2〜2/3 量である．
- [ ] ラリンジアルマスクのカフを過剰に膨らませると，器具周囲からのガス漏れが増える．
- [ ] コンビチューブのカフの適切量の目安は，遠位カフで 5〜15 mL，近位カフで 85〜100 mL である．
- [ ] ラリンジアルチューブの必要カフ量は，付属の空気注入器の記載量より少し多めの場合がある．

第4部 ● 声門上エアウェイを用いた換気

69 換気設定量
"少なめ"がちょうどいい！

● ガス漏れが1つの欠点

　声門上エアウェイを介して陽圧換気をする時の1つの問題点は，器具周囲からのガス漏れです．ガス漏れが起こる気道内圧は器具により違います（表69.1）．一般的に第1世代は第2世代のエアウェイに比べ，より低い気道内圧でガスが漏れる傾向にあります．例えば，ラリンジアルマスク・クラッシックでは，気道内圧が15〜20 cmH$_2$Oになると，送気ガスがマスク周囲より漏れてしまいます．そのため，第1世代のエアウェイを用いた場合には，低く保つ必要があります．

表69.1 ガス漏れが起こる気道内圧

第1世代の声門上器具	ラリンジアルマスク・クラッシック	15〜20 cmH$_2$O
	ラリンジアルマスク・ユニーク	15〜20 cmH$_2$O
	ラリンジアルマスク・フレキシブル	15〜20 cmH$_2$O
第2世代の声門上器具	ラリンジアルマスク・プロシール	25〜30 cmH$_2$O
	ラリンジアルマスク・スプリーム	25〜30 cmH$_2$O
	i-gel	25〜30 cmH$_2$O
	ラリンジアルチューブ	25〜30 cmH$_2$O
	コンビチューブ	>30 cmH$_2$O

● 従量式陽圧換気

　気管挿管をして，陽圧換気をする場合，古典的には一回換気量10〜12 mL·kg^{-1}に設定するのが一般的でした．しかし，声門上エアウェイを挿入してこの換気量に設定すると，器具周囲からガスが漏れる可能性が高くなってしまいます．そのため，換気設定のポイントは次のとおりです．

第4部 ● 声門上エアウェイを用いた換気

> **ここがポイント**
> 一回換気量は 6～8 mL·kg^{-1} に設定する.

　過去には，一回換気量を 10 mL·kg^{-1} 以下に減らすと術後に無気肺を起こす危険性が高くなるとされてきましたが，臨床上に問題となる無気肺を起こすという確固たるエビデンスはありません．逆に，成人呼吸窮迫症候群が原因で気管挿管をされている症例では，一回換気量を 6～8 mL·kg^{-1} に設定した方が 10～12 mL·kg^{-1} に設定した時よりも予後がよいことが判明しています．そのため現在では，一回換気量を低め（6～8 mL·kg^{-1}）に設定する方がよいと考えられています．

▶ 従圧式陽圧換気

　近年，人工呼吸器は，一回換気量を設定する従量式のみならず，設定した気道内圧まで送気ガスを注入する従圧式陽圧換気も可能になってきています．その場合，換気設定を 15～18 cmH$_2$O にすると，器具周囲からのガス漏れは少なくできます．

▶ 呼吸回数

　呼吸回数は一分換気量を保つために，従来の 10 回/分よりも多い 14～16 回/分にすることがよいとされています．実際に，安静時の呼吸は 10 回/分よりも 14～16 回/分のことが多いのですから，呼吸回数に関しても自然な設定だといえますね．

COLUMN

適切な換気量はどのくらい？

　第25章で確認したように，フェイスマスクを用いて陽圧換気をする場合，過去には一回換気量を 10 mL·kg^{-1}（70 kg の人で 800 mL），呼吸回数 10～12 回/分が適切とされてきました．しかしその後，これらの設定が見直され，一回換気量は 6～7 mL·kg^{-1} が適当，となりました．そして，声門上エアウェイや気管チューブを用いている場合も一回換気量は 6～7 mL·kg^{-1} にすべきだと考えられるようになりました．
　ここで面白い研究があります．それは，ほ乳類の一回換気量を調査した報告です．図69.1 は，コウモリからクジラまでありとあらゆるほ乳類を調べ，体重と肺の体積を示した図です．これを見ると明らかなように，100 g にも満たないコウモリやマウスから，1000 kg を超えるクジラまで，体重はさまざまであっても，ほ乳類の

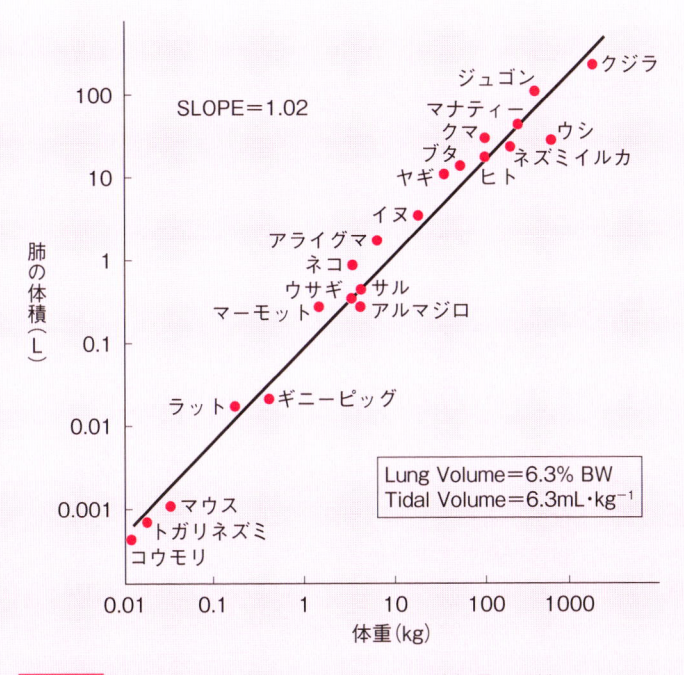

図 69.1 ほ乳類の体重と肺の体積および一回換気量の関係
(Villar J, et al. Acta Anaesthesiol Scand. 2004; 48: 267-71 より改変)

肺の体積は体重の6.3%，一回換気量は6.3 mL・kg^{-1}程度とどれもほぼ同じになっています．そしてヒトも例外ではありません．これを見れば，陽圧換気時の一回換気量の設定を6～7 mL・kg^{-1}にするのは，以前の換気設定と比べてより"自然"だ，といえますね？

この章のまとめ

- □ 声門上エアウェイを通した従量式陽圧換気中には，一回換気量は6～8 mL・kg^{-1}と，従来よりも少なめに設定する．
- □ 声門上エアウェイを通した従圧式陽圧換気中には，最高気道内圧を15～18 cmH$_2$Oに設定する．
- □ 呼吸回数は従来の10回/分よりも多めの設定をする．

第4部 ● 声門上エアウェイを用いた換気

70 どの声門上エアウェイを選ぶか？
麻酔と蘇生で上手に使い分けを！

▶ 麻酔と心肺蘇生

　声門上エアウェイを用いるのは主に全身麻酔中と心肺蘇生中です．そしてこれらの2事象で選択すべき声門上エアウェイは，大まかに次の通りです．

> **ここがポイント**
>
> 全身麻酔中　→　狭義の声門上エアウェイ
> 心肺蘇生中　→　食道閉鎖式エアウェイ
> 　が選択されることが多い．

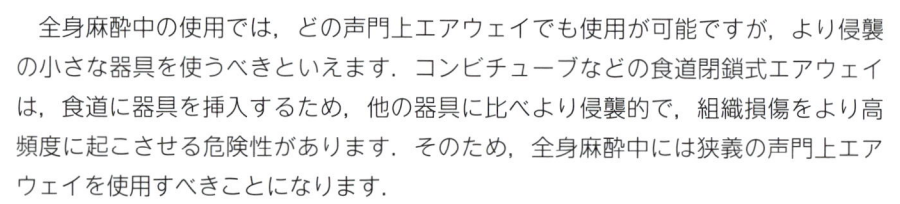

　全身麻酔中の使用では，どの声門上エアウェイでも使用が可能ですが，より侵襲の小さな器具を使うべきといえます．コンビチューブなどの食道閉鎖式エアウェイは，食道に器具を挿入するため，他の器具に比べより侵襲的で，組織損傷をより高頻度に起こさせる危険性があります．そのため，全身麻酔中には狭義の声門上エアウェイを使用すべきことになります．
　一方，心肺蘇生中には，食道閉鎖式エアウェイが選択されるのが普通です．ラリンジアルチューブはコンビチューブに比べ侵襲が小さいため，日本においては，心肺蘇生の時に最も高頻度に使用されています（第65章参照）．

▶ 第1世代と第2世代

　第57章で，声門上エアウェイは，第1世代と第2世代に区分されることを確認しました．
　一般的に，これらの特徴を持つ第2世代の声門上エアウェイを用いるのがよいといわれています．しかし，実際に第2世代の声門上エアウェイが第1世代に比べ，本当によいのかどうかのエビデンスはまだ十分に集まっていません．

この章のまとめ

- [ ] 声門上エアウェイは全身麻酔と心肺蘇生中で使い分ける.
- [ ] 全身麻酔中には主に狭義の声門上エアウェイを用いる.
- [ ] 心肺蘇生中には主に食道閉鎖式エアウェイを用いる.
- [ ] 可能なかぎり第2世代の声門上エアウェイを用いる.

第5部
救急患者での気道確保

第5部 ● 救急患者での気道確保

71 救命時気道確保の特殊性
手術室内とはさまざまな条件が違う！

▶ 救急患者での気道確保の特殊性

　気道確保は全身麻酔中のみならず，集中治療室や病院の内外での心肺停止状態や急性気道閉塞時などの時に必要となります．

　心肺停止状態の人への適切な気道確保法自体は手術室内と基本的に同じですが，手術室内外では"条件"に大きな違いがあります．

▶ 手術室内での気道確保

　手術室で気道確保をする場合，次のような理想的な条件下で行っています．

- **誤嚥の危険性は原則的に低い**

　全身麻酔下で予定手術を受ける人の場合，術前に絶飲食をして胃内容物ができるかぎり空になるようにしています（第2巻第81章参照）．また，緊急手術を受ける人の場合でも，麻酔の導入を延期させたり胃管を挿入するなど，胃内容物を減らす努力が払われます．さらに，食後すぐの超緊急手術の必要がある場合や腸閉塞のある場合でも，迅速導入を選択して誤嚥が起こらないようにします（第2巻第117章参照）．

- **理想的な体位にしている**

　全身麻酔の導入や気道確保をする時には，患者を理想的な体位，すなわち仰臥位にしています．また，ベッドは適度な硬さがあり，理想的な高さに調節することが可能です．さらに，理想的な硬さと高さのパッド（7〜8 cm）に頭部を乗せることができるため，頭頸部をスニッフィング位にしやすくなっています．

- **気道確保を行う者は患者の頭側に立ち，介助者もベッド周囲に複数名確保できる**

　手術室のベッド周囲には障害物がないため，気道確保をする者は，患者の頭側に立つことが可能です．また，介助者もベッド周囲に位置して，気道確保の介助が可能です．

- **気道確保に必要な器具を並べる専用台があり，性能のよい人工呼吸器や吸引器も揃っている**

　気道確保をする前に，気道確保に必要な器具を準備する時間が十分あります．また，

これらの器具を並べる専用の台があることが多く，気道確保時に必要な器具をすぐに用いることができるようになっています．また，酸素投与量などを調節することができる性能のよい人工呼吸器も揃っています．さらに，気道内の痰，血液，あるいは吐物をただちに吸引できる装置が整っています．

- **気道確保困難時の対処セットをすぐに用意できる**

気道確保が困難な場合にも，気管支ファイバースコープなどの，通常使用しない器具も速やかに準備することが可能です．

- **気道確保困難による緊急事態に協力を得られやすい**

手術室には多くの医療スタッフがいるため，マスク換気が困難という緊急事態において，気管切開や心肺停止時の対処をする上で協力を得やすい環境になっています．

▶ 救命時の気道確保

一方，手術室以外での救命時の気道確保は，次のような"不利"な条件下で行う必要があります．

- **誤嚥の危険性が高い**

心肺蘇生を必要とする人が絶飲食をしていることはまれです．また，咳反射が消失しているため，すべての人が誤嚥の危険性が高い状態になっています．

- **患者を気道確保に理想的な体位にできないことが多い**

病棟ではベッドや枕は柔らか過ぎるため，心肺停止時に胸骨圧迫が有効にできないことが知られています．手術室の外で気道確保が必要な場合には，患者が狭い空間に倒れていたりして，仰臥位にして頭頸部をスニッフィング位にするのが困難なことがあります．また，不安定頸椎の可能性がある場合などでは，スニッフィング位にすべきでないことがあります．

- **処置者が気道確保に理想的な位置に立てないことが多い**

病院外の心肺蘇生時には，患者は多くの場合，地面に倒れた状態になっています．その場合，処置者は例えばひざまづいた状態で喉頭展開により声門を確認し，チューブを気管に進める必要があります．

また，患者が狭い空間や車などに閉じ込められていると，処置者は頭側に立てません．

- **胸骨圧迫中は気道確保が困難となる**

胸骨圧迫中は患者の頭頸部も反動で振動するため，気道確保は困難となります．従来は気管挿管や食道閉鎖式エアウェイの挿入時には胸骨圧迫を中断していました．しかし，現在は"絶え間なく"胸骨圧迫をすることが推奨されています．そして，胸骨圧迫中は喉頭鏡を用いた喉頭展開，気管チューブの挿入，そして声門上エアウェイの

挿入が困難になります．またバッグ・バルブ・マスクを用いた換気も困難になります．

- **気道確保困難の状況になっている危険性が高い**

　アナフィラキシーショックで喉頭浮腫が起こり気道閉塞状態となっている場合，フェイスマスクあるいは声門上エアウェイを通した換気は困難あるいは不可能で，気管チューブの挿入も困難になります．

　口腔や咽頭の出血があれば，気管挿管時の喉頭鏡による声門確認が困難となります．また，フェイスマスクや声門上エアウェイを通した換気も不十分あるいは不可能になります．

　頭頸部の外傷などで開口が困難となっていると，気管挿管や声門上エアウェイの挿入が困難，あるいは不可能になります．また，喉頭や気管が切断された状態であれば，換気が不十分，あるいは不可能になります．

- **気道確保後も換気不能の危険性が高い**

　溺水，大量の誤嚥，気管支重積発作により意識消失している場合，フェイスマスク，声門上エアウェイあるいは気管チューブを通した換気は不可能になります．

- **気道確保の確認が困難である**

　気管挿管やマスク換気が可能であることは，呼気二酸化炭素波形の出現が最も確実な方法です（第53章参照）．しかし，呼気二酸化炭素波形モニター（カプノメータ）が現場にないことが多いのが現状です．また，心肺停止状態の人では，二酸化炭素の産生がない，あるいは少ないため，呼気二酸化炭素濃度が上昇しない場合があります．さらに，気管支重積発作により呼吸が停止している場合には，胸郭運動や胸部聴診で換気が確認できないことがあります．そのため，気道確保の確認が困難となります．

この章のまとめ

- ☐ 救命時の気道確保法は，手術室内での気道確保法と基本的には同じである．
- ☐ 手術室内での気道確保は理想的な条件下で行われている．
- ☐ 一方，救命時の気道確保はさまざまな困難な条件下で行わなければならない．
- ☐ 救命時の気道確保時には，すべての人が誤嚥の危険性があると判断する．
- ☐ 気道確保処置時に理想的な体位にしにくく，処置者も理想的な位置に立てない．

第5部　救急患者での気道確保

72 救急現場でのマスク換気
バッグ・バルブ・マスクの使用が基本！

▶ 手術室内との方策の違い

　意識を失い，気道閉塞を起こしている人がいる場合，まずはおとがい挙上をし，気道の開通を試みます．ただし，頸椎損傷の疑いがある時には，おとがい挙上によって頸髄の損傷が悪化する危険性があるため，下顎挙上をします（第7，8章参照）．

　心肺停止状態の人への応急処置としては，救助者が心肺停止状態の人の口や鼻に息を吹き込む口対口人工呼吸（mouth to mouth breathing）あるいは口対鼻人工呼吸（mouth to nose breathing）をすることが可能です．ただし，感染の危険性を考慮して実施するかどうかを決めます．感染防御具やポケットマスクを携帯している場合には，それを用いて人工呼吸をします．

　フェイスマスクが用意できたら，それを用いて陽圧換気を試みます．フェイスマスクを用いる場合，麻酔器や集中治療室の人工呼吸器が使えないのが普通です．酸素ボンベなどのガス供給源がある場合，フェイスマスクをメープルソン回路（第25章参照）に接続して，流量膨張式バッグを用いて換気します．もし酸素供給源がない場合，自己膨張式バッグ（第25章参照）を用います．マスクと換気バッグとの間の接続部には一方向弁（バルブ）が内蔵されているため，**バッグ・バルブ・マスク換気（bag-valve-mask ventilation）**あるいは**バッグマスク換気**と呼びます（図72.1）．

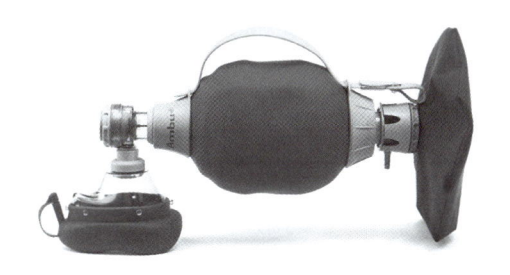

図72.1　バッグ・バルブ・マスク

心肺停止状態の人では，食べ物による窒息の可能性もあります．その疑いがある場合には，口を開け，口腔・咽頭に異物がないかどうかを確認します．異物が確認できれば，手袋をした指で取り除きます．また，嘔吐物や出血がある場合，吸引器を用いて吐物を速やかに除去します．

咽頭エアウェイの使用

フェイスマスクを用いた人工呼吸をする時に下顎挙上をしても気道が閉塞していると判断した場合，口あるいは鼻咽頭エアウェイを挿入します．

挿入には次の注意点があります．

- 咳反射や咽頭反射が残存している と考えられる場合　　　　→　鼻咽頭エアウェイ
- 頭部外傷がある場合　　　　　　→　口咽頭エアウェイ

咳反射や咽頭反射が残存していると考えられる場合に口咽頭エアウェイを挿入すると，嘔吐や喉頭痙攣を起こす危険性があります．その場合にはこれらの反射を誘発しにくいとされる鼻咽頭エアウェイを使用します．一方，頭部外傷がある場合，鼻咽頭エアウェイは使用しないようにします．その理由として，頭蓋骨の底部が骨折している時に鼻咽頭エアウェイの挿入を試みると，エアウェイ先端が骨折部位から脳へと誤って入ってしまう危険性があるからです．

この章のまとめ

- □　心肺停止状態の人では，応急処置として口対口あるいは口対鼻人工呼吸を考慮する．
- □　感染防御具あるいはポケットマスクがあればそれを介して人工呼吸を行う．
- □　フェイスマスクが用意できれば，バッグ・バルブ・マスクを用いて人工呼吸を行う．
- □　食べ物の窒息がある場合には，開口し，注意深く取り除く．
- □　口腔・咽頭内に吐物や出血があれば吸引除去する．

第5部 救急患者での気道確保

73 救急現場での声門上エアウェイ
ラリンジアルチューブが主役！

● 声門上エアウェイ

　心肺停止状態の人で使用する声門上エアウェイは，食道閉鎖式エアウェイが主です．従来は，食道閉鎖式エアウェイの代表例としてコンビチューブが使用されていました．2002年にラリンジアルチューブの認可が下りてから，ラリンジアルチューブは急速に普及し，現在，日本では最も使用頻度の高い声門上エアウェイとなっています（第65章参照）．また，ラリンジアルマスクに代表される狭義の声門上エアウェイも使用されることがあります．

● ラリンジアルチューブ

　救急の現場での気道確保器具として，ラリンジアルチューブはコンビチューブに比べさまざまな点で優れています．

▶ ①挿入がより容易である

　ラリンジアルチューブはコンビチューブに比べて器具が短いため，挿入はより容易です．

▶ ②挿入がより非侵襲的である

　コンビチューブは先端を食道中央部にまで挿入するため，食道粘膜を傷つける危険性があります．また，食道が破裂した，という報告もあります．一方，ラリンジアルチューブは食道上部のみに挿入するため，ラリンジアルチューブによる食道の損傷の危険性は低いといわれています．

▶ ③カフもより非侵襲的である

　コンビチューブのカフは分厚いゴム製で，カフ量も比較的大量（約100 mL）です．一方，ラリンジアルチューブのカフは薄くて柔らかい素材でできています．そのため，ラリンジアルチューブのカフが口腔および食道の粘膜に加わる圧はコンビチューブに

比べて低く，カフによる組織損傷も少ないはずです．

④接続まちがいが起こりえない

　コンビチューブでは，呼吸回路を接続するコネクタが2つあり，器具が食道と気管のどちらに挿入されたかを鑑別して適切なコネクタに呼吸回路を接続する必要があります．そしてもし判断をまちがえると換気ができません（第64章参照）．一方，ラリンジアルチューブではコネクタは1つのみなので，接続まちがいは起こりません．

⑤無呼吸時間がより短い

　コンビチューブの2つのカフは，それぞれのインフレーションチューブを介して膨らませる必要があります．一方，ラリンジアルチューブは1本のインフレーションチューブにより2つのカフを同時に膨らませることが可能です．また，各サイズに適切とされているカフ量を示した専用注射器（図68.4参照）が付属しています．そのため，より迅速にカフを膨らませた後，換気が可能となり，胸骨圧迫再開や搬送開始を早めることが可能です．

　ラリンジアルチューブはシングルユース（使い捨て）があるため，院外での使用に有用です．また，ラリンジアルチューブ・サクション（第65章参照）も開発されていて，これを挿入することにより，胃内容物の逆流を口腔外にバイパスすることができます．このタイプの挿入の容易さや，換気成功率が従来のラリンジアルチューブと同等かどうかの検討が今後必要となるでしょう．

▶ ラリンジアルマスク

　ラリンジアルマスクは全身麻酔中の気道確保器具として汎用されていますが，院外の心肺蘇生状態の人での使用頻度は高くありません．その理由は次の通りです．

①感染の危険性が比較的高い

　ラリンジアルマスク・クラッシックの挿入には，処置者が指を口腔・咽頭に挿入する必要があるため，心肺蘇生時には推奨できる方法とはいえません．

②挿入がより困難

　ラリンジアルマスクの挿入はラリンジアルチューブに比べ，より困難となります．例えば，すでにラリンジアルマスクの挿入を習得した消防学校生にラリンジアルチューブの挿入法を説明し，マネキンでのこれら2つの器具挿入の容易度を比較した研究では，ほとんどの学生がラリンジアルマスクの挿入はラリンジアルチューブに

比し困難であった，と答えています．
　また，プロシールの挿入は，手術室のように条件の整った場所であっても挿入が困難となりやすいと報告されています．

▶③送気ガス漏れが起こりやすい
　心肺停止状態の人では，陽圧換気時に気道内圧が高くなってしまうのが普通です．そのため，ラリンジアルマスク・クラッシックでは，器具周囲からガス漏れが起きやすくなります．ラリンジアルマスク・プロシールは器具周囲からのガス漏れは少ないですが，挿入の成功率が低い欠点があります．

▶④固定性がよくない
　院外の心肺蘇生時に使用した救急救命士によると，簡易人工呼吸器を接続しながら患者を移送した際，ラリンジアルマスクの方がラリンジアルチューブに比し位置異常による換気不全が起こりやすかった，と報告しています．これはラリンジアルマスクはラリンジアルチューブに比べて口腔外に突出する換気チューブが長く，口腔外に抜け出すことが多かったから，と考えられます．

▶ i-gel

　i-gel は，他の声門上エアウェイに比べ，いくつかの理論的な利点があります．

▶①挿入時間が短い
　i-gel の挿入は，ラリンジアルマスク・クラッシックのように，指を口腔内に挿入する必要がありません．また，ラリンジアルマスク・プロシールのように挿入が困難だ，という報告もありません．その上，カフを膨らませる必要がないため，挿入して換気開始するまでの時間が最も短いと報告されています．そのため，胸骨圧迫の中断時間を最短にすることが可能です．また，胸骨圧迫を持続しながら i-gel を挿入することも可能と報告されています．これらのことから，心肺蘇生時の気道確保器具として i-gel は理論上，よい適応となります．

▶②抜けにくい
　i-gel は，ラリンジアルマスクに比べ，門歯から出る換気チューブの長さが約 3～4 cm のため，挿入後のチューブの安定感がよいという利点があります．また，バッグ・バルブ・マスクなどを接続した際のチューブの折れ曲がりがないことから，移動を必要とする救急現場では有用であると考えられます．

第 5 部 ● 救急患者での気道確保

③固定性がよい

　心肺蘇生時に従来の i-gel を用いる上での問題点として，その換気チューブ部分が楕円形のため，トーマス型チューブ・ホールダー（第 50 章参照）が使用できない点でした．**i-gel O₂ レサシパック（i-gel O₂ Resus Pack）**（図 73.1）は，心肺蘇生用に開発された i-gel ファミリーの 1 つです．i-gel O₂ レサシパックは，i-gel O₂ 本体，吸引チューブ（外径 4 mm，長さ 120 cm），固定ストラップ，水溶性潤滑剤がセット化されています．固定ストラップを本体のフックに掛けて固定することが可能となっています（図 73.2）．

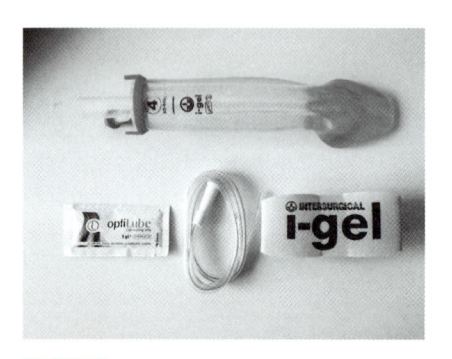

図 73.1　i-gel O₂ レサシパック

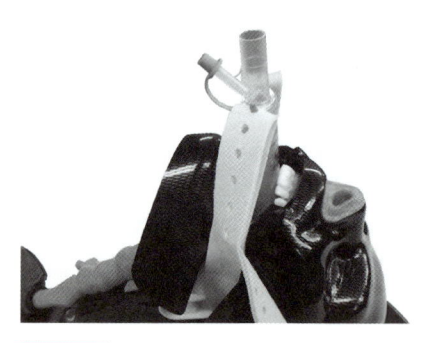

図 73.2　i-gel O₂ を専用ストラップで固定した状態

④酸素投与が可能である

　i-gel O₂ レサシパックの本体には，従来の i-gel の換気チューブに，細い側管として酸素ポートが付けられた構造になっています．酸素供給をする場合，気道内圧が過剰にならないようにするため，製造元は酸素投与は 8 L/ 分未満にすべきとしています．

この章のまとめ

- [ ] 日本での心肺蘇生時に使用する声門上エアウェイは，食道閉鎖式エアウェイの方が，狭義の声門上エアウェイ（ラリンジアルマスクなど）に比べて，より高頻度に使用されている．
- [ ] ラリンジアルチューブは，日本での心肺蘇生時に最もよく使われている声門上エアウェイである．
- [ ] ラリンジアルチューブはコンビチューブに比べて，挿入がより容易で非侵襲的などのいくつかの利点がある．
- [ ] 心肺蘇生時のラリンジアルマスクの使用は，挿入がより困難，固定性がよくない，などの限界がある．
- [ ] i-gel は，挿入時間が短い，固定性がよい，などの理論上の利点がある．

第5部 ● 救急患者での気道確保

74 救急現場での気管挿管
気管挿管の是非の判断が重要！

▶ 気管挿管の是非の判断

心肺蘇生を受ける人は誤嚥の危険性が高いため，理論的にはすべての人で気管挿管が適応となります．しかしながら現実には，次のような理由で，気管挿管を避けるべき，と判断すべきことがあります．

- **気管挿管が困難な状況が多い**

　第71章で確認したように，手術室内の場合と違い，心肺蘇生時にはさまざまな困難な状況下のため，気管挿管が困難あるいは不可能なことがあります．

- **胸骨圧迫中断が必要となる**

　胸骨圧迫時には喉頭展開が困難となるため，気管挿管操作中には胸骨圧迫を中断する必要があります．そのため，短時間のうちに気管挿管ができないと判断される場合には気管挿管を試みるべきではないといえます．

- **気管挿管の効能が不明である**

　気管挿管により救命率が上がった，という証拠がありません．そのため，心肺蘇生時には気管挿管は原則的に適応とならない，と考える人もいます．

- **気づかれない食道誤挿入の危険性が高い**

　欧米諸国での調査によると，院外での気管挿管が行われた約5～10％の症例でチューブが誤って食道に挿入され，それが気づかれない状態で救急搬送されることが判明しています．もし食道誤挿管になっていると酸素は肺に送り込まれず，救命率を上げることはできません．一方，バッグ・バルブ・マスクによる換気は，もしも換気が困難であっても，チューブの食道誤挿管の場合に比べて肺に酸素が送り込まれる可能性があります．

　これらのことから，次のポイントがあります．

ここがポイント

喉頭展開時に声門を明瞭に確認できない時は気管挿管を避ける．

気管挿管操作による胸骨圧迫中断時間は最短にすべきです．そのため，現場で気管挿管が適応と判断した場合でも，1回，あるいは最高2回の挿管操作で気管挿管ができなかった場合には，気管挿管を断念すべきです．そしてただちに胸骨圧迫を再開し，バッグ・バルブ・マスク換気あるいは声門上エアウェイを通して換気を再開し，病院に搬送すべきです．そして，病院において気管挿管をしてもらうのがよい，と判断します．

▶ 気管挿管後の注意点

　そして，気管挿管後の重要ポイントは次の通りです．

> **ここがポイント**
> "疑わしければ抜管せよ！"（"If in doubt, take it out !"）

　このポイントは，イギリス圏の麻酔科医の間では，合い言葉として浸透しています．救急の現場ではチューブが正しく気管に挿入されたかどうかの確実な確認法はないため，チューブが声門を通過していくのを確認するのが重要となります．そのため，喉頭展開をして声門を明瞭に確認できない場合には，気管挿管を断念すべきです．また，挿管をした後もチューブが食道誤挿入の可能性が少しでもあれば，チューブを抜去するようにします．

COLUMN

気管挿管の未来

　現在，救急救命士が気管挿管をする場合，1人の救命士が胸骨圧迫，2人目がマッキントッシュ喉頭鏡で気管挿管，そして3人目が携帯電話で救命医に挿管の許可ならびに状況報告をすることになっています．一方，対応している医師は，救命士の電話による報告のみに頼って状況を把握し，気管挿管をすべきかどうかの指示を出しているのが現状です（図74.1）．

　2012年から有資格者によるビデオ喉頭鏡の使用が可能となりました．これにより挿管操作中の救命士のみならず電話連絡している救命士もチューブが声門を通して気管内に入っていることを確認できます．しかしこの場合にも電話対応している救命医は気管挿管を確認することはできません．さて仮に，このビデオ喉頭鏡に携帯電話機能を搭載させて動画を送ることができるようにすればどうなるでしょうか？

第 5 部 ● 救急患者での気道確保

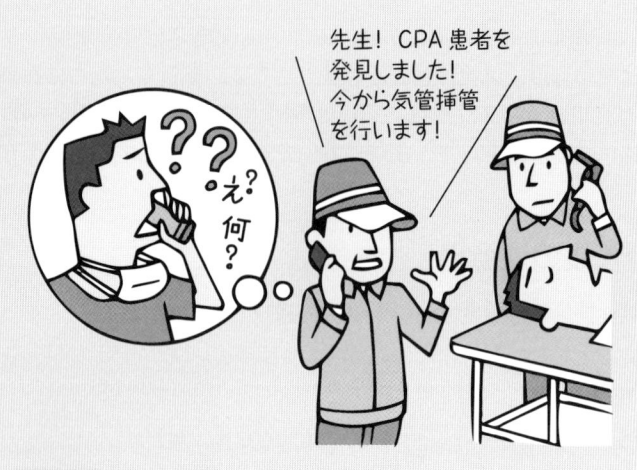

図 74.1 救急現場における気管挿管の現状

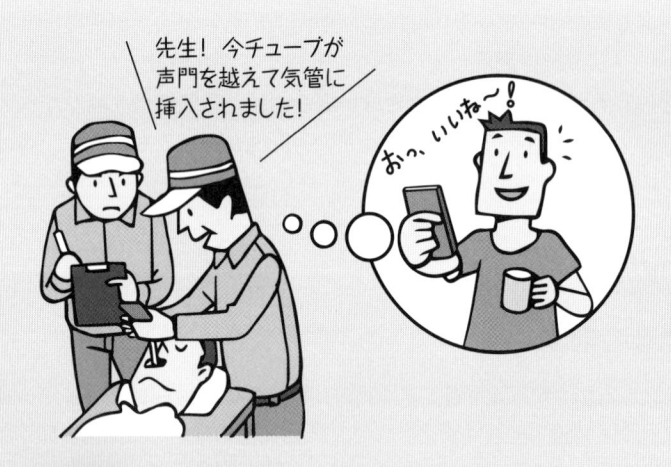

図 74.2 未来の救急現場ではこうなる !?

　声門の確認ならびに気管挿管をビデオ喉頭鏡の画面上で救命士が確認しているのと同じ画面を，リアルタイムで救命医も携帯画面で確認できることになります．それにより，より有効でより確実な連携が取れることになります（図 74.2）．この技術はすでに可能であることが確認されていますので，このような画期的な方法で気道確保がされるのが当たり前の時代になるのもそう遠い話ではなさそうですね．

この章のまとめ

- [ ] 心肺蘇生時には，誤嚥の危険性が高くても，気管挿管を選択すべきでない場合がある．
- [ ] 心肺蘇生時には，正しく気管挿管ができたことを確認する確実な方法が乏しい．
- [ ] 心肺蘇生時には，チューブが誤って食道に挿入され，気がつかれないことがある．
- [ ] 心肺蘇生時には，喉頭展開で声門を明瞭に確認できない時には気管挿管を避けるべきである．
- [ ] 気管挿管後に少しでも食道誤挿入が疑われれば，チューブを抜去し，マスク換気を行う．

練習問題

【問題1】意識を失うと起こる危険性が高いのはどれか．
　(1) 舌根沈下
　(2) 誤嚥
　(3) 気管支痙攣
　(4) 肺水腫

a．(1) (3) (4) のみ　　b．(1) (2) のみ　　c．(2) (3) のみ
d．(4) のみ　　　　　e．(1)〜(4) のすべて

【問題2】上気道はどれか．
　(1) 鼻腔
　(2) 咽頭
　(3) 気管
　(4) 気管支

a．(1) (3) (4) のみ　　b．(1) (2) のみ　　c．(2) (3) のみ
d．(4) のみ　　　　　e．(1)〜(4) のすべて

【問題3】喉頭はどのレベルに存在するか．
　a．上咽頭
　b．中咽頭
　c．下咽頭
　d．食道上部
　e．食道下部

【問題4】舌が付着しているのはどこか．
　a．上顎
　b．下顎
　c．咽頭後壁
　d．硬口蓋
　e．軟口蓋

【問題 5】 **上気道閉塞の原因はどれか.**
　(1) 舌根の沈下
　(2) 気管支攣縮
　(3) 軟口蓋による鼻腔閉塞
　(4) 喉頭蓋による喉頭閉塞

　a. (1)(3)(4)のみ　　b. (1)(2)のみ　　c. (2)(3)のみ
　d. (4)のみ　　　　　e. (1)〜(4)のすべて

【問題 6】 **上気道閉塞の軽減に有効な方法はどれか.**
　(1) 頭部後屈
　(2) 下顎挙上
　(3) 口咽頭エアウェイの挿入
　(4) 鼻咽頭エアウェイの挿入

　a. (1)(3)(4)のみ　　b. (1)(2)のみ　　c. (2)(3)のみ
　d. (4)のみ　　　　　e. (1)〜(4)のすべて

【問題 7】 **スニッフィング位で正しいのはどれか.**
　(1) 頭を直接ベッドに乗せる.
　(2) 頭部を伸展させる.
　(3) 頸椎の上部を伸展させる.
　(4) 頸椎の下部を伸展させる.

　a. (1)(3)(4)のみ　　b. (1)(2)のみ　　c. (2)(3)のみ
　d. (4)のみ　　　　　e. (1)〜(4)のすべて

【問題 8】 **フェイスマスク換気時に行うトリプル・エアウェイ・マニューバ（TAM）で施行するのはどれか.**
　(1) 開口
　(2) 下顎挙上

(3) 頭部屈曲
(4) 輪状軟骨部圧迫

a. (1) (3) (4) のみ　　b. (1) (2) のみ　　c. (2) (3) のみ
d. (4) のみ　　　　　　e. (1) ～ (4) のすべて

【問題 9】全身麻酔下の手術後に病棟で部分的な上気道閉塞が起きた場合，気道を開通させておくのに最も適切な器具はどれか．
a. 口咽頭エアウェイ
b. 鼻咽頭エアウェイ
c. ラリンジアルマスク
d. ラリンジアルチューブ
e. 気管切開チューブ

【問題 10】ハイムリッヒ法が有効なのはどれか．
a. 舌根沈下
b. 喉頭痙攣
c. 食べ物による窒息
d. 気管支痙攣
e. 緊張性気胸

【問題 11】全身麻酔中に誤嚥の危険性が高くなるのはどれか．
(1) 食直後の緊急手術
(2) 逆流性食道炎
(3) 腸閉塞（イレウス）
(4) 気道反射抑制状態

a. (1) (3) (4) のみ　　b. (1) (2) のみ　　c. (2) (3) のみ
d. (4) のみ　　　　　　e. (1) ～ (4) のすべて

【問題12】フェイスマスクを用いた換気で正しいのはどれか．
(1) 気管挿管に比べて，気道反射を誘発しにくい．
(2) 誤嚥を防ぐことが可能である．
(3) 下顎挙上で換気が容易となる．
(4) 陽圧換気が可能である．

a．(1)(3)(4)のみ　　b．(1)(2)のみ　　c．(2)(3)のみ
d．(4)のみ　　　　　e．(1)〜(4)のすべて

【問題13】5歳の男児．朝食のあと，家を出たところで転倒し，右足を骨折した．3時間後に全身麻酔下の骨接合術が行われることになった．麻酔中の気道確保で選択すべき器具はどれか．
a．ラリンジアルマスクプロシール
b．ラリンジアルチューブ
c．気管切開チューブ
d．気管チューブ
e．ダブルルーメンチューブ

【問題14】22歳男性，164 cm，56 kg．全身麻酔の導入後，フェイスマスクを用いた陽圧換気をする場合，適切な一回換気量はどれか．
a．100 mL
b．200 mL
c．400 mL
d．800 mL
e．1200 mL

【問題15】気道の全周が軟骨で囲まれている部位はどれか．
a．舌骨
b．喉頭蓋
c．甲状軟骨
d．輪状軟骨

e. 第 2 気管軟骨

【問題 16】声門が存在するのはどこか．
(1) 甲状軟骨上端
(2) 甲状軟骨中央
(3) 輪状軟骨上端
(4) 輪状軟骨中央

a. (1) (3) (4) のみ　　b. (1) (2) のみ　　c. (2) (3) のみ
d. (4) のみ　　　　　　e. (1) ～ (4) のすべて

【問題 17】気道で最も狭い部位はどこか．
a. 喉頭蓋
b. 甲状軟骨
c. 輪状軟骨
d. 第 1 気管軟骨
e. 第 2 気管軟骨

【問題 18】レインフォースド気管チューブで正しいのはどれか．
(1) スパイラルチューブとも呼ばれる．
(2) チューブが折れ曲がりにくい．
(3) 頭頸部周囲の手術で適応がある．
(4) バイトブロックを使用すべきである．

a. (1) (3) (4) のみ　　b. (1) (2) のみ　　c. (2) (3) のみ
d. (4) のみ　　　　　　e. (1) ～ (4) のすべて

【問題 19】54 歳の女性（身長 162 cm，体重 63 kg）で気管挿管をする場合，適切と考えられる気管チューブの内径はどれか．
a. 4.0 mm

b. 5.0 mm
c. 6.0 mm
d. 7.0 mm
e. 8.0 mm

【問題20】成人の気管挿管をする場合，使用頻度が最も高い喉頭鏡はどれか．
a. サイカー喉頭鏡
b. ブラード喉頭鏡
c. マッキントッシュ喉頭鏡
d. マッコイ喉頭鏡
e. ミラー喉頭鏡

【問題21】成人においてマッキントッシュ喉頭鏡で気管挿管をする場合，ブレードの先端はどこに位置させるか．
a. 口蓋垂
b. 喉頭蓋谷
c. 甲状軟骨内面
d. 披裂軟骨部
e. 声門

【問題22】気管挿管をする時に最も適切な体位はどれか．
a. スニッフィング位
b. トレンデレンブルグ位
c. 逆トレンデレンブルグ位
d. ビーチチェア位
e. 扁桃摘出位

【問題23】コーマックとレハンヌ（Cormack & Lehane）分類は何の指標か．
a. 開口時の咽頭観察の容易度
b. フェイスマスク換気の容易度

c. ラリンジアルマスク挿入の容易度
　d. 喉頭展開の容易度
　e. 気管挿管の容易度

【問題 24】喉頭鏡で喉頭展開をした際のコーマックとレハンヌ（Cormack & Lehane）分類で声門が確認できるのはどれか．
　（1）グレード 1
　（2）グレード 2
　（3）グレード 3
　（4）グレード 4

　a.（1）（3）（4）のみ　　b.（1）（2）のみ　　c.（2）（3）のみ
　d.（4）のみ　　　　　　e.（1）〜（4）のすべて

【問題 25】喉頭鏡で喉頭展開をしにくい時に甲状軟骨を押さえる方向はどれか．
　（1）右方向
　（2）左方向
　（3）上方向
　（4）後ろ方向

　a.（1）（3）（4）のみ　　b.（1）（2）のみ　　c.（2）（3）のみ
　d.（4）のみ　　　　　　e.（1）〜（4）のすべて

【問題 26】気管挿管の最も信頼性の高い確認法はどれか．
　a. 両肺聴診音の確認
　b. 視診による胸部の上下運動の確認
　c. 呼気二酸化炭素濃度の連続的な検出
　d. 呼気時の気管チューブの内壁の曇りの確認
　e. 腹部が膨満してこないことの確認

【問題27】成人での気管挿管後，チューブ先端の適切な位置はどれか．
 a. 声門より1 cm 奥
 b. 声門より2 cm 奥
 c. 気管中央部
 d. 気管分岐部より1 cm 手前
 e. 気管分岐部より1 cm 奥

【問題28】26歳の男性（身長168 cm, 体重58 kg）で経口気管挿管を施行した．チューブ固定位置で適切なのはどれか．
 a. 上下歯列間部で10 cm
 b. 上下歯列間部で14 cm
 c. 上下歯列間部で18 cm
 d. 上下歯列間部で22 cm
 e. 上下歯列間部で26 cm

【問題29】麻酔中に気管チューブのカフ圧が上昇するのはどの麻酔薬を使用している時か．
 a. 亜酸化窒素（笑気）
 b. イソフルレン
 c. セボフルレン
 d. チアミラール
 e. プロポフォール

【問題30】ラリンジアルマスクを使用すべきでないのはどれか．
 (1) 未破裂脳動脈瘤あり
 (2) 麻酔導入後に舌根沈下あり
 (3) 筋弛緩薬にアレルギー反応の既往があり
 (4) 閉塞性腸閉塞（イレウス）あり

 a. (1) (3) (4) のみ   b. (1) (2) のみ   c. (2) (3) のみ
 d. (4) のみ   e. (1)〜(4) のすべて

【問題 31】ラリンジアルチューブについて正しいのはどれか．
a. 筋弛緩薬の投与が必要である．
b. 自発呼吸を保つ必要がある．
c. 器具が気管と食道のどちらに挿入されたかを確認する必要がある．
d. 喘息の既往のある人では使用すべきでない．
e. 心肺蘇生時に適応がある．

【問題 32】22 歳の男性．身長 182 cm，体重 76 kg．ラリンジアルマスクを用いる場合，最適と考えられるサイズはどれか．
a. サイズ 1
b. サイズ 2
c. サイズ 3
d. サイズ 4
e. サイズ 5

【問題 33】成人女性でサイズ 4 のラリンジアルマスクを挿入した．カフにまず注入すべき空気量はどれか．
a. 15 mL
b. 30 mL
c. 45 mL
d. 60 mL
e. 75 mL

解答

【問題1】 意識を失うと起こる危険性が高いのはどれか．
【答え】 b
【解説】 意識を失うと，舌根沈下などの上気道閉塞と，誤嚥の危険性が高くなります（第1章参照）．

【問題2】 上気道はどれか．
【答え】 b
【解説】 上気道は口，鼻，咽頭，声門までの喉頭，下気道は声門以遠の喉頭，気管，気管支になります（第2章参照）．

【問題3】 喉頭はどのレベルに存在するか．
【答え】 c
【解説】 喉頭は下咽頭の腹側に位置します（第2章参照）．

【問題4】 舌が付着しているのはどこか．
【答え】 b
【解説】 舌は下顎に付着しています（第2章参照）．

【問題5】 上気道閉塞の原因はどれか．
【答え】 a
【解説】 上気道閉塞の原因は主に3つあります．①舌根沈下，②軟口蓋による閉塞，③喉頭蓋による閉塞です（第3章参照）．

【問題6】 上気道閉塞の軽減に有効な方法はどれか．
【答え】 e
【解説】 上気道閉塞を防ぐ方法は，適切な頭頸位にする，下顎挙上をする，咽頭エアウェイを使用する，があります（第4〜11章参照）．

【問題7】 スニッフィング位で正しいのはどれか．
【答え】 c
【解説】 スニッフィング位は頭を7〜8 cmの高さの枕の上に置いて，頭を伸展（後屈）した状態です．これにより，頸椎の上部は頭部の伸展により伸展し，一方頸椎の下部は重力に従って屈曲（前屈）します．この挿管時の頭頸部の姿勢が，空気を吸い込んでいる時（英語でスニッフィング〔sniffing〕）

に似ているので，スニッフィング位と呼ばれます（第6章参照）．

【問題8】　フェイスマスク換気時に行うトリプル・エアウェイ・マニューバ（TAM）で施行するのはどれか．
【答え】　b
【解説】　トリプル・エアウェイ・マニューバは"3つの気道確保手技"という意味で，フェイスマスクの使用時に，下顎挙上，頭部後屈，開口をする手技です（第8章参照）．

【問題9】　全身麻酔下の手術後に病棟で部分的な上気道閉塞が起きた場合，気道を開通させておくのに最も適切な器具はどれか．
【答え】　b
【解説】　病棟で部分的な上気道閉塞が起きた場合，通常は咽頭エアウェイを挿入します．口咽頭エアウェイは吐き出されてしまうことが多いため，鼻咽頭エアウェイの選択が適切です（第10, 11章参照）．

【問題10】　ハイムリッヒ法が有効なのはどれか．
【答え】　c
【解説】　ハイムリッヒ法は，食べ物による窒息（気道閉塞）時に上腹部に急激な圧を加えて，気道異物を"吹き飛ばす"方法です（第13章参照）．

【問題11】　全身麻酔中に誤嚥の危険性が高くなるのはどれか．
【答え】　e
【解説】　誤嚥の危険性は，①絶飲食をしていない場合，②胃空虚時間が遷延している場合，③胃食道逆流のある場合，④腸内容物が逆流しやすい場合，⑤気道反射が抑制されている場合，で高くなります（第15章参照）．

【問題12】　フェイスマスクを用いた換気で正しいのはどれか．
【答え】　a
【解説】　フェイスマスク換気では，気道に器具を挿入することがないので，気管挿管に比べて気道反射を誘発しにくいという利点があります．陽圧換気は可能で，下顎挙上や咽頭エアウェイの挿入が有効です．誤嚥を防ぐことは不可能です（第17章参照）．

練習問題および解答

【問題13】 5歳の男児．朝食のあと，家を出たところで転倒し，右足を骨折した．3時間後に全身麻酔下の骨接合術が行われることになった．麻酔中の気道確保で選択すべき器具はどれか．
【答え】 d
【解説】 胃内容物が残留しているため，誤嚥の危険性が高いと判断し，気管挿管を選択すべきです（第18章参照）．

【問題14】 22歳男性，164 cm，56 kg．全身麻酔の導入後，フェイスマスクを用いた陽圧換気をする場合，適切な一回換気量はどれか．
【答え】 c
【解説】 フェイスマスク換気では，胃に送気ガスを押し込まないようにするためもあり，一回換気量が 6 mL・kg^{-1} 程度がよいとされています（第25章参照）．

【問題15】 気道の全周が軟骨で囲まれている部位はどれか．
【答え】 d
【解説】 気道の全周が軟骨で囲まれている部位は輪状軟骨部のみです（第27章参照）．

【問題16】 声門が存在するのはどこか．
【答え】 c
【解説】 声門は腹側が甲状軟骨中央部，背側が輪状軟骨上部に位置します（第28章参照）．

【問題17】 気道で最も狭い部位はどこか．
【答え】 c
【解説】 気道で最も狭いのは，成人でも小児でも輪状軟骨部です（第29章参照）．

【問題18】 レインフォースド気管チューブで正しいのはどれか．
【答え】 e
【解説】 レインフォースドチューブはスパイラルチューブとも呼ばれ，チューブが折れ曲がりにくい特徴があります．そのため，チューブ周囲での手術などでよい適応となります．ただし，噛まれると閉塞するので，バイトブロックの併用が必要です（第30章参照）．

【問題 19】 54 歳の女性(身長 162 cm,体重 63 kg)で気管挿管をする場合,適切と考えられる気管チューブの内径はどれか.
【答え】　d
【解説】　成人女性では,通常内径 7.0 mm の気管チューブを選択します(第 32 章参照).

【問題 20】 成人の気管挿管をする場合,使用頻度が最も高い喉頭鏡はどれか.
【答え】　c
【解説】　日本での気管挿管ではマッキントッシュ喉頭鏡が最も多く使われています(第 35 章参照).

【問題 21】 成人においてマッキントッシュ喉頭鏡で気管挿管をする場合,ブレードの先端はどこに位置させるか.
【答え】　b
【解説】　マッキントッシュ喉頭鏡の先端は喉頭蓋谷に位置させる(第 38 章参照).

【問題 22】 気管挿管をする時に最も適切な体位はどれか.
【答え】　a
【解説】　気管挿管では,頭頸部をスニッフィング位にするのがよいとされています(第 38 章参照).

【問題 23】 コーマックとレハンヌ(Cormack & Lehane)分類は何の指標か.
【答え】　d
【解説】　コーマックとレハンヌ(Cormack & Lehane)分類は,喉頭展開の容易さ,すなわち喉頭展開時の声門の見え方,を区分したものです(第 41 章参照).

【問題 24】 喉頭鏡で喉頭展開をした際のコーマックとレハンヌ(Cormack & Lehane)分類で声門が確認できるのはどれか.
【答え】　b
【解説】　コーマックとレハンヌ分類で声門が確認できるのはグレード 1 と 2,できないのがグレード 3 と 4 です(第 41 章参照).

【問題 25】 喉頭鏡で喉頭展開をしにくい時に甲状軟骨を押さえる方向はどれか.

【答え】　　　a
【解説】　　　喉頭鏡で喉頭展開をしにくい時には，甲状軟骨を後ろ，上，右方向に押さえるのがよく，BURP 法と呼ばれています（第 43 章参照）．

【問題 26】　気管挿管の最も信頼性の高い確認法はどれか．
【答え】　　　c
【解説】　　　チューブが気管内にあることの確認法はさまざま報告されていますが，呼気二酸化炭素濃度波形の検出のみが確実な方法です（第 44, 53 章参照）．

【問題 27】　成人での気管挿管後，チューブ先端の適切な位置はどれか．
【答え】　　　c
【解説】　　　チューブの適切な位置は，先端が気管の中央部になっている場合です（第 45 章参照）．

【問題 28】　26 歳の男性（身長 168 cm，体重 58 kg）で経口気管挿管を施行した．チューブ固定位置で適切なのはどれか．
【答え】　　　d
【解説】　　　成人男性で経口気管挿管をした場合，通常上下歯列間部でチューブマークの 22 cm くらいになるのが適切なチューブ位置になります（第 47 章参照）．

【問題 29】　麻酔中に気管チューブのカフ圧が上昇するのはどの麻酔薬を使用している時か．
【答え】　　　a
【解説】　　　麻酔中に亜酸化窒素を使用していると，カフ内に拡散し，カフ量と圧が上昇します（第 49 章参照）．

【問題 30】　ラリンジアルマスクを使用すべきでないのはどれか．
【答え】　　　d
【解説】　　　ラリンジアルマスクは，腸閉塞のように，誤嚥の危険性が高い症例では使用すべきではありません（第 58 章参照）．

【問題 31】　ラリンジアルチューブについて正しいのはどれか．
【答え】　　　e

【解説】　ラリンジアルチューブは日本での心肺蘇生時に最も使用されている気道確保器具です（第 65 章参照）．

【問題 32】　22 歳の男性．身長 182 cm，体重 76 kg．ラリンジアルマスクを用いる場合，最適と考えられるサイズはどれか．
【答え】　e
【解説】　背の高い成人男性では，サイズ 5 のラリンジアルマスクを第一選択とします（第 66 章参照）．

【問題 33】　成人女性でサイズ 4 のラリンジアルマスクを挿入した．カフにまず注入すべき空気量はどれか．
【答え】　a
【解説】　ラリンジアルマスクは，成人の場合，サイズにかかわらず，まず 15 mL 程度の空気でカフを膨らませるのがよいとされています（第 68 章参照）．

さくいん

あ行

あご先挙上	26
亜酸化窒素	180
一回換気量	80
咽頭	7
咽頭エアウェイ	264
挿入法	74
咽頭プラグ式エアウェイ	202
インフレーションチューブ	113
おとがい挙上	26

か行

下顎挙上	28, 63
下気道	5
下気道閉塞	36
仮声帯	42
カフ	112, 126
目的	177
カフ圧	124
カフ内圧	177
カプノメータ	189
カフ量調節	177, 180
換気設定量	253
間接視喉頭鏡	130
気管	9
サイズ	99
中央位置	170
気管支	9
気管支痙攣	199
気管支誤挿管	190
気管支ブロッカー	107
気管切開用チューブ	108
気管挿管	50, 53, 86
確認法	165
合併症	186
気管挿管用器具	131
気管チューブ	103
位置異常	190
位置調整	167, 173
位置変動	175
構造	110
固定	182
サイズ	117, 137
閉塞	184
気管チューブコネクタ	141
気管軟骨	100
気管膜様部	100
気道	2
気道確保	3
方法	49
救命時—	260
気道損傷	193
気道反射	198
気道閉塞	2, 194
逆流性食道炎	47
吸気	2
救命時気道確保	260
胸部気管	171
グーデルエアウェイ	30
口対口人工呼吸	263
口対鼻人工呼吸	263
経口挿管	86
経鼻挿管	86, 152
頸部気管	171
口咽頭エアウェイ	30, 71
口蓋垂	6

さくいん

口腔	6
硬口蓋	6
甲状軟骨	90
口唇損傷	193
喉頭	8
解剖	89
喉頭蓋	8
喉頭蓋谷	144
喉頭鏡	130
喉頭痙攣	198
喉頭展開	144
喉頭マスク	203
高容量低圧カフ	123
誤嚥	3, 41, 46, 127
不顕性—	48
呼気	2
コルマックとレハンヌの改変分類	161
コルマックとレハンヌ分類	157
コンビチューブ	226

さ行

細気管支	9
サウスポーラーチューブ	105
歯牙損傷	193
事故抜管	190
自己膨張式バッグ	78
蛇管ホルダー	185
ジャクソンリース型換気バッグ	82
従圧式換気	79
従量式換気	79
上気道	5
上気道閉塞	11
食道誤挿入	188
食道閉鎖式エアウェイ	203, 226, 230
人工呼吸	78
口対口—	263
口対鼻—	263
睡眠時無呼吸症候群	2
スタイレット	140
スニッフィング位	16, 18, 22
スリップジョイント	113
声帯	8
声帯損傷	194
声門	5, 8
位置	96
声門上エアウェイ	50, 54, 202
カフ量調節	248
禁忌	206
サイズ	236
挿入法	240
適応	206
第1世代—	204
第2世代—	204
舌根沈下	11
挿管困難	156
原因	156
頻度	156

た行

第1世代声門上エアウェイ	204
第2世代声門上エアウェイ	204
ダブルルーメンチューブ	106
直視型喉頭鏡	130
低容量高圧カフ	123
トーマスチューブホルダー	183
トリプル・エアウェイ・マニューバ	29

な行

軟口蓋	6
二腔チューブ	106
ノースポーラーチューブ	105

は行

パーカーチューブ	112
バープ法	163
バーマンエアウェイ	30
肺	9
バイトブロック	140, 184

ハイムリッヒ法	37
パイロットバルーン	113, 179
バッキング	198
バッグ・バルブ・マスク	78, 263
ハドソンマスク	49
反回神経	195
反回神経麻痺	195
鼻咽頭エアウェイ	32, 72
鼻腔	6
鼻出血	193
披裂軟骨	92
披裂軟骨脱臼	194
ファイティング	198
フェイスマスク	49, 52
換気	60
保持	67
不顕性誤嚥	48
ブジー	140
フルストマック	47
ブレード	135
サイズ	139
フレンチサイズ	111, 114
ベーベル	112

ま行

マーフィー孔	113
マギル鉗子	133, 154
マッキントッシュ喉頭鏡	130, 135
ミラー喉頭鏡	130, 135
メープルソン回路	80

や行

陽圧換気	78
用手換気	78

ら行

ラリンジアルチューブ	232
ラリンジアルマスク	203, 208
位置	219
種類	212
類似品	217
ラリンジアルマスク・クラッシック	212
流量膨張式バッグ	78
輪状甲状間膜	91
輪状軟骨	90
レイチューブ	105
レインフォースドチューブ	103

アルファベット

i-gel	222

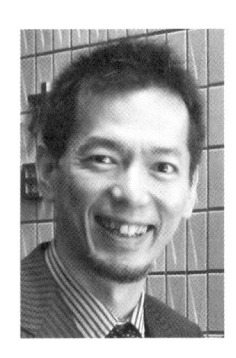

浅井　隆

獨協医科大学越谷病院麻酔科教授
International Societies of Anaesthesia 学会教授

関西医科大学卒
英国ウェールズ大学（現カーディフ大学）大学院卒
〔博士号（Doctor of Philosophy）取得〕

Dr. あさいの　みんなの気道確保 ⓒ
第1巻　マスク換気・気管挿管の基礎をマスターしよう！

発　行	2016年11月1日　1版1刷
	2020年7月20日　1版2刷

著　者　浅井　隆

発行者　株式会社　中外医学社
　　　　代表取締役　青木　滋
　　　　〒162-0805　東京都新宿区矢来町62
　　　　電　話　　（03）3268-2701（代）
　　　　振替口座　00190-1-98814番

印刷・製本／横山印刷㈱　　〈MS・HU〉
ISBN978-4-498-05520-9　　Printed in Japan

JCOPY　＜(社)出版者著作権管理機構　委託出版物＞

本書の無断複製は著作権法上での例外を除き禁じられています．
複製される場合は，そのつど事前に，(社)出版者著作権管理機構
（電話 03-5244-5088, FAX 03-5244-5089, e-mail: info@jcopy.
or.jp）の許諾を得てください．